U0300917

月经异常

主　编　陈子江

副主编　田秦杰　黄荷凤　石玉华

人民卫生出版社

图书在版编目（CIP）数据

月经异常 / 陈子江主编 .—北京：人民卫生出版社，2019

ISBN 978－7－117－28257－4

Ⅰ.①月… Ⅱ.①陈… Ⅲ.①月经失调－诊疗 Ⅳ.①R711.51

中国版本图书馆 CIP 数据核字（2019）第 046067 号

月 经 异 常

主　　编： 陈子江
出版发行： 人民卫生出版社（中继线 010-59780011）
地　　址： 北京市朝阳区潘家园南里 19 号
邮　　编： 100021
E - mail： pmph @ pmph.com
购书热线： 010-59787592　010-59787584　010-65264830
印　　刷： 三河市宏达印刷有限公司（胜利）
经　　销： 新华书店
开　　本： 787 × 1092　1/16　　**印张：** 15
字　　数： 365 千字
版　　次： 2019 年 3 月第 1 版　2019 年 8 月第 1 版第 3 次印刷
标准书号： ISBN 978-7-117-28257-4
定　　价： 98.00 元

编　委

（按姓氏笔画排序）

王　琳　（新疆维吾尔自治区人民医院）
邓　姗　（北京协和医院）
石玉华　（山东大学附属生殖医院）
田秦杰　（北京协和医院）
史惠蓉　（郑州大学第一附属医院）
白文佩　（首都医科大学附属北京世纪坛医院）
吕淑兰　（西安交通大学医学院第一附属医院）
朱依敏　（浙江大学医学院附属妇产科医院）
刘嘉茵　（南京医科大学第一附属医院 / 江苏省人民医院）
阮祥燕　（首都医科大学附属北京妇产医院）
李　昕　（复旦大学附属妇产科医院）
杨冬梓　（中山大学孙逸仙纪念医院）
杨　欣　（北京大学人民医院）
杨　菁　（武汉大学人民医院）
吴　洁　（南京医科大学第一附属医院 / 江苏省人民医院）
张以文　（北京协和医院）
陈子江　（山东大学附属生殖医院）
陈　蓉　（北京协和医院）
林　元　（福建省妇幼保健院）
郁　琦　（北京协和医院）
周坚红　（浙江省妇幼保健院）
徐丛剑　（复旦大学附属妇产科医院）
徐春琳　（河北医科大学第二医院）
黄　薇　（四川大学华西第二医院）
黄荷凤　（中国福利会国际和平妇幼保健院）
常　青　（陆军军医大学第一附属医院）
梁晓燕　（中山大学附属第六医院）
惠　英　（北京医院）
谢梅青　（中山大学孙逸仙纪念医院）

主编简介

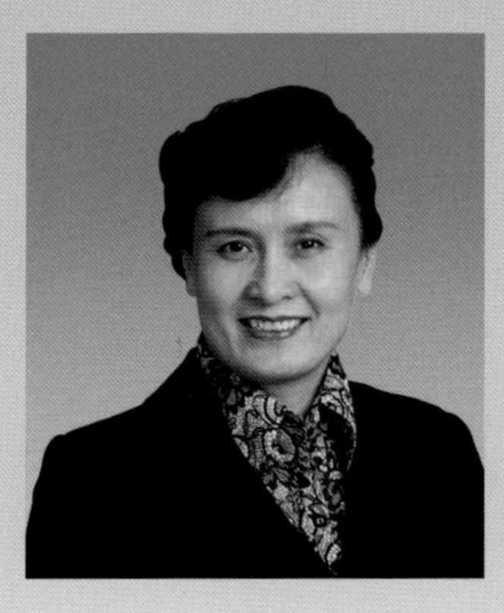

陈子江，妇产科学 / 生殖医学主任医师，山东大学讲席教授，国家百千万人才、“973”项目首席科学家，国家重点研发计划首席专家。现任山东大学副校长、齐鲁医学院院长，山东省立医院妇产科主任，山东大学附属生殖医院首席专家，国家辅助生殖与优生工程技术研究中心主任，生殖内分泌教育部重点实验室主任，上海市辅助生殖与优生重点实验室主任；兼任中华医学会妇产科学分会妇科内分泌学组组长、中国医师协会生殖医学专业委员会副主任委员；担任国际生殖学会联盟（IFFS）第一副秘书长，*Human Reproduction Update* 副主编，《中华妇产科杂志》和《中华生殖与避孕杂志》副总编辑。

从事妇科内分泌、生殖医学和生殖遗传学临床与基础研究工作近 30 年，以妇科内分泌重大疾病及不孕症为重点，进行了系统性、原创性研究。主持国家重大科学研究计划（973 项目）、“863”计划、国家自然科学基金重点和重大项目（课题）、国家卫生健康委员会行业重大专项等国家级课题多项；牵头完成多项全国多中心、前瞻性、随机对照临床试验和生殖内分泌疾病机制研究，其成果产生了重大国际影响。以通讯作者在 *N Engl J Med*（3 篇）、*Lancet*、*Cell*、*Nature Genetics*（2 篇）、*PNAS* 等杂志发表 SCI 论文 200 余篇；牵头完成了《多囊卵巢综合征诊断标准》《排卵障碍性异常子宫出血诊治指南》《闭经诊断与治疗指南》和《多囊卵巢综合征中国诊疗指南》等多个行业规范的制定，为推动我国妇科内分泌疾病诊疗规范化的进程做出贡献。主编《生殖内分泌学》《人类生殖与辅助生殖》《多囊卵巢综合征——基础与临床》《妇产科学》等专著及教材 10 余部；获国家科学技术进步奖二等奖 3 项、国家发明三等奖 1 项、何梁何利基金科学与技术进步奖、教育部科学技术进步奖一等奖、山东省科学技术最高奖和省级科技一等奖 3 项。

曾任第十、十一和十二届全国政协委员。获全国五一劳动奖章、吴阶平医学研究奖、“霍英东奖”、“林巧稚杯 • 妇产科好医生”和全国“三八”红旗手标兵（全国十佳标兵）等多项荣誉。

序

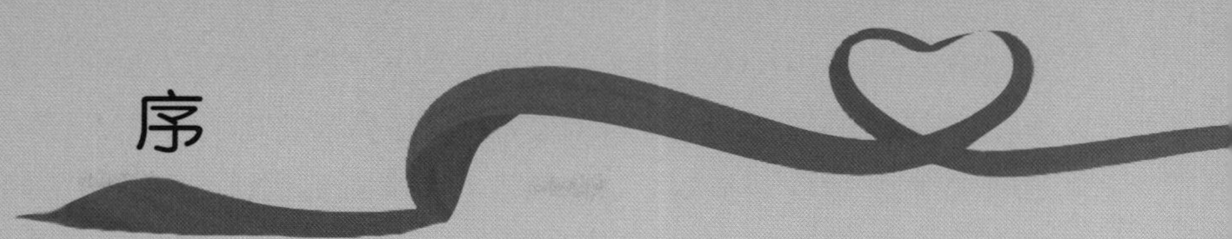

20 世纪 70 年代后妇产科学的重要分支——女性生殖医学（即妇科内分泌学）诞生。妇女除妊娠外，整个生命时期约一半有月经相伴。女性生殖功能主要由中枢神经系统下丘脑 - 垂体 - 卵巢 - 子宫轴的闭式反馈系统调控。育龄妇女卵巢轴的特点是兼有精准的血雌激素峰正反馈调节，表现为规律的周期性排卵及子宫出血（月经)。这一系统相对脆弱，易受先天或后天各种因素的干扰或抑制，如基因突变、不良生活方式、精神应激、营养代谢、运动过度、药物、全身其他部位疾病等，引起排卵障碍及异常子宫出血。月经是育龄妇女生殖健康的重要指标。月经异常是妇科十分常见的主诉。

诊治月经异常是妇科内分泌学的基础领域，专职从事辅助生育的妇科内分泌医生毕竟有限。然而世界各国对异常子宫出血的临床实践曾相当混淆。2007 年及 2011 年国际妇产科联盟（FIGO）月经异常工作组先后发表两个共识，规范了医学术语及病因分类，提出月经史应包括周期频度、周期规律性、经期长度、经期失血量 4 个要素，列举了异常子宫出血的 9 种自然出血模式及育龄期应鉴别的病因种类。近年我国医学杂志先后发表了多个相关的临床诊治共识，但尚缺乏一本与国际接轨、全面、系统、科学、详尽地论述本专题的专著，便于广大医生查阅。中华医学会妇产科学分会内分泌学组在陈子江等教授的策划组织下，全国各地数十名教授们热情奉献，在繁忙的临床工作之余，辛勤耕耘，第一本“月经异常”专著得以面世，值得大大庆贺和点赞。

本书先介绍了女性生殖轴各器官的解剖组织学、生理功能的运转及调控，然后围绕着闭经和异常子宫出血两部分展开。本人在临床实践中长期观察随诊众多患者的病程，感到 9 种自然子宫异常出血模式实际反映了卵巢卵泡发育、排卵、黄体功能从轻微到严重受损的多种情况。总体上规律月经意味着规律排卵，但美国“Biocycle Study”显示育龄健康妇女中却有 4.9% 为无排卵规律月经，生物现象总不是绝对的。临床上见到最轻的卵巢功能受损是黄体功能不足，月经可正常或规律排卵月经之间的经间期出血，可能致不孕、反复流产。其次为稀发排卵或偶发无排卵，即本周期募集的卵泡群受到某种因素抑制，发育迟缓或中止夭折、临床表现可为月经稀发，或因卵泡分泌雌二醇水平或其波动导致 1 次无排卵出血；前个卵泡群夭折后新卵泡群募集可顺利成熟排卵，出现下次正常月经，即两次排卵月经之间有 1 次无排卵出血，也可视为经间期出血。再次为卵巢持续无排卵、或形成滤泡囊肿，或外周组织雌酮生成过多，掩盖了雌激素峰。因卵泡发育程度、血雌二醇水平、子宫内膜增殖程度的不同而表现为月经各要素的完全或不完全异常。最严重的是卵巢轴先天缺陷或严重受到抑制（如高雄激素、高泌乳素、高胰岛素、高皮质醇等），卵巢无周期变化，雌激素低下或缺乏峰值，临床表现为月经停闭 6 个月以上即闭经。因此引起闭经和排卵障碍性异常子宫出血的病因有相当部分可以重叠。

月经异常可引起贫血、不育、生活工作不便，多数情况病史缠绵，诊治过程漫长曲折，导致患者心情焦虑，还可能潜在重要的疾病。医学上正常月经应专指卵巢周期性变化导致血雌孕激素波动引起的子宫腔出血。然而病人主观感觉仅是生殖道流血。血的来源可以是非宫腔的，或下丘脑、垂体、卵巢、子宫 4 个水平不同性质的器质性疾病，严格说不是正规月经。临床医生须根据病史、查体、辅助检查等手段，判断是正规月经还是异常出血，并除外医源性出血。不论哪种出血模式，都存在确定病变部位、性质、病因的鉴别诊断问题，因此本书有较大篇幅详尽介绍了生殖轴 4 个水平及全身各相关器质性疾病。即便如此，仍有一些患者出血病因归入 FIGO“未分类项”内。说明规范诊治月经异常的复杂程度。有时还须观察 1 个周期才能得到初步印象。

月经异常与女性不孕的处理应有区别，前者除急性出血期外，应考虑到能否恢复自身卵巢功能。如果病程很短，可能近期接触某些不良因素，如今这些因素已消失，经过仔细医学检查并无重要异常，可观察随诊卵巢功能是否自动好转，不应轻率用人工周期或避孕药造成进一步抑制。对自身卵巢短期恢复无望者根据自身雌孕激素水平决定生理性补充激素的品种、剂量及途径，即“缺什么补什么，缺多少补多少”。可根据病情用药 3~6 个月停药观察 1~2 个周期后复查，有无自身卵巢功能好转的蛛丝马迹，再决定下步处理。

本书内容堪称全面、前沿。介绍了近年的进展，国际、国内多学科发表的近 20 个临床诊治指南或共识。如下丘脑结节漏斗部 KNDy 神经元通过 Kisspeptin、神经激肽 B、强啡肽调控 GnRH 脉冲分泌发生器，参与雌激素的反馈调节。GnRH 脉冲频率的快慢决定了月经周期中垂体 FSH、LH 不同的分泌模式，从而调控了卵巢周期。第三章诊断步骤十分详尽周到，作者介绍了基础体温测定的近期临床观察，在鉴别异常出血模式、有无黄素化及黄体功能、指导观察疗效方面具有无偿、简便、可长期操作的优势，若配合下次出血前 5~9 天血孕酮测定即有把握确认排卵与否。对须助孕的不孕患者为精确确定排卵日及除外“未破裂卵泡黄素化综合征”，才须系列 B 超声检测卵泡发育及排卵。第四、五章为本书的核心内容。高雄激素、高泌乳素、早发卵巢功能不足引起异常月经已各有新近的临床诊治共识发表。葛秦生教授性发育异常分类依然是指导临床的准则，值得查阅遵循。常见的下丘脑闭经讨论相对较少，本书介绍了先天性下丘脑 GnRH 相关多种基因变异导致低促性腺激素性闭经及性幼稚，下丘脑性闭经的病理生理改变为卵巢轴受抑制逆转到青春前状态、介绍了诊断要点。本书另一重要部分是系统介绍需要与异常月经鉴别的 5 种器质性疾病（AUB–P、A、L、M、C）。现已确认既往曾命名为“特发性月经过多症”的病理生理改

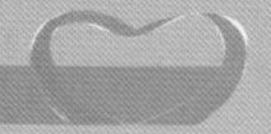

变是子宫内膜局部血管活性及纤溶异常所致（AUB-E）。一些罕见的疾病（垂体炎、慢性子宫内膜炎、子宫肥大症、剖宫产后瘢痕缺损等）、肝肾疾病和精神心理运动饮食气候的影响、急性和慢性异常子宫出血治疗管理等也在本书中可以查到。

本书还设置了青春前和绝经后月经异常节。青春前生殖道出血者除性早熟症外还须与炎症、异物、罕见的生殖器肿瘤鉴别。绝经后出血章提供了英国、丹麦的流行病学资料、分别介绍了自发或药物、单发或频发、各种病因引起的绝经后出血，提供了世界各学会推荐行子宫内膜活检的超声内膜厚度阈值，堪称透彻。最后痛经和经前综合征（PMS）是月经期伴随异常症状，对复杂多变的 PMS 提供了 3 个国际诊断标准、具体途径及 SSRI 的应用。

总之，本书作者群追求卓越、广读博览、严谨执着、勤奋敬业、无私奉献，默默地成就了这本巨著，我向他（她）们致以崇高的敬意。1978 年妇科内分泌学经典的参考书 Yen 和 Jaffe 主编的 *Reproductive Endocrinology* 面世，至今 40 余年该书已更新至第 8 版。医学的发展催人奋进，让我们不断与时俱进，继续为妇女生殖健康做出贡献。

张以文

2019 年 3 月

前 言

异常子宫出血被称为妇产科三大临床症状之一，与盆腔包块、腹痛并列，妇产科医生经常讲“患者出血乱，医生脑子乱！”之所以出现这种“乱”的现象，是与异常子宫出血的病因多、病因混杂、概念混乱有关。

了解月经的形成机制有助于我们破除传统的错误观念和对月经的歧视与厌恶，解除“排毒”“月经量越多越痛快”“倒霉”的错误观念，正确把握生命赋予女性的“特殊信号”，珍视与爱护女性的身体健康。

对异常子宫出血的认识也经历了颇多波折。以往把异常子宫出血分为功能性、器质性与药物性，常采用“功能性子宫出血”来描述不能或不易发现器质性改变的出血，导致由于诊断水平差异或诊断手段不足所形成的误诊，进而引起治疗效果不佳。2011 年起，国际妇产科联盟推荐将育龄期非妊娠妇女的常见异常子宫出血原因按 PAIM-COEIN 分类，从而使对常见的异常子宫出血原因更容易记忆、排除、诊断，临床实践中采用该系统分类法也取得了较好的帮助作用，得到全世界妇产科医生的肯定，国内也从 2014 年起在全国推广此分类法，并获得积极的评价，本书也将按此分类法进行推荐与介绍。

尽管育龄期的异常子宫出血常见，但青春期前与绝经后的出血也不少见，并常常引起患者的关注，因此本书对此也专章进行了介绍。而异常子宫出血作为一种临床症状，除 PALM-COEIN 病种外，也一定不能忘记妊娠相关疾病，本文也进行了简单介绍；同时本书还介绍了伴随月经出现的异常情况，如痛经和经前期综合征。

如何认识、发现病因、正确诊断、鉴别病因，提供合适的治疗、预防复发、改善患者生活质量，是对妇产科和医疗保健服务人员的一项高标准要求，也是一种基本的技能。希望本书能起到抛砖引玉的作用，为广大临床医务人员诊治异常子宫出血提供一个参考。

欢迎发送邮件至邮箱 renweifuer@pmph.com，或扫描封底二维码，关注“人卫妇产科学”，对我们的工作予以批评指正，以期再版修订时进一步完善，更好地为大家服务。

再次感谢大江南北的各位编者、专家的辛勤努力，感谢大家为改善妇女健康和生活质量的改善所付出的心血。

编者

2019 年 3 月

目录

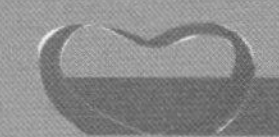

第一章

概论

月经异常（月经病）是指月经本身的变化及随月经出现的相关不适，影响女性的生活质量。包括：闭经、异常子宫出血、痛经以及经前期综合征。

第一节 闭 经

闭经（amenorrhea）是妇科疾病中最常见的症状之一，不是疾病的诊断。月经的发生依赖于大脑－下丘脑－垂体－卵巢轴系的启动，卵巢内卵泡发育与排卵，分泌雌、孕激素，周期性地刺激子宫内膜，子宫内膜增厚、分化，为受精卵着床发育做好准备。一旦卵子未受精，黄体萎缩，雌、孕激素水平下降，内膜失去支持而脱落，从阴道排出表现为月经。上述任何一个环节出现异常就可以出现月经暂时或永久停止，称为闭经。其他内分泌系统，如甲状腺、肾上腺或全身其他疾病也可影响生殖内分泌系统而发生闭经。

一、定义

闭经包括生理性与病理性，生理性闭经有青春期前、妊娠期、哺乳期与绝经后。病理性又常区分原发闭经与继发闭经。

女孩年龄超过 14 岁，第二性征未发育（主要看是否有乳房自动发育）；或年龄超过 16 岁，第二性征已发育，月经还未来潮，称为原发闭经。正常月经建立后月经停止 6 个月，或按自身原有月经周期停止 3 个周期以上，称为继发闭经。停经 3 个月经周期尚不能称为闭经，因为可能与月经稀发者相混淆。若已出现第二性征，正常时估计 2 年左右将有月经来潮。

二、分类

按生殖轴病变和功能失调的部位，闭经可分为下丘脑性闭经、垂体性闭经、卵巢性闭经、子宫性闭经以及下生殖道发育异常导致的闭经；世界卫生组织（WHO）将闭经归纳为三型：Ⅰ型为无内源性雌激素产生，卵泡刺激素（FSH）水平正常或低下，催乳素（PRL）正常水平，无下丘脑－垂体器质性病变的证据；Ⅱ型为有内源性雌激素产生、FSH 及 PRL 水平正常；Ⅲ型为 FSH 升高提示卵巢功能衰竭。此外，临床上将孕激素试验后能来月经的称为Ⅰ度闭经，提示不缺雌激素，仅缺乏孕激素；将用雌孕激素周期后才能来月经的称为Ⅱ度闭经，提示子宫反应正常，缺乏雌、孕激素。诊断上，根据性激素六项的检查结果，可将闭经分为低促性、常促性、高促性性腺功能低下型闭经与高催乳素性闭经，分别对应于下丘脑性、排卵障碍性、卵巢衰竭性与高催乳素血症性闭经。

病理性闭经中，原发闭经中以先天性疾病为多见，如各种性发育异常等；继发闭经多考虑后天发生的疾病。寻找闭经原因可从月经生理控制程序采用由下生殖道逐级向上至卵巢、垂体、下丘脑或属整个下丘脑－垂体－卵巢轴系统的失调考虑，将按自下而上分别介绍。

三、病因

闭经的病因亦十分广泛，归纳如下：

1. 下丘脑－垂体－卵巢轴内分泌功能失调是最常见的主要的病因，如各种原因引起的不排卵。

2. 下丘脑－垂体－卵巢轴的器质性改变，也很常见，如垂体肿瘤、卵巢发育不全、

卵巢早衰等。

3. 先天性生殖道器官发育畸形与性发育异常，如阴道与子宫缺如、性腺分化发育异常，常是原发闭经的病因。

4. 生殖道各部位与邻近的肿瘤。

5. 各部位的感染破坏了功能，如子宫内膜炎、盆腔炎、卵巢炎、脑炎、脑膜炎等。

6. 生殖道各部位的创伤与手术破坏，化疗或放疗的损伤等。

7. 全身营养不良与精神创伤影响各器官功能。

8. 其他内分泌腺功能失调的影响，如甲亢与甲低，肾上腺功能亢进与低落等。

9. 药物性闭经，如治疗精神病药物、避孕药、棉酚或免疫抑制性药物造成闭经，需注意不同药物作用部位不同，可以分别影响下丘脑、卵巢或子宫，也可能同时影响多个部位导致闭经。

四、生理性闭经

1. 青春期前 是由于促性腺激素释放激素（GnRH）的分泌尚未启动而表现为生理性闭经。青春期前的儿童期，下丘脑－垂体系统处于降调节的状态，GnRH 脉冲的幅度和频率均较低，垂体对 GnRH 刺激试验的反应性也较低。

2. 妊娠期 胎盘分泌大量雌、孕激素支持内膜改变保证胚胎的发育而停经。除雌、孕激素外亦有其他激素如催乳素（PRL）的升高抑制 GnRH 分泌而停止卵泡发育，造成暂时闭经。

3. 产后哺乳期 胎盘娩出后，胎盘激素全部消失，解除了对 GnRH 的抑制，不哺乳的妇女在 1~2 个月内恢复 GnRH 脉冲分泌而恢复月经。

哺乳期乳头吸吮刺激多个系统，如多巴胺、5-羟色胺、ACTH 等，并与间断性的分泌 PRL 影响 GnRH 分泌而造成闭经。一旦停止哺乳，解除对 GnRH 的抑制将逐渐恢复 GnRH 脉冲分泌可恢复月经。

4. 绝经后 绝经后的闭经与前三种 GnRH 被抑制不同，是因卵子耗竭导致雌、孕激素水平低下而造成月经停止。

五、病理性闭经

各类闭经的病因见表 1-1。闭经的关键是明确定位、定性，寻找每个患者的独特病因，对于了解预后、制订治疗方案至关重要。

表 1-1 闭经的病因

	原发性闭经	继发性闭经
下丘脑性闭经	功能性 　应激性闭经 　运动性闭经 　神经性厌食 　营养相关性闭经 基因缺陷或器质性 　促性腺激素释放激素（GnRH）缺乏症 　下丘脑浸润性疾病 　下丘脑肿瘤 　头部创伤 药物性	功能性 　应激性闭经 　运动性闭经 　营养相关性闭经 器质性 　下丘脑浸润性疾病 　下丘脑肿瘤 　头部创伤 药物性

续表

	原发性闭经	继发性闭经
垂体性闭经	垂体肿瘤 空蝶鞍综合征 先天性垂体病变 　垂体单一性促性腺激素缺乏症 　垂体生长激素缺乏症	垂体肿瘤 空蝶鞍综合征 希恩综合征
卵巢性闭经	先天性性腺发育不全 染色体异常 　特纳综合征及其嵌合型 染色体正常 　46，XX 单纯性腺发育不全 　46，XY 单纯性腺发育不全 酶缺陷 　17α- 羟化酶 　17，20 碳链裂解酶 　芳香化酶 卵巢抵抗综合征	卵巢早衰 　特发性 　免疫性 　损伤性（炎症、化学疗法、放射、手术）
子宫性闭经及下生殖道发育异常性导致的闭经	子宫性 　MRKH 综合征 　雄激素不敏感综合征 下生殖道发育异常性 　宫颈闭锁 　阴道闭锁 　阴道横隔 　处女膜闭锁	宫腔宫颈粘连 　感染性多见于结核性感染 　创伤性多次人工流产及反复刮宫史

其诊断与治疗详见后面章节。

（田秦杰　邓姗）

参考文献

1. 中华医学会妇产科学分会内分泌学组．闭经诊断与治疗指南（试行）．中华妇产科杂志，2011，46（9）：712-716.
2. 于传鑫，李诵絃．实用妇科内分泌学．第 2 版．上海：复旦大学出版社，2004.
3. Practice Committee of American Society for Reproductive Medicine.Current evaluation of amenorrhea.Fertil & Steril，2008，90（5 Suppl）：S219-S225.
4. Master-Hunter T，Heiman DL.Amenorrhea：evaluation and treatment.Am Fam Physician.2006，73（8）：1374-1382.

第二节　异常子宫出血

异常子宫出血（abnormal uterine bleeding，AUB）是妇科常见的症状和体征，也可以作为一种困扰患者的疾病名称。作为总的术语，AUB 指与正常月经的周期频率、规律性、经期长度、经期出血量任何一项不符的、源自子宫腔的异常出血。

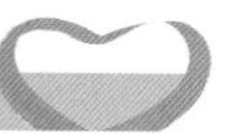

不符合正常标准的即为 AUB，规范的月经指标至少包括周期的频率和规律性、经期长度和经期出血量 4 个要素。我国内地的标准见表 1-2，其他还应有经期有无不适，如痛经、腰酸、下坠等。

表 1-2 正常子宫出血（月经）的范围与 AUB 的术语

月经的临床评价指标	术语	范围
周期频率	月经频发	<21 天
	月经稀发	>35 天
周期规律性，近 1 年的周期之间变化	规律月经	<7 天
	不规律月经	≥ 7 天
	闭经	≥ 6 个月不来月经
经期长度	经期延长	>7 天
	经期过短	<3 天
经期出血量	月经过多	>80ml
	月经过少	<5ml

一、青春期前的异常子宫出血

青春期前本不应该有子宫出血，有子宫出血提示为异常现象，主要归为性早熟，包括中枢性（真性）与外周性（假性）性早熟，需寻找病因，针对病因或对症治疗。也需排除其他病因，包括来自阴道、宫颈、子宫、输卵管与卵巢的疾病，如肿瘤、炎症、异物、损伤等。

二、育龄期的异常子宫出血

1. 与妊娠有关的出血 包括流产、异位妊娠、滋养细胞疾病、产褥期出血等，查血或尿 hCG 可以明确诊断，配合其他检查明确病因，并做相关处理。

2. 与妊娠无关的出血 按病因分为 PALM-COEIN。

世界各国描述 AUB 的医学术语和定义存在相当的混淆，为此，国际妇产科联盟（FIGO）2007 年发表了关于“正常和异常子宫出血相关术语”的共识，2011 年又发表了“育龄期非妊娠妇女 AUB 病因新分类 PALM-COEIN 系统”，统一用词，用以指导临床治疗与研究。我国内地妇科学界也存在一些混淆，如 AUB、功能失调性子宫出血（简称功血）及月经过多这 3 个术语不加区别地混用。为了与国际接轨，中华医学会妇产科学分会内分泌学组已在 2014 年制定了中国育龄期非妊娠妇女 AUB 临床诊断治疗指南。对 AUB 的诊断标准、相关用词进行了定义，引进了 FIGO 正常和异常子宫出血相关术语和病因的 PALM-COEIN 分类系统。但此分类法是将相关 AUB 概念限定于育龄期非妊娠妇女，因此还需排除妊娠期和产褥期相关的出血，也不包含青春发育前和绝经后出血。

生育期非妊娠性异常子宫出血的原因复杂，可分为器质性改变与功能性改变。以往将排除了器质性改变、考虑出血系下丘脑－垂体－卵巢轴功能异常与子宫内膜局部异常又找不到明确病因证据的，称为功能性子宫出血（dysfunctional uterine bleeding，DUB），简称功血。但是不同地区的定义和所用诊断检查的资源不同，因此内涵不一致，国内外建议废用"功血"一词。此外，还有多种英文名词描述月经的改变，如"月经过多（menorrhagia）""子宫不规则出血（metrorrhagia）"等名称。为方便国际交流、规范治疗方案、方便研究、规范临床用语，根据 FIGO 的推荐，建议抛弃这些名词，而统一使用"异常子宫出血"的概念。此外，FIGO 在推荐的名词中，又根据出血的特点，将 AUB 分为急性、慢性 AUB，并保留了一些其他名词。

慢性 AUB 是指在过去 6 个月中的大多数时间（至少出现 3 次），子宫体出血的量、规律性和（或）时间异常。急性 AUB 是指发生了足够严重的大出血、需要紧急处理，以防进一步失血，可以单独出现，也可能发生在慢性 AUB 的基础上。

经间期出血（inter-menstrual bleeding，IMB）是指发生在周期明确且可预测的月经周期之间的出血，包括随机发生的和每个周期的固定时间发生的出血。现建议用 IMB 取代"metrorrhagia"。按出血时间可分为卵泡期出血、围排卵期出血、黄体期出血。

突破性出血（break through bleeding，BTB）：指激素治疗过程中的非计划性子宫出血。

出血量较多需用卫生巾者为出血（bleeding），量少不需用卫生巾者为点滴出血（spotting）。

3. FIGO 的 AUB 病因新分类 PALM-COEIN 系统。

FIGO 将 AUB 病因分为两大类 9 个类型，按英语首字母缩写为 PALM-COEIN（为方便记忆，缩写词为"掌心－硬币"），见表 1-3。PALM 部分存在结构性改变，可采用影像学技术和（或）组织病理方法明确诊断；而 COEIN 部分无子宫结构性改变或暂时无法分到前 8 类中，如剖宫产切口瘢痕缺损。

表 1-3 FIGO 的 AUB 病因新分类系统：PALM-COEIN 系统

PALM	COEIN
息肉（polyp）	全身凝血相关疾病（coagulopathy）
子宫腺肌病（adenomyosis）	排卵障碍（ovulatory dysfunction）
子宫肌瘤（leiomyoma） 黏膜下（SM） 其他部位（O）	子宫内膜局部异常（endometrial）
恶变和不典型增生（malignancy and hyperplasia）	医源性（iatrogenic） 未分类（not yet classified）

任一患者可有 1 个或多个引起 AUB 或与 AUB 有关的病因，诊断表达为：

（1）单病因：例如异常子宫出血－子宫肌瘤（黏膜下）。

（2）多病因：例如异常子宫出血－子宫肌瘤，排卵障碍。

另一方面，已发现的疾病，如浆膜下子宫肌瘤不是目前 AUB 的原因，则需并列诊断，表达为：

（1）异常子宫出血－排卵障碍。

（2）子宫肌瘤（浆膜下）。

4. 与非子宫出血有关的出血，需要与真正来自宫腔的 AUB 鉴别，包括来自泌尿道、肠道、肛门的出血。

三、绝经后的出血

详见第五章第六节。

（田秦杰 邓姗）

参考文献

1. Fraser I S, Critchley H O, Broder M, et al.The FIGO recommendations on terminologies and definitions for normal and abnormal uterine bleeding.Semin Reprod Med, 2011, 29(5): 383-390.

2. 中华医学会妇产科学分会妇科内分泌学组．异常子宫出血诊断与治疗指南．中华妇产科杂志, 2014, 49(11): 801-806.

3. Munro M G, Critchley H O, Fraser I S.The FIGO classification of causes of abnormal uterine bleeding in the reproductive years.Fertil Steril, 2011, 95(7): 2204-2208.

4. James A H, Kouides P A, Abdul-Kadir R, et al.Evaluation and management of acute menorrhagia in women with and without underlying bleeding disorders: consensus from an international expert panel.European Journal of Obstetrics Gynecology&Reproductive Biology, 2011, 158(2): 124-134.

第三节 痛经与经前期综合征

一、痛经

痛经（dysmenorrhea or cramps）主要指与月经相关的，发生于该期间的盆腔疼痛。主要分为原发与继发痛经。其中，原发痛经是与盆腔疾病无关的经期痛，是由于内在的子宫功能障碍造成的，多在妇女初潮时即出现。痛经仅存在于排卵周期，通常发作于月经来潮前的 1~2 天或月经来潮时。当内膜迅速脱落时，即来潮后 12 小时，疼痛达到顶点。原发痛经的诊断是建立在病史与盆腔及三合诊检查发现的基础上的、不合并有器质性疾病的月经期疼痛。继发痛经的症状与原发的相似，但与明确诊断的疾病相关，常见的原因有子宫内膜异位症、子宫肌瘤、子宫腺肌病、内膜息肉、盆腔炎性疾病与宫内节育器的使用等。

二、经前期综合征

经前综合征（premenstrual syndrome，PMS）是一种周期性出现在月经周期下半期的情感、行为和躯体障碍等的综合表现。临床特征多种多样，并在月经开始时即刻或者之后很快消退。在月经周期的卵泡期没有症状，是诊断月经前期综合征的先决条件。这些症状，通常出现在月经开始前的 7~10 天，包括乳房触痛、腹部气胀、下肢水肿、疲劳、情绪波动和抑郁等。许多患者还主诉有头痛、口渴或者食欲增加。症状既可以是逐渐进展的，也可以是突然出现的。受累更严重的个体可能会有判断力受损、有暴力发作。其严重形式则称为经前焦虑障碍（premenstrual dysphoric disorder，PMDD）。月经期前躯体、精神和行为的变化可导致经前综合征患者的个人和职业生活遭遇破坏，对社会、婚姻、法律以及政治等方面都有严重的影响，甚至有可能产生自杀、精神病举止和犯罪行为——从虐待儿童到偷窃和谋杀等。

（田秦杰 邓姗）

参考文献

1. 曹泽毅．中华妇产科学．第 3 版．北京：人民卫生出版社，2014：997.
2. Michelle Proctor，Cynthia Farquhar.Diagnosis and management of dysmenorrhoea.BMJ，2006，332：1134–1138.
3. 曹云霞．原发性痛经的发病机制及防治．中国实用妇科与产科杂志，2001，17（4）：205.
4. Halbreich U.The etiology，biology，and evolving pathology of premenstrual syndromes.Psychoneuroendocrinology，2003，28：55–99.
5. Di Giulio G，Reissing ED.Premenstrual dysphoric disorder：prevalence，diagnostic considerations，and controversies.J Psychosom Obstet Gynaecol，2006，27（4）：201–210.
6. Futterman LA，Rapkin AJ.Diagnosis of premenstrual disorders.J Reprod Med，2006，51（4 Suppl）：349–358.

第二章

月经的形成

第一节　女性生殖系统的构成

女性生殖系统包括内、外生殖器官及其相关组织。女性外生殖器（external genitalia）指生殖器官的外露部分，又称外阴。包括阴阜、大阴唇、小阴唇、阴蒂和阴道前庭。女性内生殖器包括阴道、子宫、输卵管及卵巢，后两者又称为子宫附件。

一、外生殖器

见图 2-1。

外阴（vulva）指女性外生殖器，是指生殖器官的外露部分，系指耻骨联合至会阴和两股之间的组织。由皮肤黏膜皱褶形成，包括阴阜、大阴唇、小阴唇、阴蒂和阴道前庭。

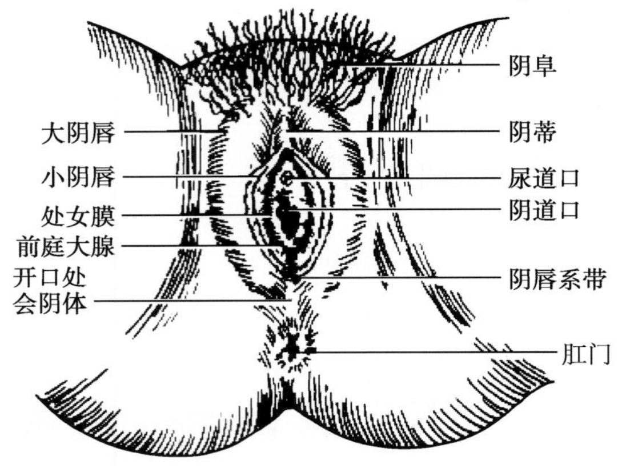

图 2-1　外生殖器

（一）阴阜

阴阜（mons pubis）为耻骨联合前方隆起的脂肪垫，青春期开始生长倒三角形卷曲的阴毛，是第二性征之一。

（二）大阴唇

大阴唇（labium majus）为外阴两侧一对隆起的皮肤皱襞，自阴阜向后延伸至会阴。大阴唇外侧与附近皮肤相似，富含皮脂腺和汗腺，有色素沉着和阴毛；内侧面湿润似黏膜。大阴唇皮下脂肪内富含血管、淋巴管和神经，局部受伤后易出血或形成血肿。未产妇女两侧大阴唇自然合拢，产后向两侧分开，绝经后大阴唇呈萎缩状。

（三）小阴唇

小阴唇（labium minus）位于大阴唇内侧，为一对薄的纵形皮肤皱襞。表面湿润似黏膜，色褐、无毛，皮下富含神经末梢，感觉敏锐。两侧小阴唇接近阴蒂处分为前后两叶，前叶形成阴蒂包皮，后叶形成阴蒂系带。大小阴唇后端会合，在正中线形成阴唇系带，经产妇此系带不明显。

（四）阴蒂

阴蒂（clitoris）位于小阴唇顶端，部分被阴蒂包皮围绕，为海绵体组织，在性兴奋时勃起。阴蒂头富含神经末梢，极为敏感。阴蒂分为 3 部分，前为阴蒂头，暴露于外阴，富含神经末梢，对性刺激敏感，中为阴蒂体，后为两阴蒂脚，附着于两侧耻骨支上。

（五）阴道前庭

阴道前庭（vaginal vestibule）为两小阴唇之间的菱形区域。前为阴蒂，后为阴唇系带，两侧为小阴唇。阴道口与阴唇系带之间有一浅窝，称为舟状窝（又称为阴道前庭窝），经产妇因分娩时撕裂而消失。在此区域内有以下结构：

1. 尿道口（urethral orifice）　位于阴道口前方，为一不规则的椭圆形小孔。尿道口后壁有一对并列腺体，称尿道旁腺，因开口小常为细菌潜伏之处。

2. 前庭球（vestibular bulb）　又称球海绵体，由弯曲的静脉组成，位于前庭两侧，表面覆盖有球海绵体肌。

3. 前庭大腺（major vestibular gland）　又称为巴氏腺（Bartholin gland）。位于阴道口两侧，前庭球后端的深面。如黄豆大小，腺管细长 1.5~2cm，开口于阴道前庭、小阴唇中下 1/3 交界处与处女膜之间的沟内。性兴奋时分泌淡黄色碱性黏液润滑阴道，正常情况检查时不能触及此腺。若因感染腺管口闭塞，形成脓肿或囊肿，则能看到或触及。

4. 阴道口（vagina1 orifice）及处女膜（hymen）　阴道口位于尿道口后方，口处有膜样结缔组织，称为处女膜。处女膜多在中央有一孔，孔的形状、大小和膜的厚薄因人而异，月经期经血由此流出。处女膜在性生活或者分娩时破裂。

二、内生殖器

女性内生殖器（internal genitalia）位于真骨盆内，包括阴道、子宫、输卵管和卵巢（图 2–2）。

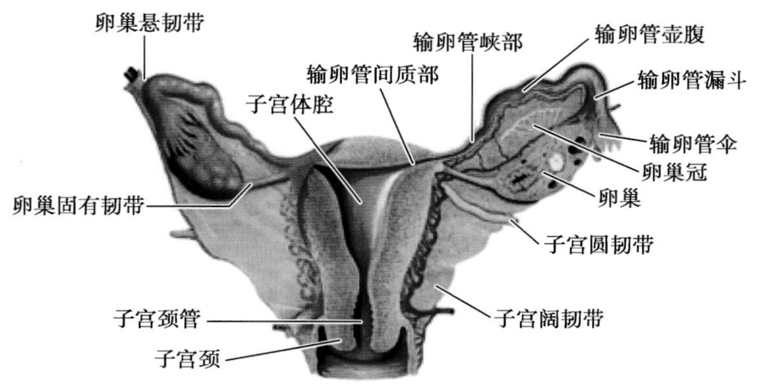

图 2–2　内生殖器

（一）阴道

阴道（vagina）为性交器官、月经血排出及胎儿娩出的通道。

1. 位置和形态　阴道位于真骨盆下部中央，呈上宽下窄的管道，前壁长 7~9cm，与膀胱和尿道相邻，后壁长 10~12cm，与直肠贴近，平时两壁处于塌陷状态而互相接触，使阴道下部横断面呈 H 状。阴道上端宽阔，包围宫颈，环绕宫颈周围的凹陷称阴道穹隆（vaginal fornix）。按其位置分为前、后、侧部，其中后穹隆最深，与直肠子宫陷凹紧密相邻，为盆腔最低部位，临床上具有重要意义，可经此处穿刺或引流。阴道下端较窄，开口于前庭后部。

2. 组织结构　阴道壁由黏膜、肌层和纤维组织膜构成。阴道黏膜为非角化复层鳞状上皮细胞，无腺体呈淡红色，有很多横纹皱襞并富含弹力纤维，故有较大伸展性。阴道肌层由两层平滑肌纤维构成，内环外纵，在肌层的外面有一层纤维组织膜，含多量弹力纤维及少量平滑肌纤维。阴道黏膜受性激素影响有周期性变化，在雌激素影响下会增生成熟。通过对阴道脱落细胞的检查，可反映体内性激素水平。阴道壁因富有静脉丛，外伤后易出血或形成血肿。幼女及绝经后妇女的阴道黏膜上皮菲薄，皱襞少，伸展性小，易创伤、易感染。

（二）子宫

子宫（uterus）为一壁厚腔小的肌性中空组织，是孕育胚胎和产生月经的器官，其大小形状、位置和结构随年龄而不同，并受月经周期和妊娠的影响而改变。

1. 位置和形态 子宫位于盆腔中央，膀胱与直肠之间，下端接阴道，两侧有输卵管和卵巢。宫底位于骨盆入口平面以下，子宫颈外口位于坐骨棘水平稍上方。当膀胱空虚时，子宫正常呈轻度前倾前屈位，主要靠子宫韧带及骨盆底肌和筋膜的支托作用。如盆底组织结构破坏或功能障碍均可导致子宫脱垂。

成人的子宫为倒置梨形，前后略扁，重50~70g，长7~8cm，宽4~5cm，厚2~3cm，宫腔容量5ml。子宫上端宽而圆凸顶部称为子宫底（fundus uteri），两侧缘与输卵管相连处为宫角（cornua uteri），子宫底与峡部之间上宽下窄称为子宫体（corpus uteri），子宫下部成圆柱形为宫颈（cervix uteri）。子宫体与子宫颈的比例因年龄而异，婴儿期为1∶2，青春期为1∶1，育龄期妇女为2∶1，老年期为1∶1。子宫腔（uterine cavity）为上宽下窄的三角形，两侧通输卵管，尖端朝下接子宫颈管。子宫体与子宫颈间最狭窄处为峡部（isthmus uteri），在非孕期峡部不明显，长约1cm，其上端形态上较为狭窄，称为解剖学内口；其下端为子宫内膜组织向宫颈黏膜转化的部位，故称为组织学内口。子宫颈内腔呈梭形，称为子宫颈管（cervical canal），子宫颈管长2.5~3cm，下端为子宫颈外口，通向阴道。子宫颈以阴道为界，分为上下两部，上部占子宫颈的2/3，两侧与子宫主韧带相连，称为子宫颈阴道上部。下部占子宫颈的1/3，伸入阴道内，称子宫颈阴道部。未产妇的子宫颈外口呈圆形，边缘光滑齐整，分娩后呈横裂状。

2. 组织结构 子宫体和子宫颈的结构不同。

（1）子宫体：子宫体体壁由3层组织构成，由内向外分为子宫内膜层、肌层和浆膜层。

子宫内膜分为功能层和基底层。功能层位于宫腔表面，占内膜厚度2/3。其表层覆盖单层柱状上皮，受雌孕激素影响，发生周期变化而脱落；基底层占内膜厚度的1/3，靠近子宫肌层，不受卵巢性激素影响，无周期性脱落变化，有修复内膜作用。刮宫时动作粗暴可伤及此层。子宫肌层由大量平滑肌组织、少量弹力纤维与胶原纤维组成。非孕时厚约0.8cm。肌束排列大致分3层：外层多纵行，内层环行，中层肌束错综交织，也有人称为“外纵、内环、中交叉”。肌层中含大血管，子宫收缩时血管被压缩，具有制止子宫出血的作用。子宫浆膜层为覆盖宫底部及其前后面的脏腹膜。在子宫前面近峡部处反折覆盖膀胱，形成膀胱子宫陷凹。在子宫后面宫颈处折向直肠，形成直肠子宫陷凹（rectouterine pouch），也称道格拉斯陷凹（Douglas pouch）。在子宫两旁，前后壁腹膜向外侧伸展形成子宫阔韧带。

（2）子宫颈：主要由结缔组织构成，亦含少量平滑肌纤维、血管及弹力纤维。宫颈管黏膜上皮细胞为单层高柱状上皮（宫颈管特征），黏膜层内腺体能分泌碱性黏液，形成堵塞宫颈管内的黏液栓，构成自然防御屏障，将宫颈管与外界隔开。宫颈黏液受性激素影响，发生周期性变化。排卵期多为多量稀薄黏液，排卵后黏液稠厚。临床常用宫颈黏液来测定卵巢内分泌功能。宫颈阴道部为复层鳞状上皮覆盖，表面光滑（宫颈阴道部特征）。宫颈外口柱状上皮与鳞状上皮交界处是宫颈癌的好发部位，并受激素影响发生周期性外移。在儿童期、孕期或口服避孕药时，柱状上皮外移，绝经后移行带通常退回至宫颈管内。

3. 子宫韧带　共有 4 对：圆韧带、阔韧带、主韧带及子宫骶韧带。

（1）圆韧带（round ligament）：呈圆索状得名，由平滑肌和结缔组织纤维构成，长约 10~12cm。起自子宫角的前面、输卵管附着部的前下方，在阔韧带前叶的覆盖下向前外侧弯行伸展达两侧骨盆侧壁，经腹股沟管止于大阴唇前端。是维持子宫前倾的主要结构。

（2）阔韧带（broad ligament）：由覆盖子宫前后壁的腹膜自子宫侧缘向两侧延伸达盆壁而成，呈翼状，上缘游离，将骨盆分为前后两个部分，作用是限制子宫向两侧移动。阔韧带有前后两叶，内侧 2/3 部包绕输卵管，输卵管伞部游离开口于腹膜腔，外 1/3 伞部向外上方延伸至骨盆侧壁形成骨盆漏斗韧带（infundibulopelvic ligament），又称卵巢悬韧带（suspensory ligament of ovary），内含卵巢动静脉。卵巢内侧与宫角之间的阔韧带稍增厚，称为卵巢固有韧带或卵巢韧带。阔韧带按其与脏器和盆壁的关系可称为系膜，并根据其位置分为卵巢系膜、输卵管系膜和子宫系膜。卵巢与阔韧带后叶相接处称为卵巢系膜，其内有行至卵巢的血管神经。输卵管下方的阔韧带称为输卵管系膜，内含输卵管血管和纵行的卵巢动脉分支。子宫系膜为其余大部分阔韧带，居于子宫两侧，其中有丰富的血管、神经、淋巴管及大量疏松结缔组织，称为宫旁组织。子宫动静脉和输尿管均从阔韧带基底部穿过。

（3）主韧带（cardinal ligament）：又称子宫颈横韧带，在阔韧带的下部由一对坚韧的平滑肌和结缔组织纤维束组成。横行于子宫颈两侧和骨盆侧壁之间，是固定子宫颈位置、防止子宫下垂的主要结构。

（4）宫骶韧带（uterosacral ligament）：自子宫体和子宫颈交界处的外上侧，向两侧绕过直肠，呈扇形止于第 2、3 骶椎前面的筋膜。韧带外覆腹膜，内含平滑肌、结缔组织和支配膀胱的神经，宫骶韧带短厚有力，向后向上牵引子宫颈，维持子宫的前倾。

（三）输卵管

输卵管（oviduct，fallopian tube）为一对细长而弯曲的肌性管道，主要作用是拾卵、卵子与精子相遇的场所和运输受精卵。

输卵管位于子宫阔韧带上缘内，内侧与宫角相连通，外端游离呈伞状，开口于腹膜腔，与卵巢接近。全长约 8~14cm，管径平均为 0.5cm。根据输卵管的形态由内向外可分为间质部、峡部、壶腹部和伞部 4 部分。间质部（interstitial portion）为输卵管位于子宫肌壁内的部分，长约 1cm，管腔最窄，直径约 0.5~1mm。峡部（isthmic portion）在间质部外侧，直而短，管腔较窄，管径约 0.1~0.3cm，长 2~3cm，输卵管结扎常在此进行。壶腹部（ampulla portion）为峡部外侧延伸的膨大部分，壁薄，管腔宽大且弯曲，占输卵管全长 1/2 以上，长 5~8cm，内含丰富皱襞，受精常发生于此。若受精卵途中受阻植入此部，则形成输卵管妊娠。伞部（fimbrial portion）在输卵管最外侧端，长 1~1.5cm，开口于腹腔，管口呈指状不规则突起，有拾卵作用。输卵管伞端拾卵后，将卵子送至壶腹部受精，受精多发生在排卵后 12 小时内。

输卵管壁由内向外为黏膜层、肌层和浆膜层 3 层。黏膜层的厚度和皱襞的多寡不一，以壶腹部黏膜层最厚，皱襞最多，峡部皱襞较少，至间质部则更短而少。黏膜层由单层高柱状上皮覆盖。上皮细胞分为纤毛细胞、分泌细胞、楔状细胞和未分化细胞 4 种。纤毛细胞（ciliated cell）常成堆出现，且在伞部和壶腹部最多，愈近峡部则愈少，每个纤毛细胞有 200~300 根纤毛。纤毛向子宫方向摆动协助运送卵子，并阻止病菌进入腹膜腔。在排卵期和排卵后纤毛的摆动幅度变大，有利于卵子的输送。分泌细胞（secretory cell）：亦称为无纤毛细胞，有分泌作用。楔形细胞（wedge cell）可能是无纤毛细胞的前身，两者随月经周期变化。未分化细胞又称游走细胞，是上皮的储备细胞。中层为平滑肌层，输卵管肌层的结构和厚度，因不同节段而异，除间质部外，在输卵管其他部分中，以峡部肌层最厚，管腔亦最小。伞部仅含散在的肌细胞。该层肌肉的收缩有协助拾卵、运送受精卵及一定程度地阻止经血逆流和宫腔内感染向腹腔内扩散的作用。外层为浆膜层，为腹膜的一部分即阔韧带上缘。

输卵管肌肉的节律性收缩和上皮细胞会随月经周期中性激素的影响而变化。在卵泡期雌激素使纤毛细胞变宽大，无纤毛细胞较细小，细胞内无分泌颗粒。到黄体期，受孕激素影响，纤毛细胞变短小，无纤毛细胞则突出于表面，并含有大量糖原，成为分泌细胞。

（四）卵巢

卵巢（ovary）为成对的扁卵圆形性腺，位于骨盆的侧壁。具有生殖和内分泌功能两个重要功能，即产生和排出卵细胞，分泌性激素的功能。

卵巢的大小和形态随年龄而变化而有差异。青春期前卵巢较小，表面光滑；青春期开始排卵后，表面逐渐凹凸不平，由于多次排卵，其表面可以形成瘢痕；成年女性的卵巢大小约 4cm × 3cm × 1cm 大，重 5~6g，呈灰白色，性成熟期，卵巢体积最大；绝经后卵巢萎缩变小变硬。卵巢体积可由性激素差异而变化。口服避孕药，GnRH-a 和促排卵药物也可引起卵巢体积变化。卵巢外侧以骨盆漏斗韧带连于骨盆壁，内侧以卵巢固有韧带与子宫连接。

卵巢表面无腹膜，由单层立方上皮覆盖称生发上皮；其内有一层厚的纤维组织称卵巢白膜。后者深层为卵巢实质，分皮质与髓质。皮质在外层，其中有数以万计的原始卵泡（又称始基卵泡）及致密结缔组织；髓质在中心，无卵泡，含疏松结缔组织及丰富血管、神经、淋巴管及少量与卵巢悬韧带相连续、对卵巢运动有作用的平滑肌纤维。

卵巢分泌的激素有雌激素、孕激素和少量雄激素。

（惠英 杨欣）

参考文献

1. 谢幸，孔北华，段涛 . 妇产科学 . 第 9 版 . 北京：人民卫生出版社，2018.

第二节 女性生殖的神经内分泌系统

20 世纪，人类神经内分泌学说的创立开拓了生命科学的新纪元，极大地推动了人类生殖生理和生殖内分泌学的发展。20 世纪 50 年代，Harris 等用大量的资料证明“垂体门脉循环”是联系下丘脑和垂体的桥梁。这个理论为下丘脑 - 垂体 - 卵巢轴（hypothalamus-pituitary-ovary axis，HPO axis）奠定了基础。这个系统是指下丘脑分泌的促性腺激素释放激素（gonadotropin-releasing hormone，GnRH），通过垂体门脉系统注入腺垂体，促进垂体促性腺激素（gonadotropins，Gn）（指 FSH 和 LH）的分泌，后者经血液循环到达卵巢，调节卵巢的活动。另一方面，垂体、卵巢激素和神经递质通过反馈通路调节下丘脑功能，

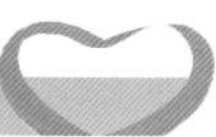

使整个神经内分泌系统形成统一和协调的功能体系。

一、下丘脑

（一）位置与解剖

下丘脑是人类神经内分泌高级中枢，位于视交叉上方、脑底第三脑室下部及其两侧，重约 10g。下丘脑中部弓状核呈漏斗形下陷，至蝶鞍形成神经垂体。下丘脑是大多数垂体分泌物的来源，是生殖和许多代谢功能的调节中枢，也是摄食、体温和性行为等的调节中心。

下丘脑在解剖学上分成三个区域：脑室周围区（与第三脑室紧邻）、中央区（主要由细胞构成）和侧区（主要为轴突）。其神经元分布可划分 3 个神经核群：前群，结节群和后群。

1. 前群 前群神经元分布于视前区和前丘脑区，由视交叉上核、视上核和室旁核组成，视上核和室旁核分别分泌加压素和缩宫素。

2. 结节群 主要包括腹内侧核、背内侧核和弓状核。结节区的神经元产生大多数的下丘脑激素，维持基础性 GnRH 分泌。

3. 后群 位于结节区尾部和下丘脑后部，含有乳头体、下丘脑后核、乳头体上核和结节乳头体核。除结节乳头体核外，其他神经核不参与内分泌功能的直接调节。

（二）下丘脑激素

1. 种类与作用方式 下丘脑分泌的神经内分泌肽类激素主要是由正中隆凸部和视前区内肽能神经元系统合成。依其功能分为释放激素系统（releasing hormones）、抑制激素系统（inhibiting hormones）、缩宫素（oxytocin）和加压素（vasopressin）。

下丘脑通过两种方式与垂体相关联，一种是通过垂体门脉系统，将激素转运至腺垂体，调控腺垂体的合成与释放；另一种是通过视上垂体束直接进入神经垂体，在神经垂体内将下丘脑的激素释放入血中，该束主要由下丘脑的视上核和室旁核的神经元轴突所组成。

2. 促性腺释放激素

（1）结构与代谢：促性腺素释放激素 GnRH 是一种十肽激素，它的 10 个氨基酸呈“U”字排列。研究显示 GnRH 的自分泌和旁分泌功能遍及全身。85% 的 GnRH 由下丘脑弓状核神经元产生，此外，松果体、海马、嗅球及胎盘和卵巢组织也有 GnRH 的表达。其受体除了在垂体出现，还出现在包括卵巢和胎盘的其他组织中。下丘脑分泌 GnRH 的神经元伸出轴突将其运送至垂体前叶。由于快速蛋白水解作用，GnRH 在体内极易降解，半衰期 2~4 分钟。由于 GnRH 的分泌量少，经血液循环稀释后浓度极低，加之体内其他器官可分泌 GnRH 样物质，故外周血测定困难且不可靠。肝肾可能是主要的降解和廓清部位。

（2）GnRH 的脉冲式分泌：GnRH 与特异性质膜受体结合，启动一系列复杂的连锁反应，最后导致垂体促性腺激素 LH 和 FSH 的释放。

由于 GnRH 的半衰期极短，所以持续性脉冲分泌非常重要。GnRH 的脉冲发生器位于正中隆凸部。其脉冲频率在胎儿期和绝经期为每 60 分钟一次，成年女性因月经周期而不同，脉冲频率为 60~120 分钟 1 次。在卵泡期，GnRH 为高频低幅的脉冲分泌，脉冲频率 80~90 分钟 1 次；晚卵泡期频率和幅度均增加，每 50~70 分钟一次；排卵期呈高频高幅型；黄体期受孕激素抑制，脉冲分泌的间隔逐渐延长，幅度也下降，脉冲分泌每3~4小时1次。

GnRH的这种脉冲性分泌决定了垂体FSH和LH的释放节律。GnRH低脉冲节律促进FSH释放，高脉冲节律促进LH释放。GnRH/GnH的脉冲性释放的周期性节律和振幅又决定了卵巢雌激素和孕激素的周期性变化，从而控制整个生殖过程。外周血LH水平的脉冲节律与GnRH的节律相似。

（3）GnRH分泌的调节：下丘脑反馈包括长反馈、短反馈和超短反馈。长反馈指性激素对下丘脑的反馈作用；垂体激素对下丘脑的反馈作用是短反馈；而下丘脑分泌物对下丘脑本身所起的反馈作用属于超短反馈。

1）GnRH的自我调节：GnRH对于垂体GnRH受体产生自我调节。小剂量脉冲释放的GnRH可使垂体GnRH受体增加，导致上调节（up-regulation）；而大剂量的GnRH可使垂体细胞的GnRH受体出现降调节（down-regulation）。临床上常用大剂量GnRH激动剂抑制垂体－性腺轴。

2）中枢神经递质及神经肽：主要包括去甲肾上腺素、多巴胺和内啡肽。去甲肾上腺素可促进GnRH的释放；多巴胺对GnRH的释放有刺激和抑制双重作用，且两种功能可以相互转化。内啡肽可抑制GnRH的释放。

3）性激素反馈调节：雌激素（estrogen，E）的反馈作用：E对下丘脑的作用包括正反馈和负反馈。随卵泡发育，E水平升高，负反馈抑制下丘脑GnRH的释放；当卵泡发育成熟，E浓度达到250~450pg/ml，并维持达2天时，则表现为正反馈作用，促进GnRH释放，产生LH和FSH高峰。一旦达到阈值，促性腺激素分泌的高峰就不受E浓度的影响。孕激素（progesterone，P）的反馈作用：在黄体期，高浓度的P使GnRH和LH脉冲频率减慢，释放减少，而有利于FSH的合成和释放。高水平的P还可阻断E的正反馈作用。

4）其他影响因素：应激及代谢也对下丘脑GnRH的分泌产生影响。比如女性受环境变化影响可能出现月经紊乱；高强度训练的女运动员出现闭经和月经稀发（这种GnRH的抑制作用与机体的脂肪量无关）等。但相关的中枢神经系统的信号变化还在研究中。

二、垂体

垂体是一个位于颅底蝶鞍内的腺体。下为蝶窦，上与第三脑室底部、丘脑下部、视交叉相邻，两侧有海绵窦及第Ⅳ、Ⅴ、Ⅵ脑神经。成人垂体体积约10mm×13mm×6mm，重量约0.5~0.8g。

垂体分为三部分：前叶、中叶和后叶。其中垂体中叶为组织的皱褶。

（一）垂体前叶

垂体前叶是分泌多种激素的重要内分泌腺，故又称为腺垂体。腺垂体有分泌Gn、催乳素、生长素、促肾上腺素、促甲状腺素等的细胞群等。它的血液供应主要来自下丘脑－门脉血管。腺垂体在解剖和功能上都与下丘脑相连，两者形成一个独立系统，称为“下丘脑－垂体轴”。腺垂体一方面接受下丘脑脉冲式分泌的肽类激素的信号调节，同时其产生的激素又通过反馈机制作用于下丘脑。

垂体前叶分泌的激素主要包括促甲状腺激素（thyroid stimulating hormone，TSH）、促肾上腺皮质激素（adrenocorticotropin，ACTH）、生长激素（growth hormone，GH）、黄体生

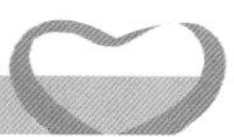

成素（luteinizing hormone，LH）、卵泡刺激素（follicle stimulating hormone，FSH）、催乳素（prolactin，PRL）、人类促黑素细胞激素（melanocyte stimulating hormone，MSH）等。这里主要讨论与生殖内分泌有密切关系的 Gn 和 PRL。

1. Gn　Gn（FSH 和 LH）是由垂体前叶的促性腺激素细胞产生的糖蛋白激素，由 α 与 β 两个亚单位组成，其结构高度相似，两者以及 TSH 和人绒毛膜促性腺激素的 α 亚单位中的氨基酸成分及其排列基本相同。

胎儿 4~6 个月血 Gn 水平类似于绝经后妇女，6~9 个月时受到胎儿性腺和胎盘性激素的负反馈调节而逐渐下降，出生时几乎测不出。青春期前和绝经后 FSH 高于 LH，育龄期妇女则相反，每月排卵前出现 LH/FSH 高峰。FSH 和 LH 主要经肝脏代谢，经肾脏排泄。FSH 清除时间约 3~5 小时，LH 代谢和排泄较快，约 30~60 分钟。

（1）FSH 和 LH 的生理功能：FSH 受体分布于颗粒细胞，而 LH 受体可见于卵泡膜细胞、成熟的颗粒细胞、黄体细胞和间质细胞。FSH 和 LH 与细胞膜上的受体相结合，进入细胞，在细胞质内促类固醇激素的合成，在细胞核内则促进蛋白复制，合成 DNA，使细胞增殖。FSH 和 LH 相互协调，促进卵泡的发育和成熟。卵泡早期发育主要依靠 FSH，而 LH 主要影响晚期甾体激素的产生。

1）FSH：是刺激卵泡发育的最重要的激素。FSH 促进早期窦前卵泡的募集；促进颗粒细胞的增殖与分化；促进合成 FSH 受体，使卵细胞生长发育和成熟；FSH 还可促进始基卵泡周围的间质细胞分化形成内、外两层泡膜细胞并合成 LH 受体，为排卵作准备；FSH 还激活颗粒细胞内的芳香化酶，使卵泡膜细胞产生的雄激素转化为雌激素。

2）LH：在卵泡早期，LH 作用于卵泡膜细胞，促进生成雌激素的底物雄烯二酮；卵泡后期颗粒细胞的 LH 受体量迅速增多，排卵前 LH 峰使卵母细胞达到成熟并排卵；黄体期低水平的 LH 支持卵巢的黄体功能，促使黄体孕激素和雌二醇的合成和分泌。

（2）FSH 和 LH 分泌及调节：垂体 FSH 和 LH 的分泌受下丘脑 GnRH 及卵巢 E 和 P 的共同调控。GnRH 使 FSH 和 LH 呈脉冲式释放，而雌激素对 Gn 的合成和分泌有正、负反馈的双重调节作用。大量 P 负反馈抑制 LH 的合成释放。

2. PRL　PRL 是由垂体前叶催乳细胞分泌的一种蛋白类激素。具有生物活性的 PRL 的分子量约为 22 000，但是在垂体内和外周血中可以检测到分子量更大、免疫功能各异的 PRL，可能是由 PRL 的双联体或三联体组成，称为大催乳素或大大催乳素。这种大分子量 PRL 往往无活性，但有时也可分解为小分子激素而产生活性。临床可见血液检测为高 PRL 血症但月经规律和生殖功能正常的妇女。

催乳素存在明显的昼夜节律，呈现脉冲性释放。晨醒后血 PRL 水平逐渐下降，上午 9~11 点达低谷，下午和晚上 PRL 逐渐上升。

（1）催乳素的生理作用：催乳素的主要生理作用是在妊娠期促进乳腺发育、分娩后促进乳汁生成、排出和射乳。催乳素还参与正常卵泡发育和性激素分泌调节，但水平过高可抑制下丘脑 GnRH 的脉冲性释放，降低雌激素，导致不排卵；此外，催乳素对人体代谢和生长都有作用，高催乳素血症有时伴有骨质稀疏症的发生，其机制尚待阐明。

（2）催乳素分泌的调节：催乳素合成和分泌受多种因素影响，下丘脑催乳素释放激素促进、催乳素抑制激素和多巴胺抑制催乳素分泌，其中催乳素抑制激素的抑制作用占主导地位；高蛋白高脂饮食可增加 PRL 释放；小剂量雌激素和孕激素促进分泌 PRL，而大剂量则呈抑制作用，故产后大剂量雌激素可抑制泌乳，长期服用联合型避孕药则可引起闭经溢乳综合征；此外，催乳素分泌还受到肾上腺激素、甲状腺激素、胰岛素以及应激和药物等的影响。

（二）垂体后叶

垂体后叶全部由神经组织形成，故又叫神经垂体，是下丘脑的直接延伸。垂体后叶的轴突来源于下丘脑两个不同区域的含细胞体神经元，即视上核和室旁核，这两者分泌缩宫素与加压素，储存于神经垂体。两者均为 9 肽激素，与腺垂体所分泌的激素不同，它们不直接调节生殖周期。血液中的缩宫素和加压素主要在肝脏中灭活，迅速自血浆中廓清，半衰期 <5 分钟，大约有 10% 以活性形式自尿中排出。

1. 缩宫素　缩宫素是由下丘脑室旁核合成的 9 肽激素。它的主要作用是促使子宫肌肉收缩，可诱发妊娠晚期妇女子宫收缩并增强子宫对缩宫素的敏感性；缩宫素还可以使乳腺导管肌上皮收缩，促进乳汁分泌。

2. 加压素　也称为抗利尿激素，它主要由视上核神经元细胞体合成，它的主要功能是调节机体渗透压、血压和体液平衡。

三、卵巢

在女性的一生中，卵巢是不断发生变化的组织，育龄期妇女卵巢的主要功能是：产生并排出卵泡，分泌性激素和多种多肽物质，来维持女性性征，为生育作准备。

（一）生殖细胞的发生与耗竭

最原始的生殖细胞来源于卵黄囊的内胚层，于妊娠第 3 周末形成神经板，妊娠第 5 周生成生殖脊，妊娠 5~28 周，原始生殖细胞不断有丝分裂，细胞数增多，体积增大，处于减数分裂前的生殖细胞被称为卵原细胞，到妊娠第 8 周时，持续大量的有丝分裂活动使卵原细胞数增加到 60 万，妊娠第 8~13 周时一些卵原细胞从有丝分裂期进入第一次减数分裂期并静止于分裂前期，卵原细胞转变为初级卵母细胞。这时的减数分裂可使卵原细胞暂时免于闭锁，以进一步发育成为始基卵泡。妊娠 16~20 周时，生殖细胞数达高峰 600 万左右，其中 2/3 是处于减数分裂期的初级卵母细胞，1/3 是卵原细胞。妊娠 24~28 周后，卵母细胞停止增加，卵原细胞的闭锁却相应增加，在妊娠 28 周以上时残余的卵原细胞完全闭锁，出生时没有卵原细胞的存在。闭锁卵泡直径 <10mm，闭锁后被纤维组织替代。胎儿期发生的卵泡生长和闭锁认为是由于垂体促性腺激素分泌不足、雄激素过多、生长因子等自分泌、旁分泌因素异常、卵母细胞与颗粒细胞凋亡所致。

妊娠 18~20 周，卵巢髓质深部血管逐渐长入皮质部，将其细胞团块分割成多个小部分。处于第一次减数分裂的卵母细胞被单层前颗粒细胞和基底膜细胞包绕，形成始基卵泡。始基卵泡不断发育，前颗粒细胞层转化为立方形的颗粒细胞层，标志着初级卵泡的形成。当颗粒细胞增殖更加完善时，初级卵泡进一步分化形成窦前卵泡，在妊娠 6 个月就可发现。此时可见窦腔形成，偶可见微小卵泡膜细胞系统。当窦腔内充满液体，窦前卵泡变为窦状卵泡。在妊娠末期可以发现少量的窦状卵泡。初级卵母细胞一旦进入第一次减数分裂期，就停留在此期，直到排卵的发生。当减数分裂恢复后，形成并排出第一极体形成。

也就是说，妇女一生卵细胞储备在胎儿期已成定局。从妊娠中期开始，生殖细胞数目发生了迅速且不可逆的减少。出生时，生殖细胞数为 100 万 ~200 万个；青春期生殖细胞

总数减到 30 万 ~50 万个；性成熟期性腺轴调节卵泡发育，每月发育 3~11 个卵泡，经过募集选择，仅有一个优势卵泡达到完全成熟而排出，其余卵泡发育到一定程度自行退化而闭锁，妇女一生仅有 400~500 个（少于总数的 1%）卵泡将发生排卵，其余的卵细胞均退化。卵巢内的始基卵泡在 35 岁开始下降，多数妇女 37 岁后卵细胞减少加速，到 40 岁后卵巢功能低落进入围绝经期，卵细胞最终耗竭，最后一次月经称为绝经，我国妇女平均绝经年龄为 49.5 岁。绝经后 10 年内卵巢功能衰退到几乎停止。

（二）卵巢的生殖功能

卵巢的生殖功能主要是排卵和产生 E 和 P。卵泡膜细胞为排卵前雌激素的主要来源，黄体细胞在排卵分泌孕激素和雌激素。雄激素（androgen，A）主要由卵巢间质细胞和门细胞产生。下丘脑 – 垂体 – 卵巢轴的反馈机制是影响排卵和月经形成的主要机制。正常的成年妇女卵巢表面为一层生发上皮，其下为皮质层，此层内具有能分泌激素的间质细胞和散在其中的数十万处于不同发育阶段的卵泡。

胆固醇为性激素的前体，故性激素又称类固醇激素。它是以环戊烷多氢菲核为基础结构组成的甾体激素。性激素的合成需要多种羟化酶和芳香化酶的作用，它们都属于细胞色素 P450 超基因家族。

1. E　具有 27 碳原子的胆固醇在卵巢的细胞内，经过若干酶的作用衍化为 21 碳原子的孕激素和 19 碳原子的雄激素，最后转化为含 18 碳原子的雌激素。

E 由两种细胞联合分泌。卵巢的卵泡膜细胞在 LH 的作用下将胆固醇衍化为睾酮和雄烯二酮，两者大部分逸出细胞膜，进入卵泡内的颗粒细胞。颗粒细胞内的芳香化酶受 FSH 的作用将睾酮和雄烯二酮分别转化为雌二醇和雌酮，这就是“两细胞两种促性腺激素理论”。所以卵巢所分泌的 E 主要为雌二醇与雌酮，两种 E 可以互相转化，雌三醇为其代谢产物。其中雌二醇的生物活性最强，雌酮次之（约为雌二醇的 1/3），雌三醇最弱。绝经后 E 主要来源于外周转化而来的雌酮。

E 的生理作用是促进女性生殖器官的发育和功能，维持女性第二性征。

E 可以增加子宫血供，使肌层增厚，提高肌层对缩宫素的敏感性；促进子宫内膜修复、增殖和增生；促进阴道组织增生肥厚，角化细胞增多，细胞内糖原储集，在乳酸杆菌的作用下使阴道 pH 呈酸性；使子宫颈腺上皮细胞分泌稀薄黏液，利于排卵期精子穿透；促进输卵管肌层发育及收缩；促进乳腺基质及腺管生长发育，通过刺激垂体催乳素分泌，促进乳汁合成；雌激素还调节机体新陈代谢，促进肝脏合成多种血浆转运蛋白，影响蛋白合成、脂肪和碳水化合物代谢；使体内脂肪呈女性分布，改善血脂成分；雌激素还可影响骨代谢，促进儿童期骨生长，加速骨骺闭合，促进成骨细胞、抑制破骨细胞功能，抑制骨吸收及骨转换，其综合结果是保持骨量；促进肾小管对钠水的重吸收；雌激素使真皮增厚，结缔组织内胶原分解减慢，使表皮增殖，弹性及血供改善。

2. P　P 主要由颗粒黄体细胞及泡膜黄体细胞生成与分泌，由孕烯醇酮转化而来。P 主要功能是和雌激素协同产生月经周期。

P 使子宫颈分泌的黏液变稠厚，不利于精子穿透；抑制子宫收缩，降低对缩宫素的敏感性，保护孕卵的生长；对抗 E 对子宫内膜的增生作用，使内膜向分泌期转化；抑制输卵管收缩及上皮纤毛生长；使阴道上皮角化减少，中层细胞增多；在 E 作用的基础上，促进乳腺腺泡发育，大量 P 抑制乳汁分泌；促使蛋白分解，促进水钠排出；刺激下丘脑体温调节中枢，使体温升高。

3. A　卵巢内泡膜细胞是合成与分泌 A（主要是雄烯二酮和脱氢表雄酮）的主要部位。女性肾上腺是循环中雄激素的主要来源。A 中以雄烯二酮和睾酮效能较高，两者均可经芳香化酶的作用转化为雌激素。A 可刺激腋毛、阴毛生长；促进蛋白合成及骨髓造血，跟性欲有关。卵泡内 A 过多与卵泡闭锁有关。

性激素均为脂溶性物质，40% 的雌二醇、78% 睾酮与性激素结合蛋白结合，58% 雌二醇、20% 睾酮与白蛋白结合，游离部分仅占 1%~3%，P 则 80% 与白蛋白结合，只有游离和与白蛋白结合的部分能够发挥生物效能。性激素具有脂溶性，通过扩散方式进入细胞，与细胞质受体结合，使受体蛋白结构发生改变，激素 – 受体复合物进入细胞核，与核内受体结合，引发 DNA 转录，生成特异的 mRNA，转录翻译生成蛋白质，发挥其生物特性。性激素经过肝脏的代谢形成水溶性物质，然后自肾脏与尿液同排泄。E 降解为雌三醇葡萄糖醛酸盐或硫酸盐经肾脏排泄，其中有 1/4 经胆汁排入肠道，再被吸收入肝，即“肝肠循环”。剩余的小部分 E 未被肠道吸收而与粪便同排泄，P、睾酮等也都经肝脏代谢成水溶性的葡萄糖醛酸盐而自肾脏排泄。

4. 多肽激素、细胞因子和生长因子　多肽激素主要指抑制素、激活素和卵泡抑制素。抑制素可以选择性地抑制垂体 FSH 的合成和分泌，增强卵泡细胞对 LH 的反应性，促进 A 的产生；激活素在垂体通过自分泌作用，增加垂体细胞 GnRH 受体数量，提高垂体对 GnRH 的反应性，从而刺激 FSH 的产生，增加颗粒细胞对 FSH 的反应促进卵泡发育，降低雄激素合成并促进卵母细胞成熟；卵泡抑制素主要通过自分泌 / 旁分泌作用，抑制 FSH 的产生。

抗米勒管激素（anti–M ü llerian hormone，AMH）是目前发现的唯一一个对原始卵泡向初级卵泡转化进行负调节的因子。AMH 由育龄期女性的颗粒细胞表达，随年龄的增长浓度逐渐下降，绝经后测不出。AMH 通过抑制 FSH 对卵泡发育的募集起调节作用。AMH 可抑制颗粒细胞的芳香化酶 mRNA 表达，降低 LH 受体的数目从而控制卵泡的优势选择。AMH 调节卵细胞的减数分裂，抑制颗粒细胞增殖和卵细胞成熟，抑制了生长卵泡募集的起始。

此外，白细胞介素 –I、肿瘤坏死因子 –α、胰岛素样生长因子等细胞因子和生长因子也通过自分泌或旁分泌的方式参加卵泡生长发育的调节。卵巢自分泌 / 旁分泌的机制尚有很多不清楚，但研究显示其在一些疾病中发挥重要的调节作用。

（惠英　杨欣）

参考文献

1. 曹泽毅 . 中华妇产科学 . 第 3 版 . 北京：人民卫生出版社，2014.
2. 石一复，郝敏 . 卵巢疾病 . 北京：人民军医出版社，2014.
3. 田秦杰，葛秦生 . 实用女性生殖内分泌学 . 第 2 版 . 北京：人民卫生出版社，2018.
4. 葛秦生 . 临床生殖内分泌学 . 北京：科学技术文献出版社，2001 ：589–638.
5. Harris GW.Neural control of the pituitary gland.Physio Rev，1948，28 ：139.
6. Fritz，Marc A.，and Leon Speroff.Clinical Gynecologic Endocrinology and Infertility.8th ed.Philadelphia：Wolters Kluwer Health/Lippincott Williams & Wilkins，2011.

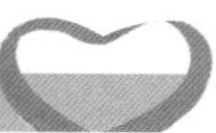

第三节　月经周期的建立

一、月经的定义和特征

月经是生育期妇女重要的生理现象。月经是指伴随卵巢周期性变化而出现的子宫内膜周期性脱落及出血。规律月经的出现是生殖功能成熟的重要标志。

正常月经具有周期性。出血的第 1 天为月经周期的开始，两次月经第 1 天的间隔时间称一个月经周期。一般为 21~35 天，平均 28 天。每次月经持续时间称经期，一般为 3~7 天，平均 4~6 天。经量为一次月经的总失血量，正常月经量为 5~80ml，超过 80ml 为月经过多。月经血呈暗红色，除血液外，还有子宫内膜碎片、宫颈黏液及脱落的阴道上皮细胞，因为含有前列腺素及来自子宫内膜的大量纤维蛋白溶酶，由于纤维蛋白溶酶对纤维蛋白的溶解作用，故月经血不凝。

二、月经周期的生理机制

1. 卵巢周期和激素变化　青春期至绝经期卵巢形态和功能呈现周期性变化，称为卵巢周期。进入青春期后，卵泡由自主发育推进至发育成熟的过程依赖于促性腺激素的刺激。在前一个卵巢周期的黄体晚期及本周期卵泡早期，血清卵泡刺激素（follicle-stimulating hormone，FSH）水平及其生物活性增高，超过一定阈值后，卵巢内有一组窦卵泡群进入募集。约在月经周期第 7 天，在被募集的发育卵泡群中，FSH 阈值最低的一个卵泡被选择，优先发育成为优势卵泡。月经周期第 11~13 天，优势卵泡增大形成排卵前卵泡。随着卵泡发育，雌二醇（estradiol，E_2）分泌量逐渐增多。排卵前，由于成熟卵泡分泌的雌二醇在循环中达到对下丘脑起正反馈调节作用的峰值（$E_2 \geqslant 200$pg/ml），促使下丘脑 GnRH（gonadotropin releasing hormone）的大量释放，继而引起垂体释放促性腺激素，出现黄体生成素（luteinizing hormone，LH）和 FSH 峰。LH 峰使初级卵母细胞完成第一次减数分裂，排出第一极体，成熟为次级卵母细胞。在 LH 峰作用下排卵前卵泡黄素化产生少量孕酮。LH/FSH 排卵峰与孕酮协同作用，排卵前卵泡液中前列腺素显著增加，激活卵泡液内蛋白溶酶活性，使卵泡壁隆起尖端部分的胶原消化形成排卵孔，完成排卵过程。排卵后卵泡壁的卵泡颗粒细胞和卵泡内膜细胞向内侵入，周围由结缔组织的卵泡外膜包围，共同形成黄体。若卵子未受精，黄体在排卵后 9~10 天开始退化，黄体功能限于 14 天。黄体衰退后月经来潮，卵巢中又有新的卵泡发育，开始新的周期。

卵巢具有内分泌功能，可以合成和分泌性激素，主要是雌激素和孕激素，及少量雄激素。卵泡膜细胞是排卵前雌激素的主要来源，黄体细胞在排卵后分泌大量的孕激素及雌激素，雄激素主要有卵巢间质细胞和门细胞产生。在卵泡期，随着卵泡发育，雌激素分泌逐渐增多，于排卵前达高峰；在黄体期，排卵后卵巢黄体同时分泌雌激素和孕激素，黄体成熟时雌激素达第二高峰，孕激素亦达高峰，此后逐渐下降。如卵子未受精，黄体萎缩后雌激素和孕激素水平急剧下降，在月经期达最低水平。

2. 子宫内膜的周期性变化　子宫内膜从形态学上分为功能层和基底层，子宫内膜功能层受卵巢激素变化发生周期性变化；基底层在月经后再生并修复子宫内膜创面，重新形成子宫内膜功能层。在卵泡期，卵泡发育分泌雌激素，在雌激素作用下子宫内膜呈增殖期变化，腺上皮细胞增生活跃为高柱状，内膜腺体数目增多、伸长并弯曲，间质细胞呈星状相互结合成网状，组织内水肿明显，小动脉增生，管腔增大。在黄体期，排卵后黄体分泌的雌激素和孕激素使增殖期内膜继续增厚，腺体更增长弯曲，腺上皮细胞出现分泌现象，螺旋小动脉迅速增生、弯曲，血管管腔扩张，间质疏松并水肿。子宫内膜间质细胞在雌激素的作用下，生成对子宫内膜及其血管壁起重要支架作用的酸性黏多糖（acid mucopolysaccharide，AMPS），孕激素则抑制 AMPS 的生成和聚合，并促使其降解。

黄体萎缩后雌激素和孕激素撤退，溶酶体内水解酶释放，AMPS 进一步解聚，子宫内膜海绵状功能层从基底层崩解脱落。子宫内膜局部生成的前列腺素 $PGF_{2\alpha}$ 是公认的引起螺旋动脉节律性收缩的物质。经前 24 小时，内膜螺旋动脉节律性收缩及舒张，继而出现逐渐加强的血管痉挛性收缩，导致远端血管壁及组织缺血坏死、剥脱，脱落的内膜碎片及血液一起从阴道流出，即月经来潮。雌、孕激素水平的降低怎样引起了子宫出血，其机制尚未完全阐明。涉及内膜局部一系列复杂的细胞、分子、血管的变化。目前已有的学说如下：

（1）血管痉挛学说：

1）Markee（1940）的经典研究：通过将兔的子宫内膜移植于雌性猕猴眼前房内，直接观察到经前 2~5 天血内雌、孕激素水平下降后，腺体分泌耗竭及间质水肿消退，子宫内膜厚度减低，血管受压，血流淤滞、血管扩张，内膜缺血缺氧。在出血前 4~24 小时，内膜螺旋动脉和小动脉有节段性的痉挛性收缩，导致功能层血流灌注更加不足，缺血缺氧及局灶性坏死，血管壁也受损；当血管扩张及血流再灌注时，引起血细胞外渗，基底层与功能层之间形成裂隙，内膜遂崩解而脱落；小动脉断裂引起出血。但基底层保留，以备再生。该研究成为对经前及经期子宫内膜微血管改变与出血机制认识的基础。

2）前列腺素及溶酶体学说：在雌、孕激素的顺序作用下，子宫内膜生成多种水解酶，并储存于溶酶体内；血雌二醇、孕酮水平下降时，溶酶体膜失去稳定性，释放大量蛋白水解酶、胶原酶及磷脂酶 A2；前两者促使内膜崩解；后者增加前列腺素前体物——花生四烯酸的释放，进而合成大量 $PGF_{2\alpha}$，引起螺旋动脉节律性收缩。同时孕酮水平下降还能抑制子宫内膜 15- 羟前列腺素脱氢酶的活性，从而延长了 $PGF_{2\alpha}$ 的生物半寿期。

3）子宫内膜内皮素：内皮素为含 21 个氨基酸残基的强缩血管物质，人子宫内膜腺上皮及基质细胞也能表达及生成内皮素及其受体，平滑肌细胞有内皮素受体。孕酮的撤退和转化生长因子（TGF-β1）促进内皮素的合成，抑制降解。

4）子宫内膜崩解、脱落：主要是由于血管收缩引起缺氧的继发改变。存在于子宫内膜间质中的 AMPS，对子宫内膜及其血管壁起重要的支架作用。雌激素促进 AMPS 的生成和聚合，孕激素则抑制并促使其降解，使内膜基质减少，血管壁的通透性增加，有利于营养与代谢产物的交换及孕卵的着床、发育。当雌、孕激素水平降低时，溶酶体内水解酶释放，AMPS 进一步解聚，子宫内膜更易于破坏脱落。

（2）组织破坏学说：有学者提出细胞外基质的降解造成血管与宫腔上皮的破坏可能是月经出血的首发事件。

1）基质金属蛋白酶（matrix metalloproteinase，MMP）是一组降解间质与基底膜细胞

外基质成分的酶，研究表明它们在月经周期中子宫内膜间质、血管、腺上皮、白细胞上有特异的表达时相。生长因子、细胞因子、甾体激素等调节其表达。子宫内膜上皮间质中还有特异的 MMP 抑制物（tissue inhibitors of matrix metalloproteinase，TIMP）可使其灭活。孕酮通过许多细胞因子抑制 MMP 的表达；经前孕酮水平降低，内膜相关 MMP mRNA 表达增强，功能激活，即可使内膜降解或脱落。此时 TIMP 表达也增强，限制 MMP 的功能在一定水平内。

2）白细胞移行－炎症反应：有学者提出月经视为一个炎症过程。邻近月经前子宫内膜间质内多种白细胞，包括中性多形核白细胞、巨噬细胞、嗜酸性粒细胞、颗粒淋巴细胞、肥大细胞等急剧增多，它们生成许多细胞因子及蛋白水解酶（包括某些 MMP、类胰蛋白酶等），影响血管壁的通透性与血管内皮细胞的完整性；引起内膜的崩解。上述白细胞的移行受到甾体激素的调控。孕酮水平的降低可能通过局部趋化因子（chemokines）如白介素 -8 等介导，促进白细胞的移行。

正常情况下，月经期子宫内膜及血管的修复与再生于出血 24 小时起即开始，第 5~6 天完成。子宫内膜出血的止血过程包括：缩血管活性物质释放致血管收缩、凝血过程的激活、上皮和血管的再生，其中上皮和血管的再生是子宫内膜出血终止的主要机制，同时还需要雌、孕激素的共同作用。受孕激素作用的子宫内膜血管高度螺旋化，月经期内膜崩解阶段由于血管高度螺旋化，血流淤滞限制了螺旋动脉破口出血量，血管收缩和血管内血栓形成也起重要作用，故月经最初 12 小时出血少，而凝血功能障碍者此期出血多。子宫内膜脱落后血管残端暴露，为经期出血最多的阶段（24~36 小时），此时的止血机制主要靠螺旋动脉的节律性收缩和内膜的修复；正常月经的整个经期螺旋动脉的收缩呈节律性加强，内皮素及内膜组织崩解时释放的前列腺素 $PGF_{2\alpha}$ 为螺旋动脉血管收缩的重要调节因子。雌、孕激素的顺序作用至关重要，能使子宫内膜各部分有同步的变化，能在 2~3 天内脱落干净，然后在雌激素及生长因子的影响下，内膜及血管上皮再生，修复创面而止血，因此正常月经有自限性。随着月经来潮，开始下一个月经周期，周而复始。

综上，子宫内膜对于女性生育功能起着至关重要的作用，其复杂而有序的周期性变化，依赖于卵巢卵泡发育过程中周期性的雌、孕激素的内分泌调节，并在局部产生多种因子参与。每种物质均以其特定的作用方式发挥生物调节作用，促进重复性和周期性子宫内膜形态学和生物化学的动态变化，从而形成了规律的月经来潮。

（李琳　黄佳　杨冬梓）

参考文献

1. 谢幸，孔北华，段涛 . 妇产科学 . 第 9 版 . 北京：人民卫生出版社，2018 ：333-341.
2. 杨冬梓，石一复 . 小儿与青春期妇科学 . 第 2 版 . 北京：人民卫生出版社，2008 ：19-32.
3. Strauss Ⅲ JF，Barbieri RL.Yen & Jaffe，著 . 林守清，主译 . 生殖内分泌学 . 第 5 版 . 北京：人民卫生出版社，2006 ：193-250.
4. Fritz MA，Speroff L.Clinical gynecologic endocrinology and infertility.8th edition.Philadelphia，USA：Lippincott Williams & Wilkins，2011.
5. 曹泽毅 . 中华妇产科学 . 第 3 版 . 北京：人民卫生出版社 .2014 ：2632-2666.

第四节 月经周期的生理调控

一、下丘脑－垂体－卵巢轴

月经周期的调节是一个非常复杂的过程，主要受下丘脑－垂体－卵巢轴的神经内分泌调节。下丘脑合成与分泌 GnRH，通过调节腺垂体的 FSH 和 LH 合成与分泌达到对卵巢功能的调控。卵巢产生的性激素对下丘脑和垂体有正、负反馈调节作用。下丘脑、垂体和卵巢之间相互调节，相互影响，形成一个完整而协调的神经内分泌系统，称为下丘脑－垂体－卵巢轴（hypothalamic-pituitary-ovarian axis，HPO）。

1. 下丘脑促性腺激素释放激素（gonadotropin releasing hormone，GnRH） 下丘脑弓状核神经细胞分泌的 GnRH 是一种十肽激素，直接通过垂体门脉系统输送到腺垂体，调节垂体促性腺激素的合成和分泌。GnRH 的分泌特征是脉冲式释放，脉冲频率为 60~120 分钟，其频率与月经周期时相有关。正常月经周期的生理功能和病理变化均伴有相应的 GnRH 脉冲式分泌模式变化。GnRH 的脉冲式释放可调节 LH/FSH 的比值。脉冲频率减慢时，血中 FSH 水平升高，LH 水平降低，从而 LH/FSH 比值下降；频率增加时，LH/FSH 比值升高。

下丘脑是 HPO 的启动中心，GnRH 的分泌受垂体促性腺激素和卵巢性激素的反馈调节，包括起促进作用的正反馈和起抑制作用的负反馈调节。长反馈指卵巢分泌到循环中的性激素对下丘脑的反馈作用；短反馈是指垂体激素对下丘脑 GnRH 分泌的负反馈调节；超短反馈是指 GnRH 对其本身合成的负反馈调节。这些激素反馈信号和来自神经系统高级中枢的神经信号一样，通过多种神经递质，包括去甲肾上腺素、多巴胺、内啡肽、5- 羟色胺和褪黑激素等共同调节 GnRH 的分泌。

2. 垂体促性腺激素（gonadotropin） 腺垂体的促性腺激素细胞分泌 FSH 和 LH，对 GnRH 的脉冲式刺激起反应，自身亦呈脉冲式分泌，并受卵巢性激素和抑制素的调节。FSH 和 LH 具有不同的生理作用。

FSH 是卵泡发育必需的激素，主要生理作用包括：直接促进窦前卵泡及窦卵泡颗粒细胞增殖与分化，分泌卵泡液，使卵泡生长发育；激活颗粒细胞芳香化酶，合成与分泌雌二醇；在前一周期的黄体晚期及卵泡早期，促使卵巢内窦卵泡群的募集；促使颗粒细胞合成分泌胰岛素样生长因子及其受体、抑制素、激活素等物质，协同调节优势卵泡的选择与非优势卵泡的闭锁退化；在卵泡期晚期与雌激素协同，诱导颗粒细胞生成 LH 受体，为排卵及黄素化作准备。

LH 的生理作用包括：在卵泡期刺激卵泡膜细胞合成雄激素，主要是雄烯二酮，为雌二醇的合成提供底物；排卵前促使卵母细胞最终成熟及排卵；在黄体期维持黄体功能，促进孕激素、雌二醇和抑制素 A 的合成与分泌。

3. 卵巢性激素 卵巢具有内分泌功能，可以合成和分泌性激素，主要是雌激素和孕激素，及少量雄激素。在卵泡期，随着卵泡发育，雌激素分泌逐渐增多，于排卵前达高峰；在黄体期，排卵后卵巢黄体同时分泌雌激素和孕激素，黄体成熟时雌激素达第二高峰，孕激素亦达高峰，此后逐渐下降。如卵子未受精，黄体萎缩后雌激素和孕激素水平急

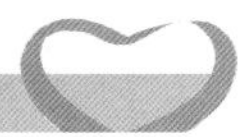

剧下降，在月经期达最低水平。子宫内膜受到卵巢激素的影响出现周期性变化，卵泡期在雌激素作用下呈增殖期变化，排卵后在卵巢黄体分泌的孕激素作用下呈分泌期变化，若卵子未受精，随着雌、孕激素水平下降，子宫内膜剥脱出现月经来潮。

进入青春期后卵巢中卵泡进入促性腺激素依赖性生长发育阶段，来自垂体的促性腺素作用于卵泡的颗粒细胞、卵泡膜细胞从而促进卵泡的激素分泌及自分泌、旁分泌作用，从而参与卵泡周期性由静止池进入动态池募集—选择—排卵的过程。经典的理论包括“两细胞两促性腺激素”理论以及反馈系统理论。

两细胞－两促性腺素理论：“两细胞”即颗粒细胞和卵泡膜细胞；“两促性腺素”即由垂体分泌的卵泡刺激素（FSH）和黄体生成素（LH）。其中卵泡颗粒细胞中存在FSH受体，FSH诱导FSH受体的生成。卵泡膜细胞存在LH受体。最初颗粒细胞无LH受体，随着卵泡生长发育，FSH诱导颗粒细胞生成LH受体及诱导颗粒细胞的芳香化酶活性。卵泡生长发育为FSH依赖性。当颗粒细胞对FSH刺激产生应答时，即出现颗粒细胞增生、卵泡生长和FSH受体数目增加。局部分泌的自分泌和旁分泌因子增强以上作用。卵泡膜细胞也对LH产生应答，并生成类固醇激素，特别是通过P450scc、P450c17和3β－羟类固醇脱氢酶基因的转录，生成雄激素。所生成的雄激素须弥散进入颗粒细胞层，在颗粒细胞层内，FSH通过激活芳香化酶基因，促进颗粒细胞层内雄激素向雌激素转化的芳香化反应。

卵巢分泌的雌、孕激素对下丘脑和垂体具有反馈调节作用。雌激素对下丘脑产生负反馈和正反馈两种作用。在卵泡早期，一定水平的雌激素负反馈作用于下丘脑，抑制GnRH释放，并降低垂体对GnRH的反应性，从而实现对垂体促性腺激素脉冲式分泌的抑制。在卵泡晚期，随着卵泡的发育成熟，当雌激素的分泌达到阈值（≥200pg/ml）并维持48小时以上，雌激素即可发挥正反馈作用，刺激LH分泌高峰。在黄体期，协同孕激素对下丘脑有负反馈作用。在排卵前，低水平的孕激素可增强雌激素对促性腺激素的正反馈作用。在黄体期，高水平的孕激素对促性腺激素的脉冲分泌产生负反馈抑制作用。

二、月经周期的调节机制

1. 下丘脑－垂体－卵巢轴的调节 月经周期主要受下丘脑－垂体－卵巢轴的神经内分泌调节。在一次月经周期的黄体萎缩后，雌、孕激素和抑制素A水平降至最低，对下丘脑和垂体的抑制解除，下丘脑又开始分泌GnRH，使垂体FSH分泌增加，促进卵泡发育，分泌雌激素，子宫内膜发生增生期变化。随着雌激素逐渐增加，其对下丘脑的负反馈增强，抑制下丘脑GnRH的分泌，加之抑制素B的作用，使垂体FSH分泌减少。随着卵泡逐渐发育，接近成熟时卵泡分泌的雌激素达到200pg/ml以上，并持续48小时，即对下丘脑和垂体产生正反馈作用，形成LH和FSH峰，两者协同作用，促使成熟卵泡排卵。

排卵后循环中LH和FSH均急剧下降，在少量LH和FSH作用下，黄体形成并逐渐发育成熟。黄体主要分泌孕激素，也分泌雌二醇，使子宫内膜发生分泌期变化。排卵后第7~8天循环中孕激素达到高峰，雌激素亦达到又一高峰。由于大量孕激素和雌激素以及抑制素A的共同负反馈作用，又使垂体LH和FSH分泌相应减少，黄体开始萎缩，雌、孕激素分泌减少，子宫内膜失去性激素支持，发生剥脱而月经来潮。雌、孕激素和抑制素A的减少解除了对下丘脑和垂体的负反馈抑制，FSH分泌增加，卵泡开始发育，下一个月经周期重新开始，如此周而复始。

近年对 HPO 轴的调控机制有了新的认识。研究发现，低频的 GnRH 脉冲通过 Path A 通过 G- 蛋白耦联激活 CREB（环磷酸腺苷效应原件结合蛋白），使 FSHβ 转录。高频的 GnRH 脉冲通过 Path B 产生 CREB 的抑制剂 ICER，使 LHβ 成为主要产物。位于下丘脑弓状核的 Kisspeptin 神经元的亚组 KNDy 神经元，产生神经激肽（neurokinin B）、强啡肽（dynorphin A），参与性激素的负反馈调节；位于侧脑室周围的 Kisspeptin 第二亚组是下丘脑参与 E_2 诱导的正反馈调节的重要靶点。卵泡早期随着雌激素水平下降，KNDy 神经元产生神经激肽增加 GnRH 振幅，强啡肽减少 GnRH 频率，从 3~4 次 /h 降低到 1 次 /h，FSH 水平上升。卵泡中期，雌激素水平上升降调下丘脑 KNDy 神经元，神经激肽下降下调 GnRH 振幅，强啡肽下降增加 GnRH 频率，FSH 下降，LH 上升。卵泡晚期，位于侧脑室周围的 Kisspeptin 第二亚组神经元随着雌激素水平上升上调 LH，并引发高的 GnRH 振幅，同时强啡肽下降导致频率增加引发 LH 峰。GnRH 神经元作为 HPO 轴的中枢，并非直接接受雌激素、孕激素的反馈，雌孕激素的反馈通过 KNDy，KIsspeptin 产生神经介质调控 GnRH 产生的振幅和脉冲频率，进而发挥 HPO 轴的中枢作用。

2. 抑制素 – 激活素 – 卵泡刺激素系统及其他机制 月经周期主要受 HPO 轴的神经内分泌调控，同时也受抑制素 – 激活素 – 卵泡刺激素系统的调节。激活素（activin）与抑制素（inhibin）属于转化生长因子 –β 家族成员，均由颗粒细胞分泌，在垂体促性腺细胞存在表达。卵泡抑素（follistatin）是包括促性腺细胞在内的多种垂体细胞分泌，通过与激活素结合方式降低激活素的活性，抑制 FSH 的合成和分泌，降低 FSH 对 GnRH 的反应性。垂体 FSH 的分泌主要受激活素和抑制素的调节，卵泡抑素通过抑制激活素活性，加强抑制素活性，参与促性腺激素的分泌调节。在卵巢周期中，激活素和抑制素通过调节卵泡膜和颗粒细胞对促性腺激素的反应性，影响卵泡生长发育而调节月经周期。其他腺体内分泌激素对月经周期也有影响。HPO 轴的生理活动受到大脑皮层神经中枢的影响，如外界环境、精神因素等均可影响月经周期。大脑皮层、下丘脑、垂体和卵巢任何一个环节发生障碍，都会引起卵巢功能紊乱，导致月经失调。

3. 其他内分泌腺功能的影响 机体作为一个整体，其他内分泌腺体对生殖系统亦能产生一定影响，因此其他系统的疾病也会影响月经周期。其中以肾上腺皮质及甲状腺对月经影响关系较明显。肾上腺皮质有合成并分泌甾体激素的功能。可分为盐皮质激素（以醛固酮为代表，维持体内钾、钠离子和水的代谢）、糖皮质激素（以皮质醇为代表，调节糖代谢，促进蛋白质分解和糖异生作用，并促进脂肪的运用和重新分布，以及抗过敏、抗炎性反应、抗细菌毒素等非特异性作用）和性激素（少量雄激素及极微量雌、孕激素）。肾上腺皮质为女性雄激素的主要来源，少量雄激素为正常妇女的阴毛、腋毛、肌肉及全身发育所必需的。但若雄激素分泌过多，由于雄激素能抑制下丘脑分泌 GnRH，并对抗雌激素的作用，使卵巢功能受到抑制而出现闭经，甚至男性化表现。常见疾病如先天性肾上腺皮质增生（CAH）时，由于肾上腺合成皮质激素的酶如 21– 羟化酶等缺乏，导致皮质激素合成不足，引起促肾上腺皮质激素（ACTH）代偿性增加，促使肾上腺皮质网状带雄激素分泌增加，临床上可导致女性假两性畸形或女性男性化表现。此外，肾上腺源性的雄激素过高也是多囊卵巢综合征的表现之一。

甲状腺分泌的甲状腺素和三碘甲状腺原氨酸不仅参与机体各种物质的新陈代谢，并对组织的分化、生长发育、生殖生理等过程起直接作用。甲状腺激素和卵巢甾体激素的分

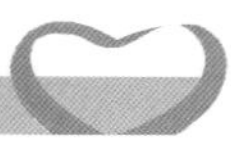

泌同样受到下丘脑—垂体的调控。甲状腺激素对于性腺的发育成熟、维持正常的月经和生殖功能均十分必要。轻度甲状腺功能亢进，甾体激素的分泌与释放增多，内膜发生过度增生，临床表现月经过多、过频，甚至发生排卵障碍性异常子宫出血。当甲亢发展至中、重度时，甾体激素的分泌、释放及代谢等过程受抑制，临床表现为月经稀发、月经血量减少甚至闭经。胚胎、性腺、生殖器官的发育与分化均需要足量甲状腺激素的作用。如甲状腺功能低下则有可能出现先天性女性生殖器官畸形、先天性无卵巢、原发性闭经、月经初潮延迟等。性成熟后若发生甲状腺功能低下，则影响月经、排卵及受孕。随病情发展，临床表现月经过少、稀发，甚至闭经。患者多合并不孕，自然流产和畸胎的发生率增加。

4. 其他　除此之外还有众多的细胞因子如胰岛素样生长因子、表皮生长因子、转化生长因子、成纤维细胞生长因子、白介素 -1 系统、肿瘤坏死因子 -α 及其他肽类参与了月经周期的调控。同时 HPO 轴的生理活动受到大脑皮层神经中枢的影响，如外界环境、精神因素等均可影响月经周期。

三、青春期的启动

1. 青春前期的激素静止状态　在婴儿期后抑制下丘脑 GnRH 释放和垂体促性腺激素分泌是与下丘脑和垂体对性类固醇激素负反馈抑制的敏感性不断增强有关，这种负反馈控制的调节特性阈值在不断变化，称为下丘脑性腺中枢启动机制。青春前期，下丘脑 - 垂体 - 性腺负反馈调节系统对性类固醇的抑制作用高度敏感，即使很低浓度循环性类固醇激素在青春前期儿童就可起作用。在儿童期前后，需要较高水平的性类固醇激素才能抑制促性腺激素分泌。在无性腺的患者中，早年就会出现促性腺激素浓度升高的现象。该现象很明显，正常青春前期很低水平的激素就可抑制高敏感的促性腺激素分泌。当青春期出现时，下丘脑弓状核和垂体对性类固醇激素的抑制作用不敏感，导致 GnRH 和促性腺激素分泌更多。

青春期前的抑制是由于下丘脑 GnRH 分泌的中枢性抑制引起，在儿童期下丘脑中枢对雌激素负反馈的敏感性比成人高 6~15 倍，直到青春期前夕，这种来自中枢的固有抑制一直占优势地位。下丘脑上的神经调节因子非常重要，可以调节儿童期的分泌静止期并决定青春期的开始。内源性阿片肽在神经内分泌影响下调控 GnRH 分泌中的一条通路，并参与调控促性腺激素的分泌，在青春发育过程中起重要作用。下丘脑正中隆突还有多种神经递质如多巴胺、去甲肾上腺素、5- 羟色胺能神经元，可能调控下丘脑神经内分泌的活动，也可能参与青春期的发动，雌激素、雄激素抑制性中枢的反馈作用有一部分是通过激活多巴胺神经元发生作用的，多巴胺有刺激和抑制 GnRH 的双重作用。

2. 青春期的启动　HPO 轴在胎儿后半期和婴儿早期开始分化并发挥作用，在儿童期则相对静止。与成年期水平相似，分泌促性腺激素的特异释放模式是间歇性的，并对应与下丘脑弓状核 GnRH 的脉冲释放模式。在儿童期，HPO 轴在相当低的水平发挥作用，正常促性腺激素分泌呈现脉冲式释放及与睡眠相关的昼夜节律。

控制青春期开始的机制在于有刺激较强的 GnRH 脉冲释放，GnRH 的合成、分泌和性类固醇激素对其反馈的调节是由一组控制 GnRH 释放的弓状核神经元来调节，这些调节因子包括儿茶酚胺、去甲肾上腺素、多巴胺、脑啡肽、神经活性氨基酸如谷氨酸盐和天冬氨酸盐等。GnRH 刺激的间歇性对于调节和维持青春期或 LH、FSH 合成与释放至关重要。

当下丘脑受到刺激呈脉冲释放一定量的 GnRH，垂体促性腺激素分泌的幅度明显升高以及昼夜节律的加强，特别是 LH 脉冲释放幅度的增加，即标志着青春期的开始。

在青春期前的儿童期，垂体促性腺激素的脉冲释放由于中等程度的睡眠加强而呈现双相型，这种现象在 LH 比 FSH 更明显。青春早期出现特征性的睡眠期 LH 及 FSH 脉冲释放，可作为预示青春期来临的指标。青春期开始时，夜间睡眠期 LH 及 FSH 脉冲式分泌增加；青春中期日间也出现 LH 及 FSH 的脉冲分泌，且频率逐渐增加，幅度增高；到青春晚期，促性腺激素 24 小时均呈现有规律的脉冲释放，夜间分泌的增加相当显得较小，血中 LH 及 FSH 浓度基本达到成人水平，促性腺激素脉冲式释放幅度和频率，由 GnRH 和性激素在垂体水平的互相作用来调节。整个青春期日间 LH 水平增加 4.5 倍以上，FSH 增加 2.5 倍以上。随着 GnRH 激活，垂体合成和释放 FSH 和 LH，引起卵巢活动增加，包括卵巢成熟和性激素合成，出现青春期变化。

青春期开始时，下丘脑 - 垂体对雌激素负反馈敏感性下降的机制还不清楚，估计可能与以下因素相关：①与下丘脑雌激素受体的变化有关，从幼年期到青春期前下丘脑雌激素受体逐渐增加，到青春期前夕迅速减少，进入青春期后再次增多，青春期前夕下丘脑雌激素受体减少可能因对雌激素负反馈的敏感性下降，是青春期启动的原因之一；②垂体对 GnRH 的反应性增强，FSH 和 LH 分泌增多，从而启动了青春期的到来；③可能与松果体分泌的降黑素下降有关，黑暗中降黑素的分泌增加，并可对下丘脑 - 腺垂体的分泌期产生抑制作用，一般松果体在 7~10 岁开始退化，此时正好是青春期到来的前夕，在儿童期若松果体被破坏，可诱发性早熟。青春期发动的机制还不明了，可能有多种因素共同参与。

3. 月经初潮　当少女开始出现周期性阴道出血时称为月经初潮，是性开始成熟的临床标志。月经初潮的平均年龄在 12~16 岁之间，初潮年龄的迟早与许多因素有关，诸如遗传、种族、营养、健康状况、环境气候、社会活动等均可影响初潮年龄。在青春期的发育尤其是第二性征的出现，有以下几个因素发挥重要作用：①营养状况的作用已很明确，在乳房发育前体重必须达到 31kg，月经初潮是体重要达到 48kg，维持正常月经周期，体脂必须达到 24%，代谢改变影响成熟过程中的能量贮存和利用；②睡眠可影响青春期发育，青春前期睡眠时与促性腺激素分泌无关，进入青春发育早期的女孩促性腺激素的分泌出现醒睡周期，睡眠时 FSH 和 LH 明显增加；③日光照射亦影响青春期发育。月经初潮与青春期快速发育的关系是相对固定的，月经初潮发生在身体快速增高的峰值之后，以后生长速度放慢，在月经来潮后，身材增高一般不超过 6cm。

月经中期的 LH 和 FSH 分泌高峰是由于在月经周期卵泡晚期的一段时间内（36 小时），大量 E_2 诱导的正反馈引起的，这种情况在青春中期以前不会发生，因为此时期负反馈机制高度敏感，不是因为垂体不能大量分泌促性腺激素。这种激素环境还需要：① FSH 促使卵泡能够分泌足够长时间；② GnRH 促使垂体能贮存足量的促性腺激素以形成产生促性腺激素峰。如果中期的高峰通过促性腺激素释放激素释放而不是直接作用于垂体水平，足量的雌激素提高垂体对促性腺激素刺激的敏感性，同时分泌 GnRH 的神经元贮存足量 GnRH 以便在 E_2 刺激时可快速分泌大量 GnRH。如前所述，此时的负反馈机制必须不敏感，以使在 E_2 升高时 GnRH 和促性腺激素水平升高而不是降低。

因此，月经初潮虽然意味着开始排卵和具有生殖能力，但实际上可能是无排卵的周期，或者虽有排卵而无健全的黄体形成。初潮后垂体和下丘脑的正反馈尚不完善，卵巢的

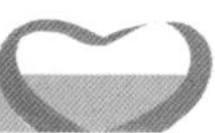

反应并不充分，尚无法诱导正反馈刺激产生排卵所需要的月经中期 LH 峰。因而在初潮后 2~3 年内月经可能是不规则的无排卵性的。

（李琳　黄佳　杨冬梓）

参考文献

1. 谢幸，孔北华，段涛．妇产科学．第 9 版．北京：人民卫生出版社，2018：333–341.
2. 杨冬梓，石一复．小儿与青春期妇科学．第 2 版．北京：人民卫生出版社，2008：19–32.
3. Strauss III JF，Barbieri RL.Yen & Jaffe，著．林守清，主译．生殖内分泌学．第 5 版．北京：人民卫生出版社，2006：193–250.
4. 曹泽毅．中华妇产科学．第 3 版．北京：人民卫生出版社，2014：2632–2666.
5. Fritz MA，Speroff L.Clinical gynecologic endocrinology and infertility.8th edition.Philadelphia，USA：Lippincott Williams&Wilkins，2011.
6. Magill JC，Ciccone NA，Kaiser UB.A mathematical model of pulse–coded hormone signal response in pituitary gonadotroph cells.Math Biosci，2013，246（1）：38–46.
7. Garcia JP，Guerriero KA，Keen KL，et al.Kisspeptin and Neurokinin B signaling network underlines the pubertal increase in GnRH release in female rhesus monkeys.Endocrinology，2017，158（10）：3269–3280.
8. Lippincott MF，Chan YM，Delaney A，et al.Kisspeptin responsiveness signals emergence of reproductive endocrine activity：implications for human puberty.J Clin Endocrinol Metab，2016，101（8）：3061–3069.
9. Blumenfeld Z.Investigational and experimental GnRH analogs and associated neurotransmitters.Expert Opin Investing Drugs，2017，26（6）：661–667.
10. Lunenfeld B，K Buhler.The neuro control of the ovarain cycle–a hypothesis.Gynecol Endocrinol，2018，34（4）：278–282.
11. Wijayarathna R，DM de Kretser.Activins in reproductive biology and beyond.Hum Reprod Update，2016，22（3）：342–357.
12. Carmina E，Dewailly D，Escobar–Morreals HF，et al.Non–classic congenital adrenal hyperplasia due to 21–hydroxylase deficiency revisited：an update with a special focus on adolescent and adult women.Hum Reprod Update，2017，23（5）：580–599.
13. Krassas GE，K Poppe，D Glinoer.Thyroid function and human reproductive health.Endocr Rev，2010，31（5）：702–755.

月经异常

第三章

月经异常的诊断

妇女从育龄期到绝经期，月经从规律到停止，凡是有子宫的妇女必然会经历月经的改变，通过详细询问病史，了解发病诱因，做好全身体格检查及妇科检查后，根据阳性体征，便可得出临床印象，然后根据病情需要进行必要的检查、化验，方能作出正确的诊断，制订治疗方案，推测预后。

第一节　病　　史

病史的采集应围绕患者的主诉进行。

一、一般情况

（一）年龄

年龄对妇科内分泌疾患的诊断十分重要。初诊时了解年龄即能大致了解疾病的范围及如何进一步询问病史。女性儿童患者有她们的疾病范围，如性早熟、性发育异常等；青春期月经紊乱主要原因是下丘脑－垂体－卵巢轴未发育成熟，功能不协调而导致无排卵引起，可表现为毫无规律的月经紊乱和月经过多、过少、闭经。生育年龄妇女已婚或未婚可有闭经、异常子宫出血等；绝经后妇女除了出血的问题外，还有她们的特有疾病，如绝经综合征、骨质疏松、心血管疾病等。

（二）职业

职业决定了个体的生活内容，如脑力劳动者精神过度紧张，体力劳动者如运动员或舞蹈演员比赛期或演出期的过度劳累均可影响月经周期，并与相关疾病有一定的关系。痛经可能与一些职业相关，多见于白领、记者与舞蹈演员。

（三）民族

不同种族在遗传、环境、文化等方面存在较大差异，表现在某些特征性体征会有差异。如东方人的多毛表现与西方人和中东国家的妇女会相差很大，在诊断方面需予以考虑。

二、主诉

了解月经出现异常的特点及困扰患者的主要因素，包括月经周期的规律性、出血的时间与当时的生活状况等，即能缩小进一步询问病史的范围，如主诉泌乳、闭经等，即可从泌乳或闭经进一步追问其他病史。也包括涉及性发育的改变、性与生殖的功能异常及卵巢功能性改变所引起的异常。

三、月经史

月经异常主要涉及月经的改变，因此月经史对诊断月经异常最为重要，而且常与妇科器质性疾病共存，需要鉴别。根据中华医学会妇产科学分会内分泌学组的指南标准，正常月经是有规律的，间隔（28±7）天，出血时间约3~7天，出血量5~80ml，超过80ml将出现贫血。仔细询问患者的月经情况，了解不正常月经的出血类型，从初潮年龄、月经持续时间、周期长短、经量与颜色以及有无痛经等进行询问。末次与前次月经具体日期与持续天数均需详细询问。若月经周期时长时短，在青春期可能属于无排卵型异常子宫出血或多囊卵巢综合征；若月经量少且色黑，应考虑结核性盆腔炎的可能；对于40岁以上的妇女，

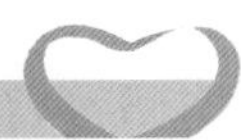

可能属绝经过渡期。若有不规则出血更应详细询问，包括曾用药物史，最好记录在基础体温纸上，并参考月经及用药时间，分析出血原因。原发性闭经的患者行人工周期治疗，撤退性出血如正常月经样则说明子宫内膜反应正常；若撤退性出血量少，持续 1~2 天，可能存在子宫内膜异常，需要进一步追究；若无撤退性出血为无子宫内膜或已被病灶所破坏如内膜结核。以上举例说明了解月经需十分仔细，可从中诱导思考病变的性质，达到正确的诊断。

异常子宫出血的表现：

1. **出血过多**　出血量 >80ml。

2. **出血过少**　月经量较以往月经明显减少，<5ml。

3. **月经过频**　月经周期 <21 天。

4. **月经稀发**　月经周期 >35 天，少于 6 个月。

5. **月经过长**　月经出血超过 7 天。

6. **月经过短**　月经出血少于 3 天。

7. **月经不规律**　出血方式没有规律。

8. **无月经周期**　即闭经，指月经的缺失或异常中断。正常月经建立后停止 6 个月以上或者根据自身月经周期停止 3 个周期以上称为继发性闭经；若 16 岁第二性征已发育但无月经来潮或者 14 岁无第二性征发育则为原发性闭经。

9. **经间期出血**　在两次正常月经之间的异常出血。

10. **撤退性出血**　对继发性闭经的患者进行孕激素撤退实验，若停黄体酮 14 天内阴道有出血者为撤退性出血阳性，无出血者为撤退性出血阴性。

11. **突破性出血**　为连续服用激素中途由子宫内膜部分脱落引起的出血，血量一般不多，多数为点状出血，常见于使用外源性雌、孕激素过程中的点滴出血。

四、现病史

围绕主诉，详细了解发病经过与治疗经过，用过什么药，效果如何，有无反应等一切详细经过。是否存在引起月经异常的内分泌疾病或凝血功能障碍性疾病病史，以及近期有无服用干扰排卵的药物或抗凝药物等，还应包括已作过的检查和治疗情况。多听患者诉说，可间断地插入询问必要的内容。多听十分重要，既能了解病情，亦是深入体会病情，学习启发思考的好机会。比如评价一个闭经的妇女，要注意了解和收集是否有青春期标志的发育、生长与发育的异常、饮食、锻炼、体重改变、环境与心理压力及生活方式的改变、使用的药物、系统疾病、雄激素增加的证据、泌乳、既往的妇科疾病与治疗操作、既往的生殖与性生活史、遗传病家族史、其他内分泌疾病的证据等。因此，在病史采集过程中应当有诊断性地进行询问，以便在最短的时间内发现线索并有目的地求证，达到最终的诊断。

五、发育史

生殖内分泌中第二性征是否发育对诊断疾病有重要的启示，如乳房、阴毛、腋毛、身高等。原发性闭经的患者若有乳房发育，则说明卵巢有功能；若乳房不发育则说明其未受卵巢激素的刺激或本身缺乏乳腺组织。应注意询问是自发发育还是用药或整形后的乳房发育。性毛（阴毛、腋毛）的缺乏与体内性激素，尤其是雄激素的缺乏密切相关，可见于雄激素不敏感综合征和17α-羟化酶缺乏型先天性肾上腺皮质增生。阴蒂若有异常增大，提示体内有异常过高的雄激素长期作用，包括内源性的产生或外源性的摄入。

发育的异常可能有多种因素的参与，并有多种表现上的异常：如发育提前可见于生长激素、甲状腺激素、雄激素或雌激素的分泌增加；发育延迟与过量的肾上腺或外源性的糖皮质激素有关，而生长激素、甲状腺激素的减少也会导致生长延迟；发育与性别不符，如女性在应有的时机没有出现第二性征或出现阴蒂长大、嗓音低沉、喉结、皮肤色素沉着等。

发育的时间与顺序也很重要，8岁之前出现乳房发育，10岁之前出现月经称为性早熟。一般临床13岁不发育应进行检查。第二性征出现约2~3年应出现月经来潮。15岁未现初潮则为发育延迟，16岁尚无初潮应诊断为原发性闭经。

六、婚育史

需了解是否初婚、再婚或未婚，各有无子女。了解避孕措施、孕次、产次与分娩经过是否顺利，哺乳与否及哺乳时间。计划生育措施与经过。宫腔操作次数，有无炎症史均与常见的月经异常有关。必要时应了解性生活史。

七、既往史与家族史

与现病有无关系或遗传上有无关系。有无其他内分泌疾患史。生活中有无手术史或重大事件发生，如亲人大病或意外身亡等事件。

一份详细的病史，从起因、经过与症状，已大致可提供诊断的依据。因此，问好病史在诊断中极为重要，有时在检查后仍需进一步补充或增添新的病史。

（郁琦　侯海燕　陈子江）

参考文献

1. 曹泽毅. 中华妇产科学. 第3版. 北京：人民卫生出版社，2014.
2. 田秦杰，葛秦生. 实用女性生殖内分泌学. 第2版. 北京：人民卫生出版社，2018.

第二节　全身体格检查及妇科检查

一、身高与体重

身高与体重对诊断月经异常有特殊的意义，应当仔细测量和记录，对于儿童应该参照身高/体重与年龄的正常标准，并仔细询问发育的过程。不同的身高即可区分不同的疾病，如身矮者应考虑Turner综合征，身高过高者考虑是否缺乏性腺或肢端肥大症。正常身高而原发闭经者即可除外Turner综合征。体重过轻或过重对诊断如厌食症或多囊卵巢综合征具有一定的参考价值。近期的变化也非常重要。

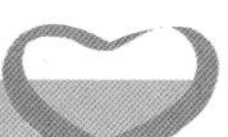

二、全身体检

检查头部时应寻找各种畸形特征，如眼的距离、耳的位置、有无多痣或突眼等。检查有无贫血、甲减、甲亢、多囊卵巢综合征及出血性疾病的阳性体征。胸廓发育有无异常。乳房是否发育及发育的等级，按 Tanner 标准（图 3–1）：

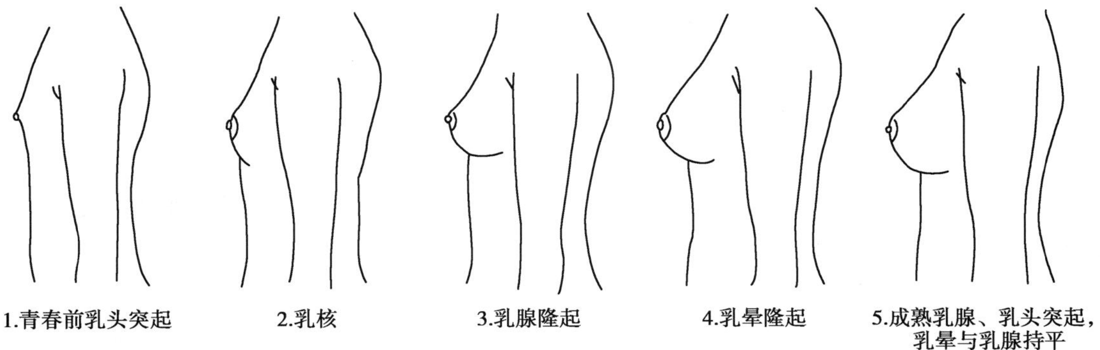

图 3–1　乳房发育等级（Tanner 标准）

Ⅰ级：青春期前，只有突起的小乳头；Ⅱ级：乳晕稍增大，有小乳核；Ⅲ级：乳核与乳晕均增大，乳房隆起；Ⅳ级：乳晕突起于乳房之上，乳房更隆起；Ⅴ级：乳晕退缩与乳房平，仅乳头突起

乳房不发育可间接说明性腺不发育。乳头的距离——乳距过宽见于 Turner 综合征。发育的乳房应常规挤压有无乳汁，乳汁是乳白色奶样，而透明清亮的液体并非乳汁。

三、多毛

寻找男性化多毛属于妇科内分泌的常规检查。我国妇女中多毛现象明显少于西方女性。常见的部位有乳晕旁、脐下、唇上及其他少见部位，如颏下、菱形阴毛、腹股沟部及胸中线等。毛的特点有粗毛和细毛两种类型，与性激素相关者应为粗硬长毛，亦称为性毛（图 3–2）。根据 Ferriman–Gallway 毛发评分法进行评分（表 3–1）。

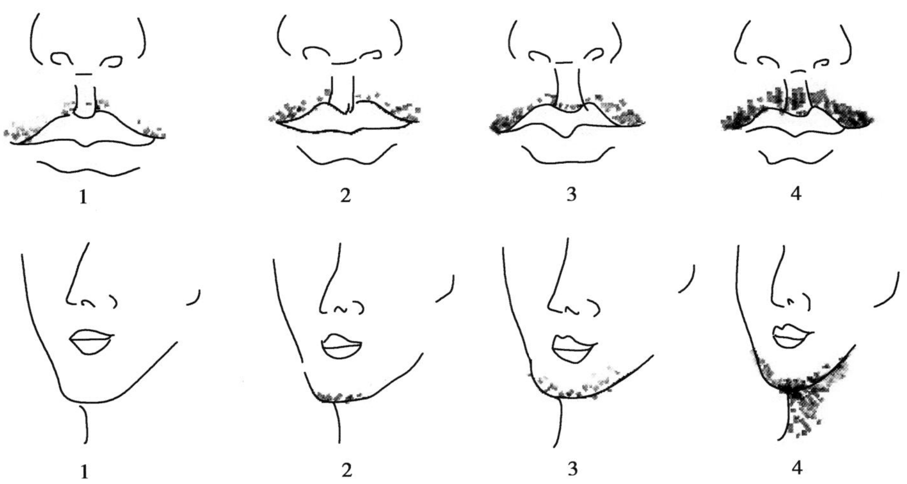

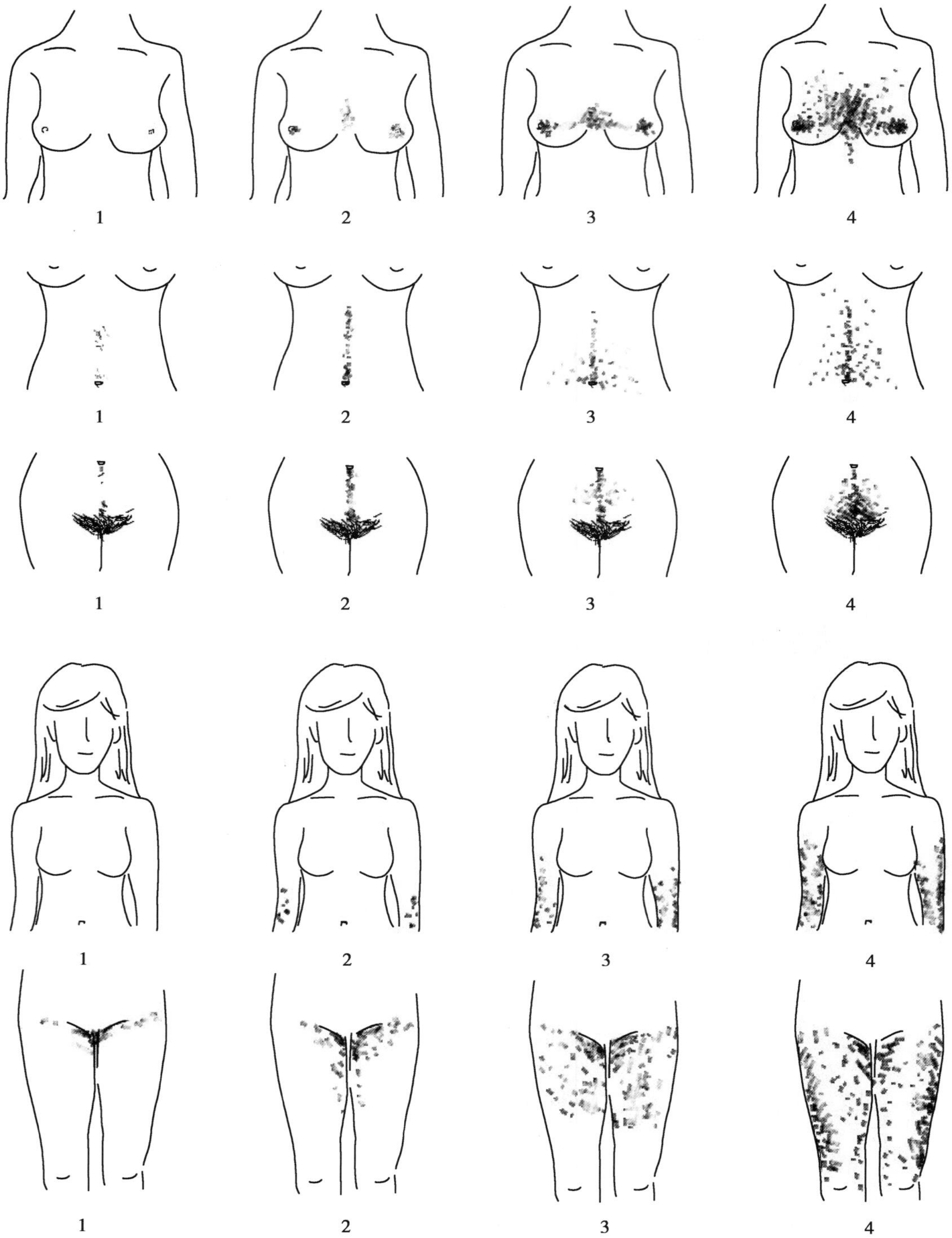

1　2　3　4

1　2　3　4

1　2　3　4

1　2　3　4

1　2　3　4

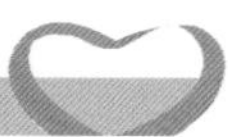

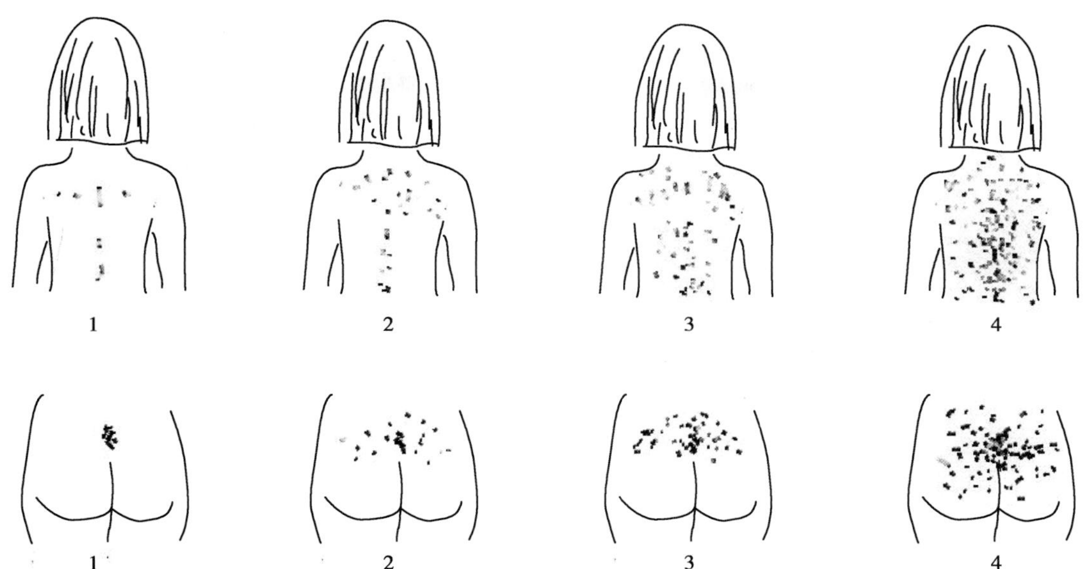

图 3-2　多毛的各种表现及分布

表 3-1　Ferriman-Gallway 毛发评分法

分区	部位	分度	标准
1	上唇	1	外缘少许毛
		2	外缘少许胡子
		3	胡子自外缘向内达 1/2
		4	胡子自外缘向内达中线
2	颏	1	少许稀疏毛
		2	稀疏毛发伴少许浓密毛
		3，4	完全覆盖，淡或浓密毛
3	胸	1	乳晕周围毛
		2	乳晕周围毛，伴中线毛
		3	毛发融合，覆盖 3/4 面积
		4	完全覆盖
4	上背	1	少许稀疏毛
		2	增多仍稀疏
		3，4	完全覆盖，淡或浓
5	下背	1	骶部一簇毛
		2	稍向两侧伸展
		3	覆盖 3/4 面积
		4	完全覆盖

续表

分区	部位	分度	标准
6	上腹	1	中线少许毛
		2	毛发增加，仍分布在中线
		3，4	覆盖 1/2 或全部
7	下腹	1	中线少许毛
		2	中线毛，呈条状
		3	中线毛，呈带状
		4	呈倒 V 形
8	上臂	1	稀疏毛，不超过 1/4 面积
		2	超过 1/4 面积，未完全覆盖
		3，4	完全覆盖，淡或浓
9	下臂	1，2，3，4	完全覆盖背侧，淡的分 2 度，浓的分 2 度
10	大腿	1，2，3，4	与上臂同
11	小腿	1，2，3，4	与上臂同

注：0 度为没有恒毛

四、外生殖器

外生殖器是对激素敏感的一个标志性部位，其发育和改变的程度与雄激素作用的时间有密切的相关性。雌激素对外生殖器的影响主要是促进大小阴唇的发育，发育幼稚提示雌激素缺乏。检查外生殖器时需注意有无男性化表现，按 Prader 的标准将不同程度的男性化分为五型（图 3–3）：

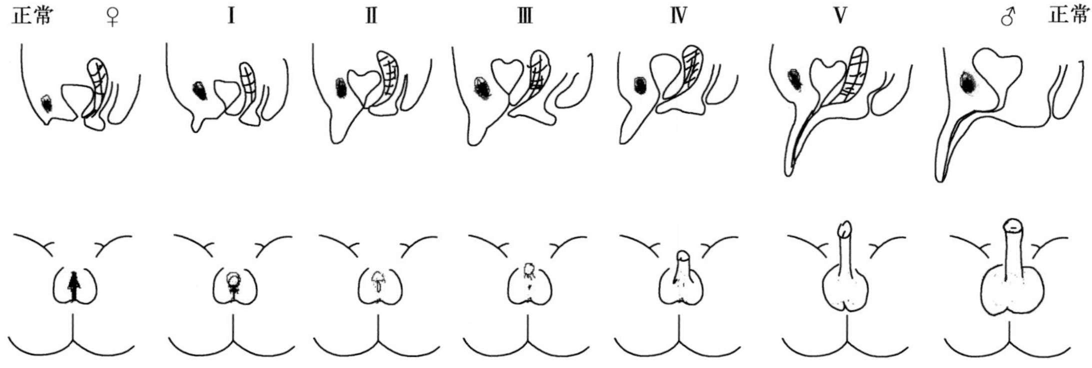

图 3–3 女性外生殖器男性化 Prader 分型

Ⅰ型：阴蒂稍大，阴道与尿道口正常；Ⅱ型：阴蒂较大，阴道口为漏斗形，但阴道与尿道口仍分开；Ⅲ型：阴蒂显著增大，阴道与尿道开口于一个共同的尿生殖窦；Ⅳ型：阴蒂显著增大，阴蒂基底部为尿生殖窦，类似尿道下裂，两侧大阴唇部分融合；Ⅴ型：阴蒂似男性阴茎，尿道口在阴茎头部，两侧大阴唇完全融合。此型常误认为男性，有隐睾与尿道下裂。

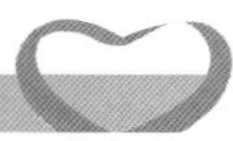

注意阴蒂大小，同时观察大阴唇是否融合及融合的程度，轻者仅会阴体稍高，重者可融合至尿道口下方，或甚至遮盖尿道口。两侧大阴唇内及腹股沟部位应检查有无肿块，可能为睾丸或卵睾。从外生殖器男性化的程度可以估计受雄激素影响的时间。大阴唇融合者提示雄激素的影响发生在生殖器形成的过程中，而在生殖器形成后雄激素仅使阴蒂肥大。

五、内生殖器

妇科检查应明确出血的来源，排除阴道、宫颈及子宫病变；阴道检查除观察阴道出血量的多少、颜色、出血来源外，应注意有无畸形、宫颈是否正常、是否有接触性出血等，注意出血来自宫颈糜烂面局部还是来自宫颈管内。双合或三合诊检查时注意子宫大小、质地，两侧有无肿块，或有无结节。

（郁琦　侯海燕　陈子江）

参考文献

1. 曹泽毅 . 中华妇产科学 . 第 3 版 . 北京：人民卫生出版社，2014.
2. 田秦杰，葛秦生 . 实用女性生殖内分泌学 . 第 2 版 . 北京：人民卫生出版社，2018.

第三节　辅 助 检 查

根据病史及临床表现常可作出月经异常的初步诊断，包括闭经、异常子宫出血、痛经、经前期综合征等。辅助检查的目的是鉴别诊断和确定病情严重程度及是否已有合并症。

一、全血细胞计数

确定有无贫血、血小板减少及白细胞异常。

二、凝血功能的检查

凝血酶原时间、部分促凝血酶原激酶时间、血小板计数、出凝血时间等，排除凝血功能障碍性疾病，酌情选择。若有以下 3 项中任何 1 项阳性，提示可能存在凝血异常，需进一步检查凝血功能并咨询血液病专家，包括：①初潮起月经过多；②具备下述病史中的 1 条：既往有产后、外科手术后或口腔科操作相关的出血；③下述症状中具备两条或以上：每月 1~2 次瘀伤、每月 1~2 次鼻出血、经常牙龈出血、有出血倾向家族史。

三、尿妊娠试验或血 β-hCG 检测

必要时通过测尿妊娠试验或查血 β-hCG，以除外妊娠。

四、盆腔超声

了解子宫内膜厚度及回声，明确有无宫腔占位病变及其他生殖道器质性病变等。常见

的有经阴道超声检查和经腹部超声检查。

经阴道超声分辨力比腹部探头高，患者无充盈膀胱的不适。探头在阴道内紧贴宫颈及阴道穹隆，使盆腔器官的声像图显示清晰，尤其是对位于后盆腔的卵巢卵泡监测、早期异位妊娠、早早孕、后位子宫、宫腔内病变、后盆腔肿块等观察，尤其适合肥胖的患者，但是对无性生活史的女性不宜使用。对子宫动脉、盆腔血管显示比腹部更明显。但是对中晚期妊娠及较大盆腔肿块、子宫肌瘤，经阴道超声不能显示全貌，须用经腹部超声检查。所以，妇产科超声检查，经腹部超声和经阴道超声两者配合诊断准确率更高。

（一）正常子宫及附件声像图表现

1. 正常子宫声像图　纵切面子宫位于充盈膀胱的后方，常呈前倾前屈位，少数呈水平位或后位。子宫体轮廓线光滑清晰，肌层呈实性均质中等回声，宫腔呈线样强回声，其周围为低或略强回声的内膜，内膜厚度和回声可随月经周期发生变化。宫颈回声较宫体较强且致密，其内可见带状强回声的宫颈管。阴道内由于有气体而呈强回声反射。横切面子宫底部呈三角形，宫体部呈椭圆形，其中心部位可见宫腔内膜线强回声，宫颈则为圆形。

正常子宫大小随年龄、生育、绝经及体型而异。临床超声探测成年妇女正常子宫的参考值为：纵径 5.5~7.5cm，前后径 3.0~4.0cm，横径 4.5~5.5cm，子宫径长 2.5~3.0cm。子宫体与子宫颈长度之比，在青春期约为 1∶1，生育期约为 2∶1，老年期又成为 1∶1。

正常子宫内膜受卵巢分泌的激素的作用而发生周期性变化，其声像图也有相应的改变。在增生早期呈线状强回声，增生晚期内膜呈两条相互平行的带状强回声。分泌期呈较厚的梭状强回声，强回声周围有低回声晕，内膜厚度达 6~12cm。月经期内膜剥落、出血，宫腔分离，内见条状无回声区及内膜碎块所致小片状强回声区。

国外有学者对子宫内膜自排卵前到月经来潮前作了详细的阐述，将其分为三型：第Ⅰ型内膜（A 型）表现为“三线征”，多见于增殖晚期，超声下外层和中央为强回声线，基底层与宫腔线之间的内膜功能层为低回声区；第Ⅱ型（B 型）内膜为均一的中等强度回声，功能层回声增加，中线断续不清，多见于黄体早期；第Ⅲ型（C 型）为整个内膜包括基底层为均质强回声，无宫腔中线回声，多见于黄体晚期声区（图 3–4）。掌握内膜的这些变化不仅能准确评估卵巢功能，而且有利于适时地进行人工助孕以及进行胚胎植入，A、B 型内膜有利于胚胎着床。在一个正常月经周期中，一般子宫内膜厚度不超过 12mm，但由于超声检查的影响因素较多，测量准确性存在不确定性，因此对无异常子宫出血的内膜厚度无需过于关注。

2. 正常卵巢及输卵管声像图　卵巢易在横切面显示，通常位于子宫体两侧外上方，但有较多变异，两侧位置也不一定对称，纵切面在膀胱后外侧显示。正常位置的卵巢，其后外侧可显示同侧的输尿管和髂血管，可作为卵巢的定位标志。卵巢大致呈扁椭圆形，回声强度略高于子宫，中间部位回声略强为髓质，周围回声略低为皮质，所含卵泡为圆形无回声区。成年女性的卵巢大小约 4cm × 3cm × 1cm。双侧输卵管自宫底部蜿蜒伸展，呈与宫角部相延续的低回声线、带状结构，其内径 <5mm，一般不易显示。

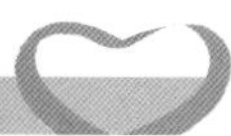

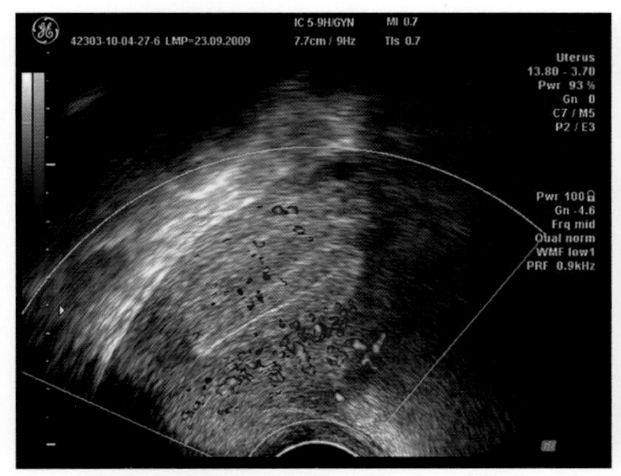

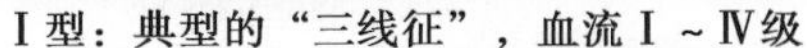
Ⅰ型：典型的“三线征”，血流Ⅰ～Ⅳ级

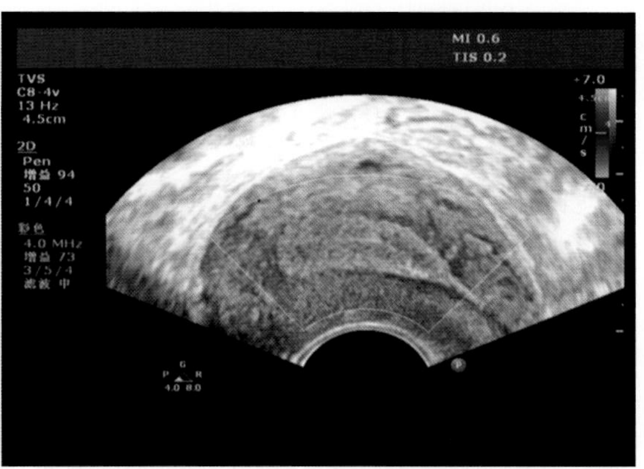

Ⅱ型：功能层回声增强

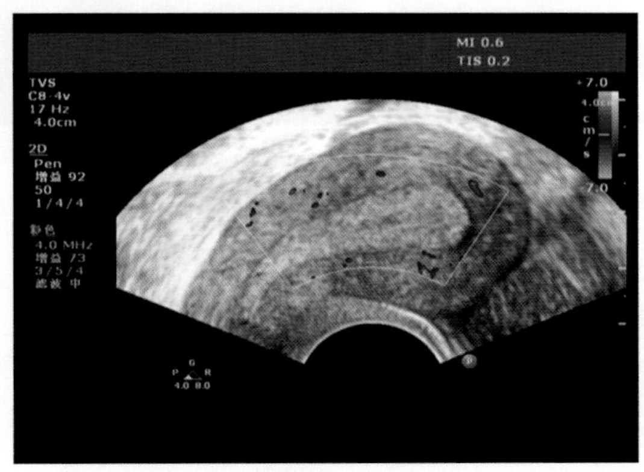

Ⅲ型：内膜均为等回声区

图 3–4　子宫内膜在月经周期不同时期的三种类型

在一个月经周期中，卵巢最明显的变化为卵泡的发育。增殖早期在激素作用下，一批原始卵泡生长增大而成小囊状，直径约 5~10mm，月经第 8~9 天时其中一个卵泡迅速长大成为优势卵泡，其他卵泡则逐渐退化闭锁，优势卵泡于排卵期前直径增大至 17mm 以上，呈圆形，张力好，内含清亮的卵泡液，有时可见卵丘回声，并逐渐移至卵巢边缘。

排卵后，卵泡无回声区变小，边缘皱缩，内回声浑浊，变为血体，同时超声可见直肠子宫陷凹内出现少量液体，为流出的卵泡液，提示近期有过排卵过程。排卵后 7~8 天黄体发育成熟，超声所见为直径 1~2cm 的无回声，有时可达 3~4cm，程度不等的突出于卵巢表面，如未受精则于下个周期前萎缩退化。

经阴道超声检查可清晰显示卵泡由小到大的生长过程，排卵的征象，以及黄体的大小等，对监测排卵的效果良好（图 3–5）。

3. 子宫病变的超声诊断　子宫是女性重要的生殖器官，是胚胎生长发育的场所。

（1）先天性子宫发育异常：①先天性无子宫：在充盈膀胱后方无子宫回声，如合并无阴道则找不到阴道内气体线；②始基子宫：超声仅见膀胱后方一很小的低回声，似子宫形态，无子宫内膜线，不能区分宫体、宫颈（图 3–6）；③幼稚子宫：育龄期妇女子宫仍呈幼稚型，体积小，宫体∶宫颈 <1；④子宫畸形：包括多种类型如双子宫双宫颈双阴道、双角

子宫、纵隔子宫、残角子宫等，超声声像图可见双侧宫腔内膜回声、子宫横径增宽、外形异常，超声检查可根据子宫外形轮廓、宫腔线分离程度、宫颈及阴道情况等鉴别上述不同类型的子宫畸形（图 3–7）。

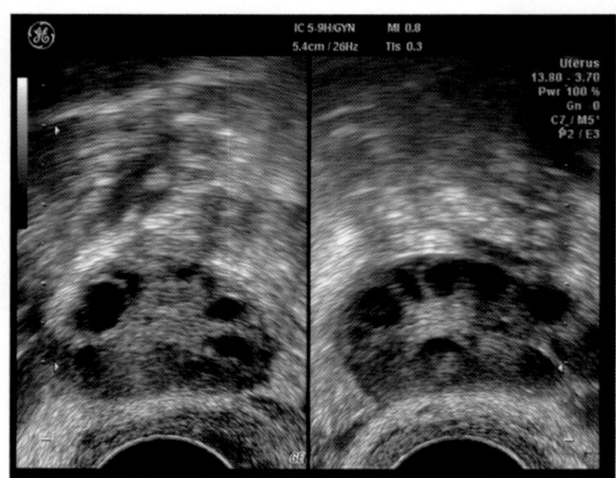

月经第2天，双卵巢多个窦卵泡

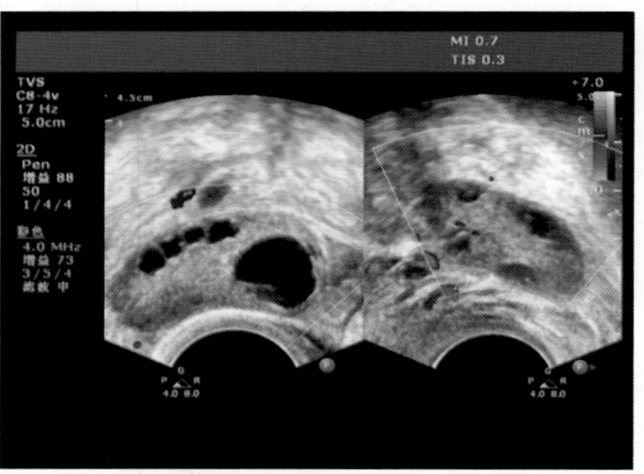

月经第12天，右卵巢可见一个优势卵泡

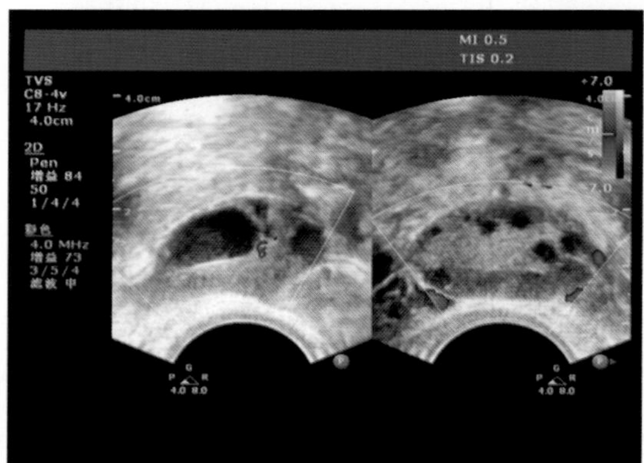

月经第14天，右卵巢可见一成熟卵泡

图 3–5　超声监测卵泡生长过程

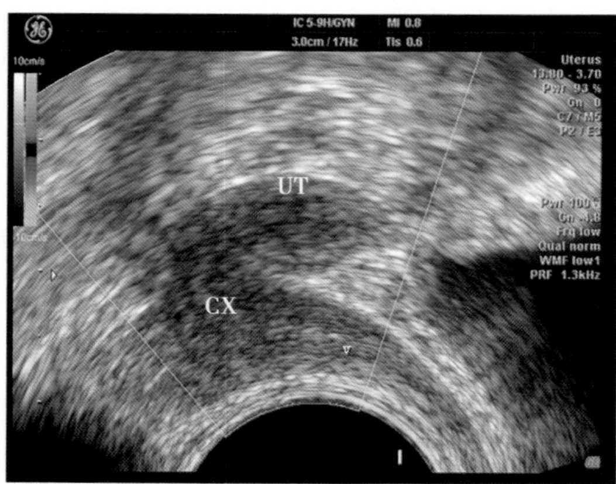

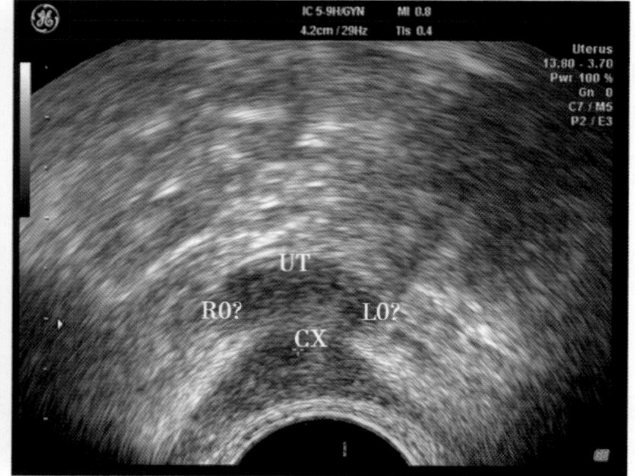

图 3–6　始基子宫

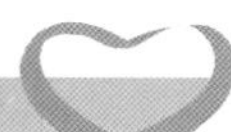

（2）子宫腺肌病：超声表现为子宫呈球形增大，后壁增厚常较前壁明显，致宫腔线前移，肌壁回声不均，可见多数弥漫性的小衰减区。若病灶集中在一局部则形成“肌腺瘤”，为中等回声，较肌瘤回声强，与周围肌壁分界欠清晰（图 3–8）。

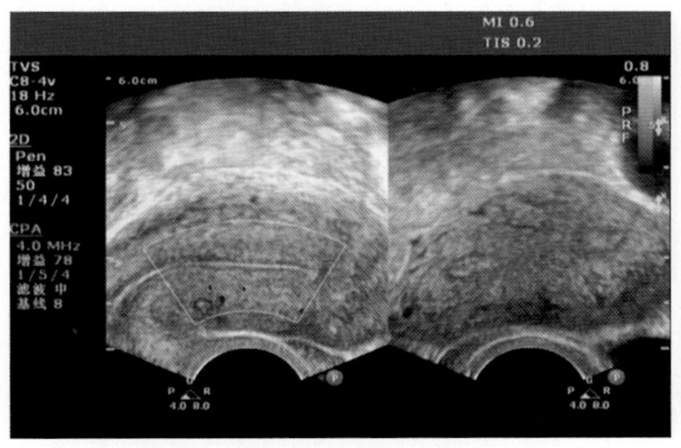

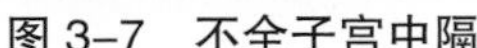
图 3–7　不全子宫中隔

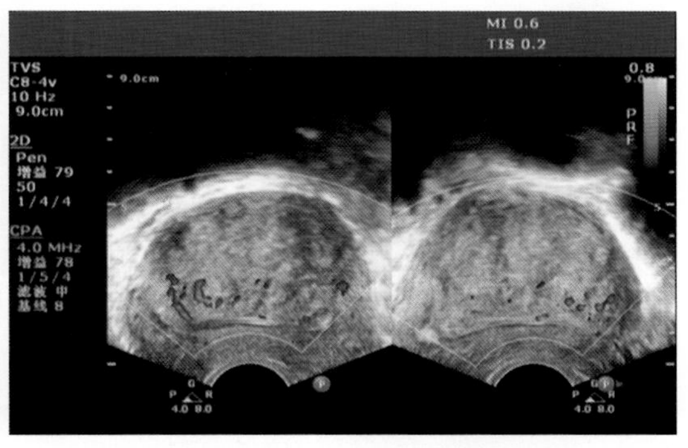

图 3–8　子宫腺肌瘤压迫内膜

（3）子宫肌瘤：为最常见的妇科肿瘤，声像图表现为低回声，边界清晰有包膜。超声检查可以判断：①肌瘤部位：瘤体向外宫体表面突出者为浆膜下肌瘤，向宫腔内突出者为黏膜下肌瘤，位于肌壁间的为肌壁间肌瘤，从宫颈处发生者为宫颈肌瘤；②肌瘤是否有变性：常见有玻璃样变（回声衰减）、囊性变（内出现无回声区）、脂肪样变或钙化（回声增强）、肉瘤样变（迅速增大，回声复杂）等。其中黏膜下肌瘤常可导致月经量增多及不孕（图 3–9）。

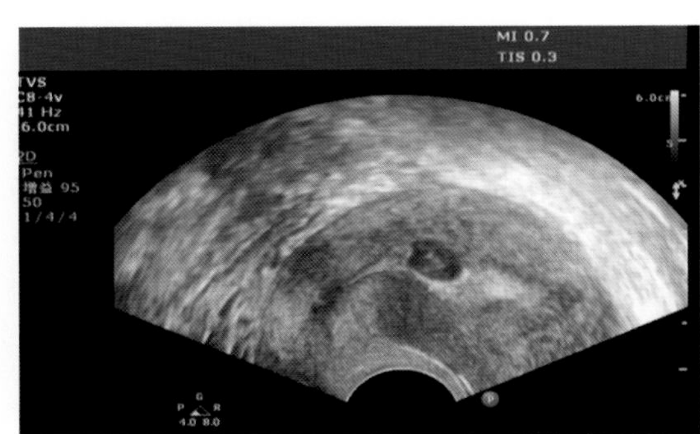

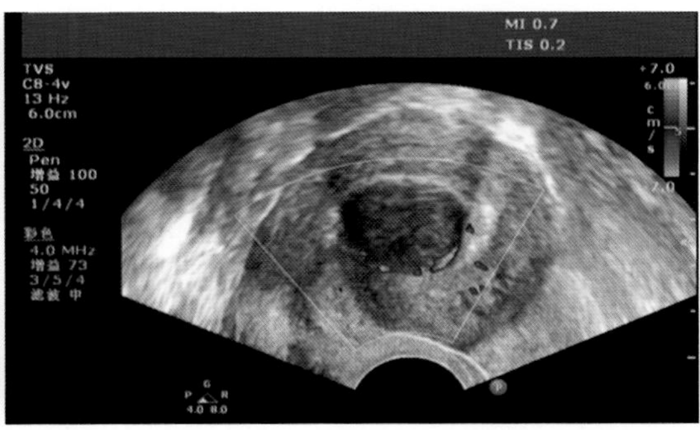

图 3–9　黏膜下子宫肌瘤

（4）宫腔内病变：①内膜息肉：宫腔内可见中等回声光团，若宫腔内注入造影剂检查则显示更清晰，易与黏膜下肌瘤相鉴别（图 3–10）。②宫腔内钙化灶：常见于结核或其他残留物所致，宫腔内见强光团，伴声影。③绝经后内膜病变：宫腔内团块（图 3–11）。④不全流产：宫腔内可见不均质团块（图 3–12）。

（5）无排卵型异常子宫出血：声像图常表现为子宫内膜不规则增厚（>12mm），内膜厚度及形态失去周期性变化，子宫和卵巢受雌激素刺激可有不同程度的增大，卵巢内见多数小卵泡，无优势卵泡。

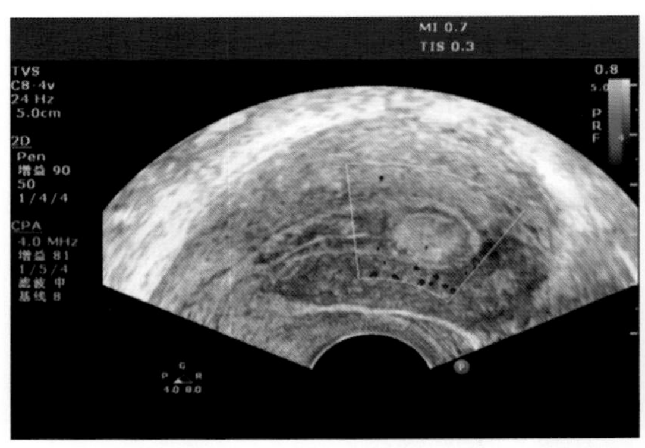

图 3–10　子宫内膜息肉

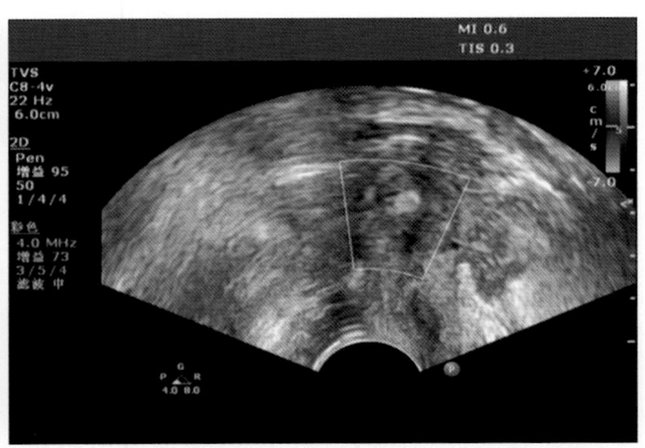

图 3–11　绝经后子宫内膜增生，宫腔内团块

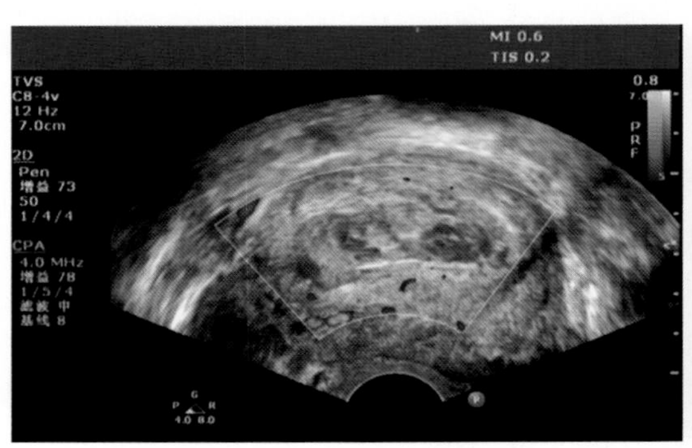

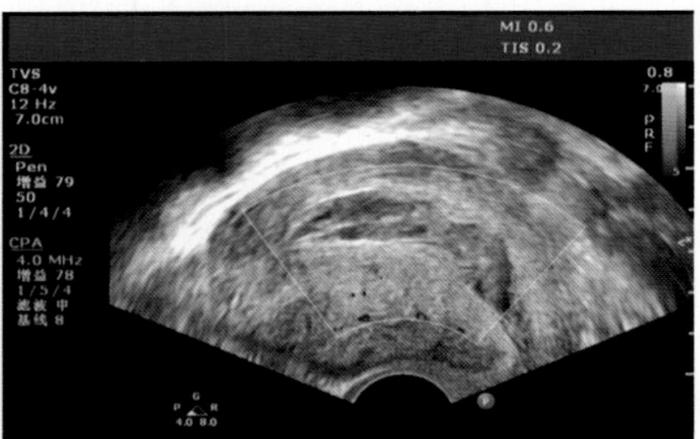

图 3–12　不全流产，宫腔内可见不均质团块

4. 卵巢病变超声诊断

（1）未破裂卵泡黄素化综合征（luteinized unruptured follicle syndrome，LUFS）：是指卵泡发育未成熟或成熟后，卵泡未破裂而颗粒细胞即发生黄体化。声像图表现为：①优势卵泡形成后卵泡继续增大，直径可达 40mm 以上；②预计排卵日以后数日仍无排卵的超声征象，部分患者卵泡可持续存在于下次月经来潮前后；③在预计排卵日以后，卵泡壁开始增厚、模糊，腔内出现少许中低水平回声，少数可充满中等或较强水平回声，酷似实性改变。

（2）子宫内膜异位性卵巢囊肿（巧克力囊肿）：超声表现为附件区的无回声，壁厚，囊内常可见均匀低回声光点或多数分隔，与子宫粘连，双侧多见，囊肿大小随月经周期而改变，一般行经后体积较大。彩超显示其内无血流信号，可与其他卵巢肿瘤相鉴别（图 3–13）。

（3）多囊卵巢综合征（polycystic ovary syndrome，PCOS）：是与内分泌失调有关的疾病。临床上常有多毛、肥胖、月经稀少、不孕等症状。声像图表现为：①双侧卵巢均匀性增大，卵巢体积≥ 10ml（卵巢体积按 0.5× 长径 × 横径 × 前后径计算），轮廓清晰；②卵巢切面内可见多个小囊泡样结构，数目多在 12 个以上，囊泡大小为 2~9mm；③经阴道超声可见卵巢髓质面积增大，回声增强，卵泡被挤向卵巢周边，与髓质回声形成明显对比；④月经周期中连续超声观察无优势卵泡发育，无排卵现象（图 3–14）。

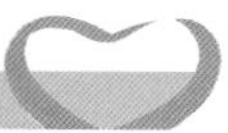

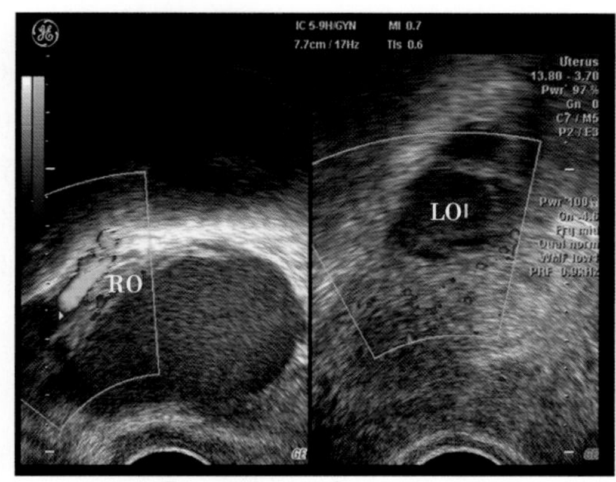

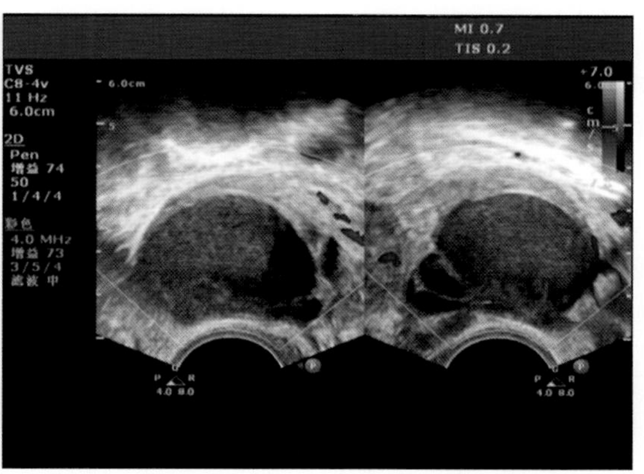

图 3-13　双侧卵巢子宫内膜异位囊肿

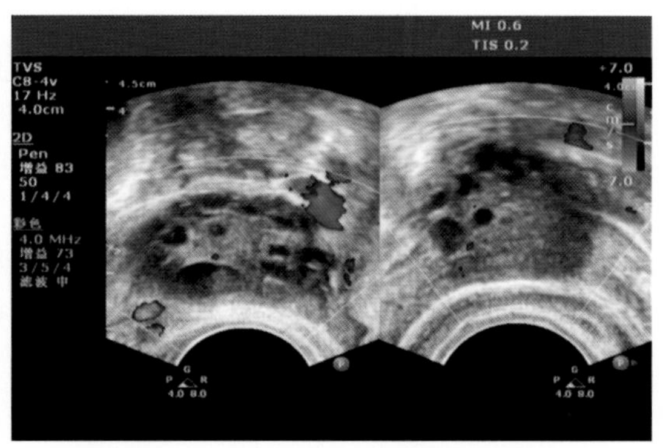

图 3-14　多囊卵巢综合征，双侧卵巢可见 10 个以上小囊泡样结构

（4）卵巢肿瘤：有内分泌功能的肿瘤可致月经紊乱及不孕，包括颗粒细胞瘤及卵泡膜细胞瘤等，超声表现为附件区实性占位，有时其内回声呈蜂窝状，肿瘤较大时可见囊性变，单从声像图表现不易与其他卵巢实性肿瘤相鉴别，但由于其分泌雌激素可使子宫增大，内膜增厚。

五、MRI 检查在诊断月经异常中的应用

MRI 具有较高的软组织对比分辨力，可多参数、多方位成像，显示病变敏感，确定病变位置与定量诊断准确，对生殖系统先天性畸形及肿瘤的早期诊断和分期有很高的价值。

女性盆腔异常 MRI 表现包括子宫大小、形态和信号异常及盆腔肿块。子宫腔有形态改变，但子宫信号正常，见于各种类型先天性子宫畸形；子宫增大并信号异常，主要为各种类型良、恶性肿瘤所致，并可根据信号特征和增强表现，判断其范围与性质。MRI 检查易于发现盆腔肿块，其信号特征反映了肿块的组织构成。例如与尿液信号强度相似的长 T_1 和长 T_2 肿块，常为各种类型卵巢囊性病变；含有脂肪信号灶的不均质肿块，是卵巢畸胎瘤的表现特征。因此，当盆腔肿块的信号具有特征时，可判断其性质。

对高催乳素血症的患者，建议有临床问题者在开始药物治疗前，均应进行 MRI 检查。应请有经验的放射科医师阅片或会诊，作出正确的诊断，避免误诊、过度检查和不必要的治疗。2007 年回顾在北京协和医院西院区妇泌中心就诊的，外院诊断为垂体瘤的 23 例患者中，部分已服用溴隐亭，经有经验的放射科医师会诊，确诊为垂体瘤的只有 14 例，误诊 9 例（40%）。MRI 还可以随访垂体催乳素瘤对治疗的反应，作为观察停药后病情进展的必要手段。治疗早期以 MRI 监测肿瘤体积缩小的情况，以便及时发现对治疗没有反应的肿瘤，包括极少见的癌和肿瘤再次增大的病例。

六、基础体温测定

基础体温测定（BBT）不仅有助于判断有无排卵，还可提示黄体功能不全（体温升高天数≤ 11 天）、黄体萎缩不全（高相期体温下降缓慢伴经前出血）。当基础体温双相，经间期出现不规则出血时，可了解出血是在卵泡期、排卵期或黄体期。

（一）基础体温测定方法

基础体温可间接反映妇女卵巢功能，所谓基础体温即于休息 6~8 小时后，尚未起床、进食或谈话前所测的体温。生殖期正常妇女基础体温于经期后稍低，排卵日可能更低或不低，排卵后由于卵泡产生黄体，基础体温升高，直至下次经期又复下降（图 3-15）。

测定基础体温可以了解有无黄体及黄体功能，从而了解有无排卵及估计排卵日期。对卵巢功能失调及不育等患者的诊断治疗及观察疗效甚为重要。请按说明及医嘱正确执行下列各项：

1. 置备一摄氏体温表，掌握读表方法，务求精确。
2. 将温度表放于床旁，每晚临睡前将水银柱甩低。
3. 每晨醒后，即刻测量舌下体温 5 分钟。如能于每晨固定时间（5~7 时）测温更佳。测温前严禁起床、大小便、吸烟、进食、谈话等，测量后将体温记入本表内。
4. 如有性生活，应于表内注明。
5. 感冒、饮酒、迟睡、失眠等情形，往往影响体温，应于备注项内写明，以作参考。
6. 周期中如有短暂下腹隐痛、阴道点滴出血、白带突增、性感增强或其他异常情况，均应于备注项内注明。
7. 检查、治疗、服药开始及停止日期，应于备注项内注明。
8. 每一月经周期使用一表格，自表格之左侧开始记载，并以表示经期开始，全页表格可供三次周期之用。若无周期即连续记载。

图表用下列方式记载：

● 表示体温

○ 表示有性生活

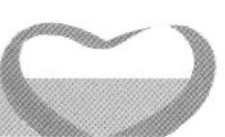

× 表示经期、量多时“×”，量少时“、”

↑ 表示症状检查及治疗开始

↓ 表示停止治疗或停药

举例如图 3–15：

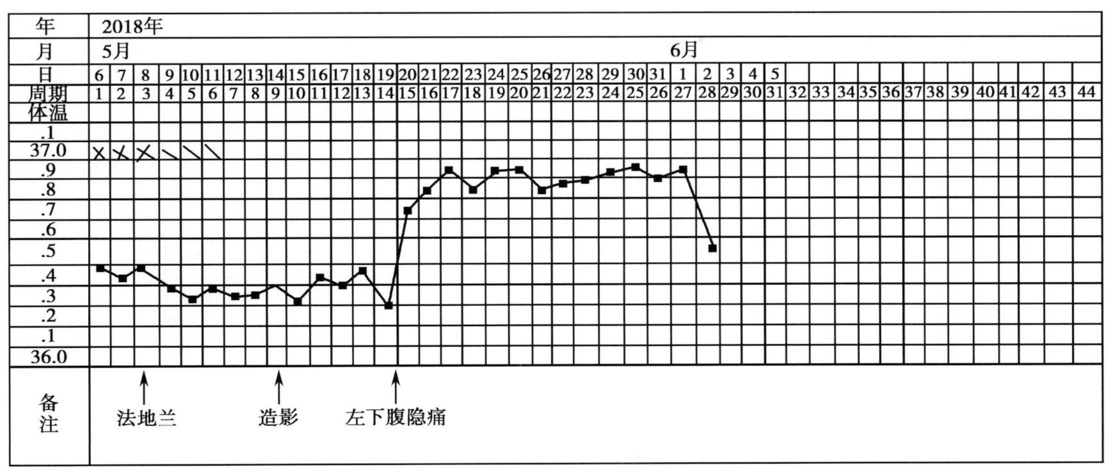

图 3–15　基础体温测定表

睡醒后卧床测量舌下体温最为稳定与准确，目前均采用睡醒后舌下测量基础体温。

图上方应标明末次月经日期与下次月经第一日，这是一个月经周期的起始日期。从下次月经来潮前一日至体温上升日为该周期的黄体期。应标明起止日期与黄体期天数。正常生殖期妇女卵泡期体温波动在 36.5℃上下，排卵日可达最低点，但并非每个周期都有最低点。黄体期上升 0.3~0.5℃，维持 12~16 天。这种前半段低、后半段升高且伴随有月经者方能称为双相体温，若似双相而无月经来潮者不能作为双相体温；后半段不升高的体温称为单相体温。但在子宫性闭经而卵巢仍有功能排卵者除外。在卵巢有排卵功能而无子宫内膜或内膜已被病变破坏而无反应时，双相体温可以作为卵巢有黄体的功能。

（二）反映黄体功能及其准确性

基础体温不仅反映有无黄体，同时亦反映黄体功能。妇女的月经周期长短变异较大，卵泡期可长达数月，但黄体期相当稳定，均在下次月经前 12~16 天。若基础体温黄体期少于 12 天提示黄体功能不足（图 3–16）。若反复多次黄体期少于 12 天，需进一步检查。单凭月经周期长短估计黄体期是不可靠的，若黄体期体温上升幅度不足 0.3~0.5℃亦属黄体功能不足（图 3–17）。

从观察基础体温，可见孕酮的产生过程每个周期并不完全一致，有快有慢。表现在体温有突然上升与逐渐上升两种类型。黄体的衰退过程亦是如此。黄体期体温有时突然上升（图 3–18），在 1~2 天之内即可相差 0.5℃左右，有时逐渐上升需 4~5 天达高峰（图 3–19）。排卵期体温下降或黄体期体温突然上升者易于计算黄体期的天数；排卵期体温不下降并逐渐上升者界线有时就不十分清楚。对黄体期两种不同的体温上升曾有不同的看法。有认为上升快者确已排卵，而上升需 3~5 天者为排卵受阻。有观察到妊娠大都在体温突然上升的周期中，亦有与之相反观察到妊娠大都在体温逐渐上升的周期中。我们观察的 20 次妊娠中两种体温均有，流产与足月妊娠亦均有。所以这两类体温都可以反映排卵现象及形成黄体。有认为两种体温变化的区别仅仅代表孕酮产量不同而已。

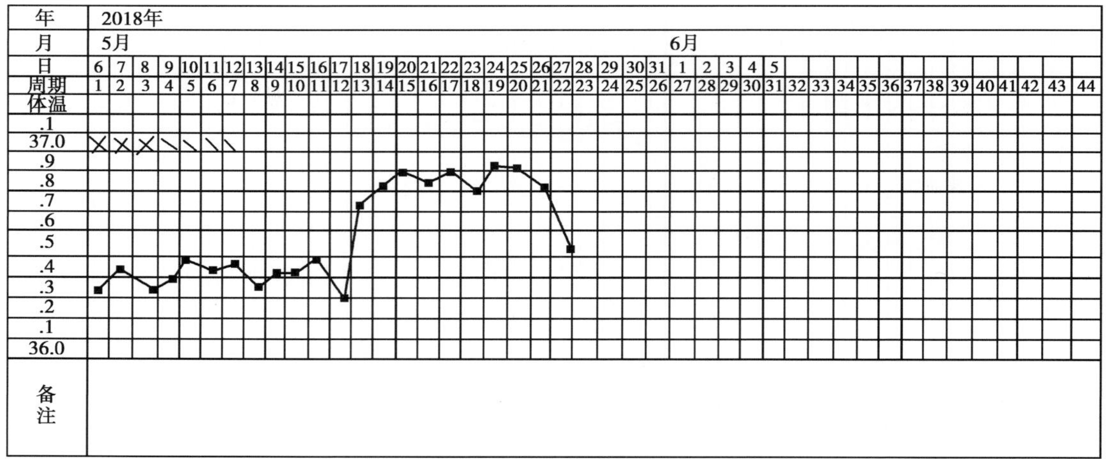

图 3-16　黄体期不足 9 天

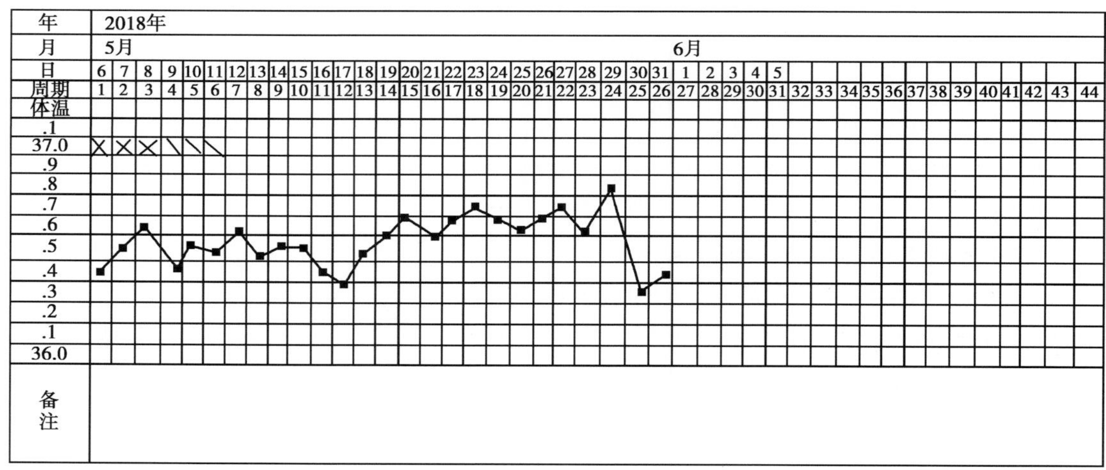

图 3-17　黄体期 12 天幅度不足

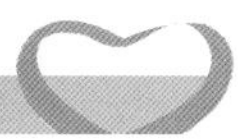

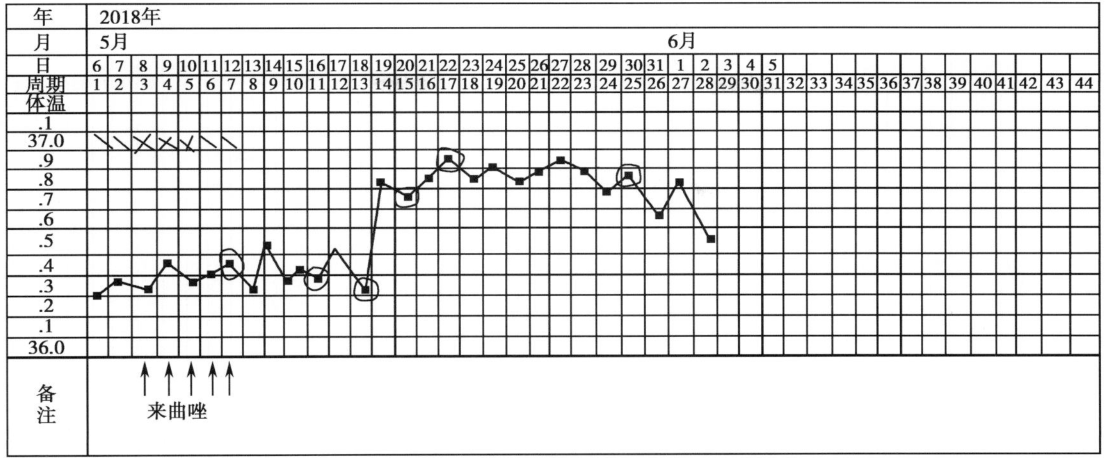

图 3-18 黄体期（上升快）

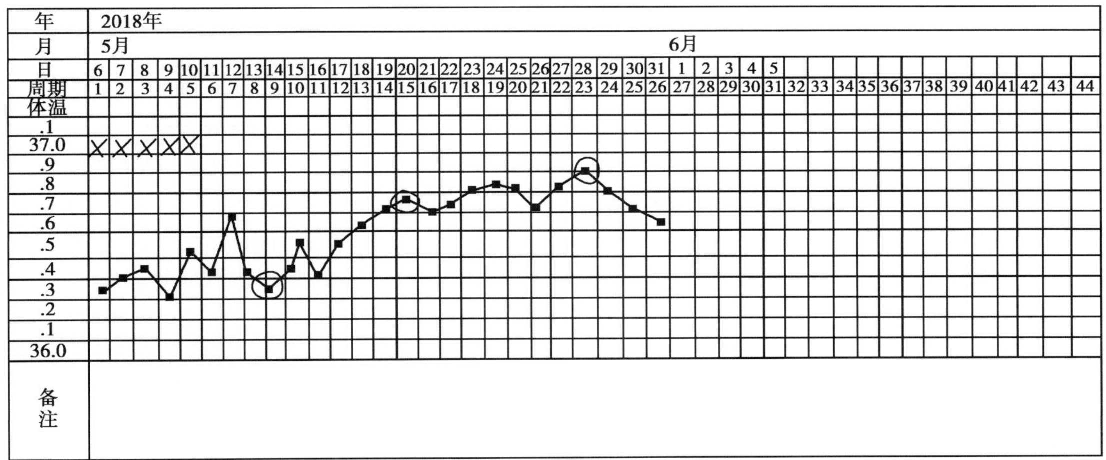

图 3-19 黄体期（上升慢）

在 18 例 25~41 岁正常妇女中，测 BBT 对照子宫内膜检查与尿孕二醇测定 61 个周期中，59 个周期有双相 BBT，2 个周期为单相 BBT，反映黄体形成的准确率为 96.7%。另一组 62 个周期，7 个周期不符，准确率为 88.7%。BBT 双相说明有黄体形成，偶有单相亦仍可能有黄体。有双相时说明有黄体形成，多数情况下已有排卵与形成黄体，但有时体温双相并不等于已有排卵。有时卵泡未破而已有黄素化，基础体温亦可表现为双相，在腹腔镜下未见卵泡破口，卵泡液未流入腹腔，腹腔液雌激素水平不高说明卵泡未破卵子未排出。在正常周期的妇女中 LUF 的发生率约为 7%。正常生殖期妇女，黄体期长短亦不完全相同。正常黄体期为 12~16 天，少于 12 天时提示黄体功能不足，大于 20 天时应注意是否已早孕（图 3-20）。

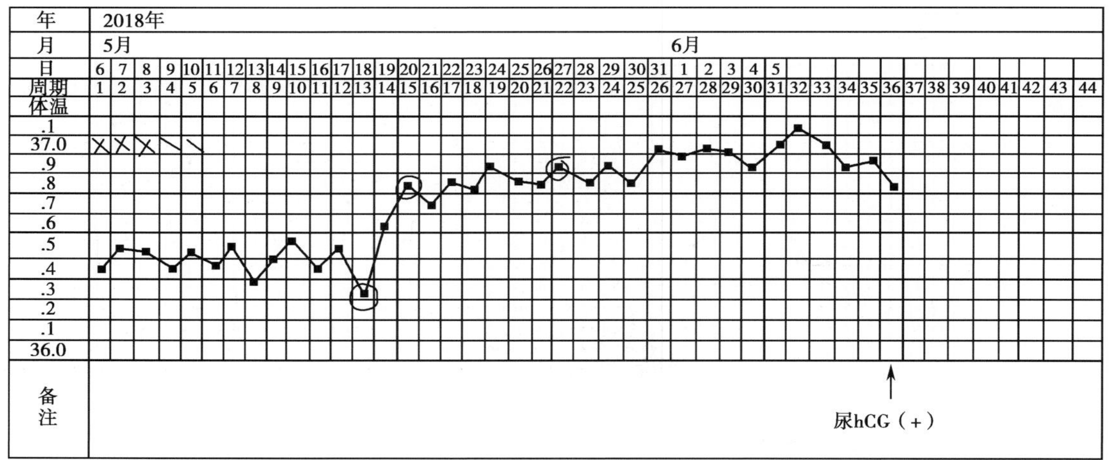

图 3-20　基础体温上升 22 天，提示早孕，周期 13 或 15 天性生活有效

黄体期末黄体退化与体温的关系亦尚无一致意见。生殖期年龄妇女多见典型的基础体温，月经来潮前一天或后 1~2 天下降，过早或延缓下降，是否代表黄体早衰或迟衰尚不清楚。

（三）协助诊断出血类型

在不规则阴道出血的患者中根据诉说的出血时间常难于区分出血与月经周期的关系。与排卵相关的异常子宫出血分为有排卵与无排卵两大类。应用基础体温可以了解周期全貌，若能结合内膜检查就能更准确地区分出血类型，在有排卵的出血患者中，尤其当患者周期长短不一时，什么时候是出血，什么时候是月经，没有基础体温的对照，常只能推测，因而不能准确地掌握出血与月经关系的规律（图 3-21，图 3-22）。有排卵型异常子宫出血类型比较多：有在月经后出血，有在排卵期出血，有在黄体期出血，或在全周期中持续或不规则出血。有基础体温对照可以一目了然，再结合其他各项检查可以明确诊断并寻找不同类型的规律。

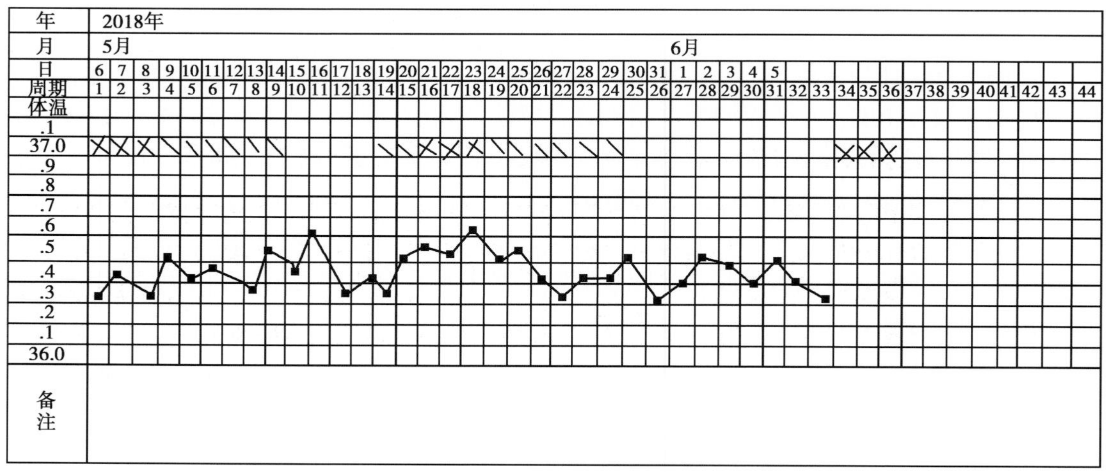

图 3-21　无排卵性功血

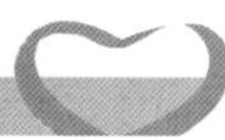

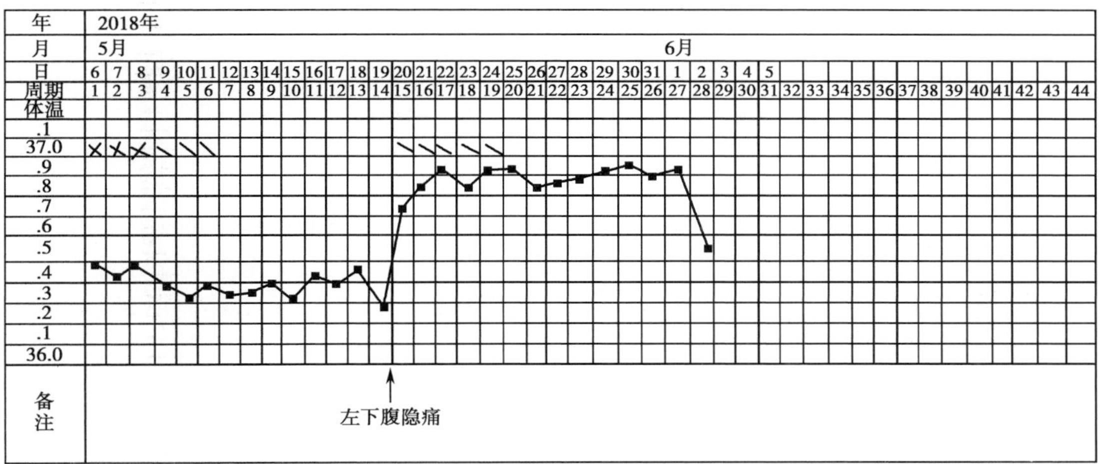

图 3-22　有排卵性功血

（四）疗效观察

妇科内分泌治疗的特点在于掌握周期规律和了解治疗后所起调节或抑制的作用。单凭一般月经日期推算，不能长期系统地了解治疗后卵巢功能的反应。根据体温的观察可以协助掌握周期规律，通过体温的反应可以分析治疗后所起的作用，吸取成功与失败的经验。

应用排卵药物诱导排卵是否有效，必须有观察疗效的指标，无效需修改剂量或改用其他方法。基础体温测定可长期应用，由患者自己测量，简便，易行，是最能反映诱导排卵疗效的指标之一。同时患者可主动参加治疗的过程。除诱导排卵需观察疗效外，有时不规则出血是否有病变或要用撤退出血，即便无体温记录而将出血标记在基础体温纸上，常有助于分析出血原因。如某些出血患者黄体撤退时，是撤退出血还是病变出血，难以区分，尤其出血时间较久，可用基础体温纸记录出血多少与时间可有助于诊断，是否采取等待观察或加用其他药物。某些月经延长的患者，疗效较慢，不易被患者体会，可记录确切日期，若出血日期不断减少，可使患者坚持治疗达到痊愈。

总之，基础体温在生殖内分泌疾病治疗中占有十分重要的地位，其缺点是影响体温因素多，有时波动大，反映的情况比较粗糙，需配合其他检查，但仍是了解卵巢功能的基本方法之一。

七、血激素检查

适时测定孕酮水平可确定有无排卵及黄体功能，测定甲状腺素可迅速排除甲状腺功能异常，测定催乳素及其他内分泌激素水平以利于鉴别诊断。

上述辅助检查的诸多措施中，以血常规、凝血功能、血 / 尿 β-hCG 检测和盆腔超声检查最为重要，基础体温、激素的化验并非必需，尤其是在急诊情况下。

（郁琦　侯海燕　陈子江）

参考文献

1. 曹泽毅 . 中华妇产科学 . 第 3 版 . 北京：人民卫生出版社，2014.
2. 田秦杰，葛秦生 . 实用女性生殖内分泌学 . 第 2 版 . 北京：人民卫生出版社，2018.

第四节　特 殊 检 查

一、宫腔镜检查

宫腔镜（hysteroscopy）是内镜检查的一种，可直接观察宫腔与内膜的病变，并进行诊断和治疗。宫腔镜可诊断宫腔内疾病，不能显示宫腔外病变。B 超检查可显示盆腔及子宫病变，但不能观察宫腔内微小病变及进行活检。两者联合应用，在 B 超监视下行宫腔镜手术，成功率高，尤其对黏膜下子宫肌瘤，可了解其侵入肌层的深度，预防子宫穿孔，图 3-23 显示了宫腔镜下正常的宫腔及常见的病变。

（一）适应证

1. 了解异常子宫出血或绝经后出血的原因　对于可疑有子宫内膜息肉、黏膜下子宫肌瘤、子宫颈癌、绒癌、残存葡萄胎或胎盘残留等，经一般检查而不能确诊者。

2. 痛经、不育、复发性流产并可疑有子宫畸形或宫腔粘连者。

3. 计划生育的应用　如处理迷失或残留的宫内节育器，进行输卵管栓堵绝育等。

4. 幼儿阴道内异物取出。

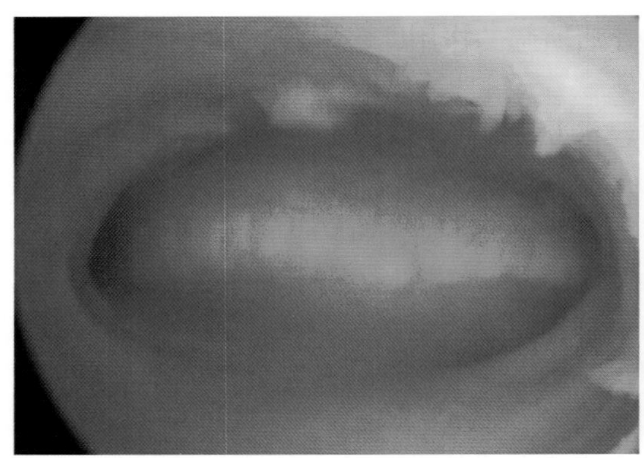
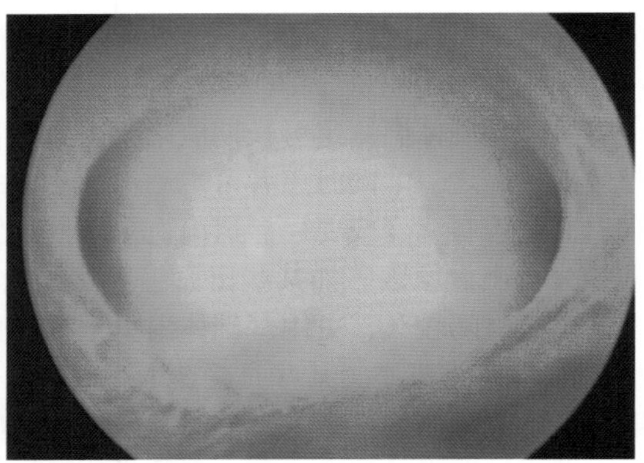

正常宫腔

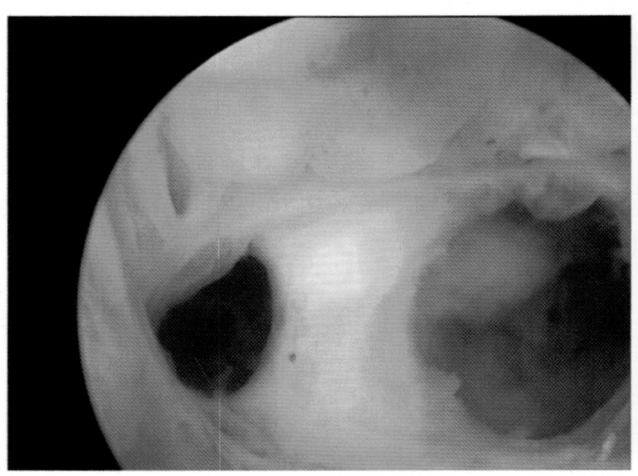
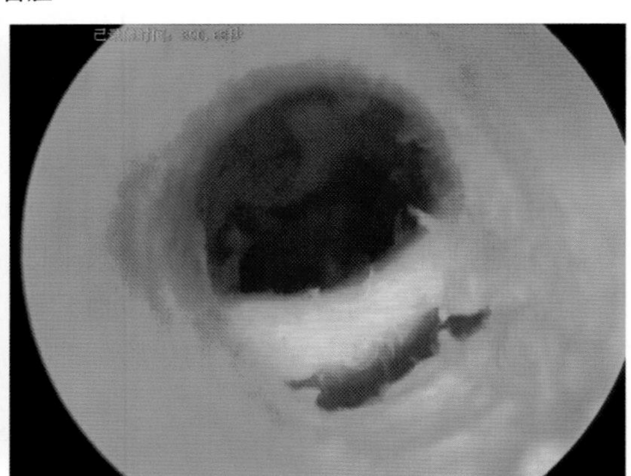

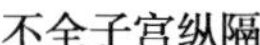
不全子宫纵隔

宫腔内假道

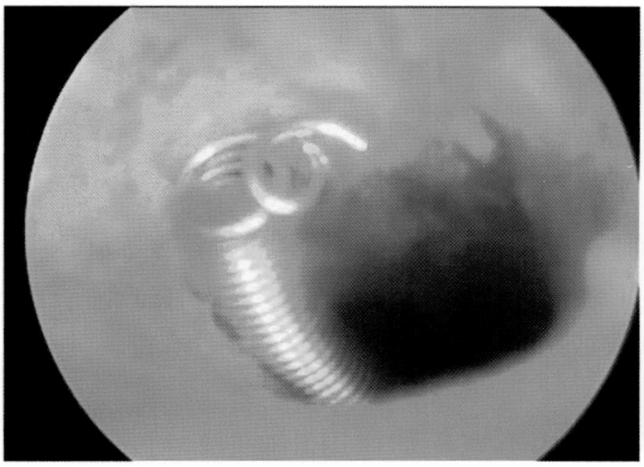

宫腔内节育器

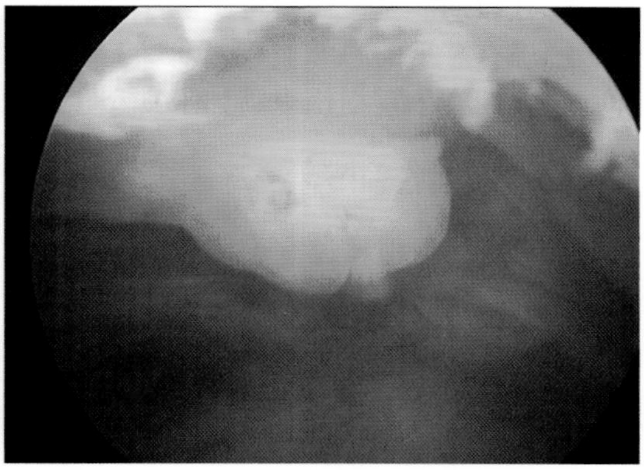

子宫内膜息肉

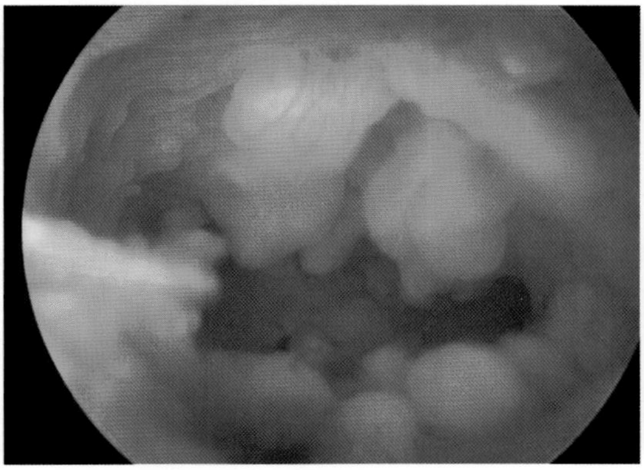

子宫内膜息肉样增生

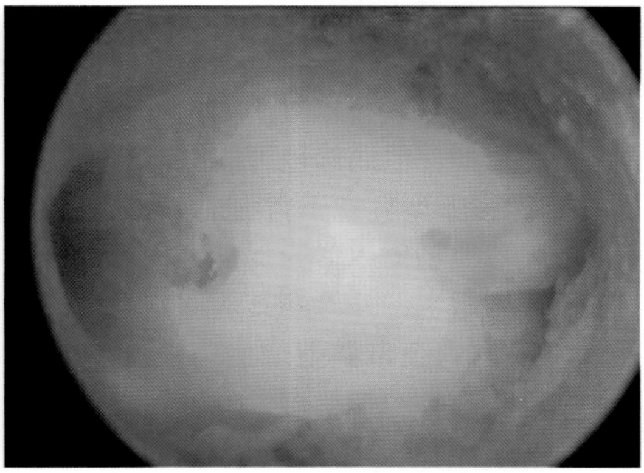

输卵管开口处息肉

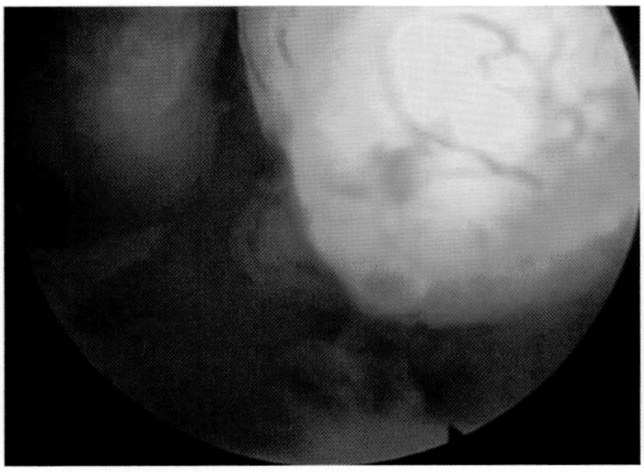

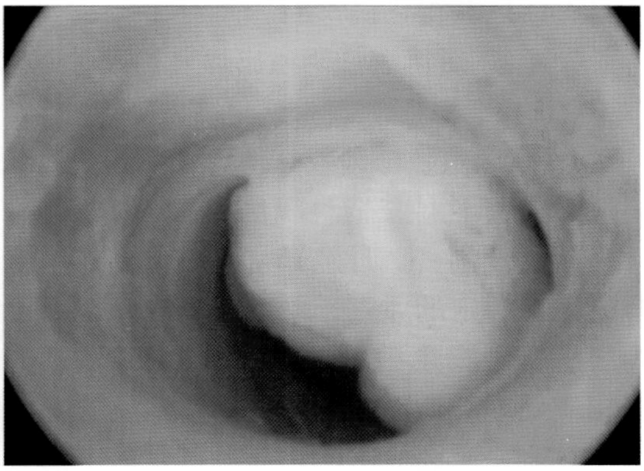

黏膜下子宫肌瘤

图 3-23　宫腔镜下正常宫腔形态及常见病变

（二）禁忌证

1. 盆腔急性感染。

2. 子宫出血较多或正值月经期。

3. 妊娠期。

4. 患有严重的心肺血管疾病。

5. 近期有子宫损伤史，如子宫穿孔或剖腹取胎术后。

二、诊断性刮宫

月经异常病程超过 6 个月或超声子宫内膜厚度 >12mm，且回声不均或年龄 >40 岁者，药物治疗效果不满意者，首次就诊可考虑采用诊断性刮宫或宫腔镜下刮宫，以了解子宫内膜情况。用刮匙或带负压的吸管进入宫腔，刮取或吸取宫腔全部内膜作病理检查。

（一）适应证

1. 绝经过渡期异常子宫出血 因血红蛋白低而不宜药物撤退止血时，可刮宫止血。并同时将刮出的内膜送病理检查，以诊断出血的原因。并通过刮宫可体会宫腔有无黏膜下肌瘤。

2. 绝经后出血 当临床怀疑子宫内膜癌而取内膜未能证实，可行诊断性刮宫，以取得宫腔全部内膜进行检查。因内膜癌病变常为局灶性，虽然一般情况下，多处取内膜可达到诊断的目的，但偶然也可能有遗漏。

3. 无排卵型异常子宫出血 如药物治疗无效，应考虑子宫内膜不典型增生的可能性，子宫内膜不典型增生常为局灶性，故需通过刮宫取得宫腔全部内膜进行病检，以了解有无内膜不典型增生，并诊断其病理分级。也可配合宫腔镜检查，明确出血原因。

4. 子宫内膜不典型增生药物治疗过程中的病情监测 诊断性刮宫所取得的内膜病检结果可反映药物治疗的疗效，可作为进行下一步治疗计划的参考。

5. 分段刮宫诊断 传统诊断子宫内膜癌的方法是分段刮宫，近年来，发现假阳性率可达 50%~80%，多数学者已不再应用此诊断方法，而是在手术时，将切下的子宫剖开详细检查，以获得正确诊断。

6. 流产后持续性阴道出血 诊断性刮宫可以了解有无不全流产。

（二）禁忌证

1. 有滴虫、霉菌或其他急性阴道炎宫颈炎者。

2. 有急性或亚急性盆腔炎者。

诊断性刮宫对月经异常既有诊断作用，又有治疗作用，但主要是作为诊断手段；在选择时需有一定的原则，既不可不用，也不可滥用。如果月经异常发生时间较短，考虑子宫内膜病变可能性不大时，不要轻易诊刮；如果诊刮，必须送病理；如果病理阳性，必须给予相应处理。切不可把诊刮当作治疗的主要手段，反复进行。

总之，月经异常的诊断关键是病因的诊断，在详细询问病史尤其是弄清楚出血方式的基础上建立病因假设，通过体格检查和必要的辅助检查来佐证，结合药物或手术治疗来验证，进而达到恢复患者正常月经、改善临床症状、优化预后减少复发的目的。

（郁琦 侯海燕 陈子江）

参考文献

1. 田秦杰，葛秦生．实用女性生殖内分泌学．第2版．北京：人民卫生出版社，2018.
2. 王海燕，唐军．妇科疾病超声诊断图谱．北京：人民军医出版社，2015.
3. Practice Committee of the American Society for Reproductive Medicine.The clinical relevance of luteal phase deficiency: a committee opinion.Feril Steril, 2012, 98(5): 1112.
4. Munro MG, Critchley HO, Fraser IS.The FIGO classification of causes of abnormal uterine bleeding in the reproductive years.Fertil Steril, 2011, 95(7): 2204-2208, 2208.e2201-2203.
5. 葛秦生．临床生殖内分泌学．北京：科学技术文献出版社，2001：589-638.

月经异常

第四章

闭经的病因与治疗

第一节 下丘脑性闭经

一、定义

中枢神经系统（CNS）- 下丘脑 GnRH 神经元脉冲分泌发生器是女性生殖轴功能的领航灯。胚胎早期 GnRH 神经元起源于 CNS 外的嗅基板，在嗅上皮（球、束）的引导下胚胎 14 周时移行于 CNS 内，发育形成神经网络，开始调节垂体分泌促性腺激素（Gn）。儿童期因 CNS 的抑制，GnRH-Gn 及雌二醇（E_2）处低水平。青春发育的主要动因是 CNS 抑制影响解除，激活 GnRH-Gn 脉冲分泌，刺激卵泡发育分泌 E_2 而实现。GnRH 神经元脉冲分泌的频率和振幅决定月经周期中卵泡刺激素（FSH）、黄体生成素（LH）不同的分泌模式。基因表达研究显示早卵泡期快频率（每 60~90 分钟 1 次）有利于 LH-β 合成，黄体期慢频率（每 3~4 小时 1 次）使 FSH-β 合成增高。GnRH 神经元接受来自 CNS 众多上游神经调节物（kisspeptin、NPY、β 内啡肽等）、细胞因子（TNFα 等）的复杂调控。

下丘脑性闭经的病理生理改变是 GnRH 脉冲分泌受抑制，导致继发性促性腺激素（Gn）分泌不足、卵巢功能减低及闭经。可表现为 GnRH 脉冲频率变慢（单次血 Gn 水平正常），或仅在睡眠时出现，或脉冲完全消失（单次 Gn 水平低下）。因此可认为是卵巢轴功能逆转到青春前状态。产褥期和哺乳期 GnRH 脉冲分泌也受抑制。已证明下丘脑性闭经、产褥期及哺乳期卵巢功能恢复的过程与青春发育过程相同，但历时短暂，被称为是一次“微型的青春发育”。

二、病因

1. 先天异常 既往病因不明而命名为特发性 / 孤立性低促性腺激素性性腺功能低下（idiopathic/isolated hypogonadotropic hypogonadism，IHH），现已证明为下丘脑先天性疾病（congenital hypogonadotropic hypogonadism，CHH）。表现为性幼稚和促性腺激素水平低下。根据患者是否合并嗅觉障碍，将 IHH 分为两大类：嗅觉正常的 IHH（normosmic IHH，nIHH）和伴有嗅觉缺失或减退的 IHH，后者又被称为 Kallmann 综合征。患者自行汇报的嗅觉状态并不准确，嗅觉检测有助于明确疾病分类，Kallmann 综合征患者磁共振通常显示嗅球嗅束未发育或发育欠佳。在所有的 IHH 患者中，nIHH 和 Kallmann 综合征约各占 50%。值得一提的是，男性和女性均可能发生 IHH，男性更多见，男女比例约为 5∶1。一些相关基因突变在男性和女性中同时涉及。

目前认为 IHH 是一种遗传异质性疾病，因一个或多个基因突变致病，部分患者呈家族遗传性，已发现 X 连锁隐性、常染色体显性或常染色体隐性的遗传模式，但不少为散发病例或者不符合孟德尔遗传规律的病例。现已发现 >25 个致病基因，但仅有约 30% 患者可筛查到明确致病基因，仍有必要对新的致病基因进行探索。

目前已明确与 IHH 相关的基因突变有：*KAL1*、*FGFR1*、*PROKR2*、*PROK2*、*CHD7*、*FGF8*、*GnRH*、*GnRHR*、*TAC3*、*DAX1*、*NELF*、*CHD7*、*SEMA3A*、*SOX2*、*FEZF1* 等。目前已发现的 Kallmann 综合征致病基因以 *KAL1* 基因突变最常见。*KAL1* 编码一种细胞膜外糖蛋白 anosmin-1，以 X 连锁隐性遗传方式遗传，已发现约 20% 的患者携带该基因突变。约 10% 的

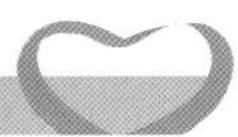

Kallmann 综合征患者发现 *FGFR1* 突变，该基因突变也见于 nIHH 患者（约 7%），是 nIHH 与 Kallmann 综合征患者共有的突变基因。*PROK2* 及 *PROKR2* 突变见于约 9% 的 Kallmann 综合征患者。*GnRHR/GnRH* 和 *TAC3/TACR3* 是 nIHH 最常见的致病基因，约 40%~50% 的家族性 nIHH 患者以及 17% 的散发患者由 *GnRHR* 突变致病。北京协和医院陈蓉等根据 138 例 IHH 临床患者的资料，发现了一个全新突变 *CADM1*，在所有患者中占 5.9%（待发表）。

传统观点认为，女性 IHH 患者临床表现为原发闭经、第二性征不发育。近年来研究显示，少数患者可有 1~2 次月经样出血后出现继发性闭经，部分患者可表现出不同程度的乳房及阴腋毛发育，甚至少数患者可能第二性征发育完全正常。约 10%~22% 的 IHH 患者可恢复正常的生殖内分泌功能，称为 IHH 逆转（IHH reversal）。如患者停药后符合如下 ≥ 1 条标准，可称为逆转：①自然妊娠；②自然月经来潮 ≥ 3 个周期；③ LH 脉冲频率及幅度处于正常女性范围（频率 7.0 ± 1.8 pulses/12h；幅度 2.3 ± 1.0IU/L）。IHH 逆转后仍可能出现 IHH 复发（IHH relapse），即逆转后再次出现性激素水平低下状态（女性 E_2<20pg/ml）。目前，IHH 患者出现自然月经来潮以及逆转、复发等现象的原因尚不明确，可能是下丘脑 – 垂体 – 卵巢轴暂时性激活的表现，这些现象显示了下丘脑 – 垂体 – 卵巢轴的不稳定性。这些不典型的临床表现进一步增加了该疾病诊断及鉴别诊断的难度，对 IHH 患者需要进行终生临床监测评估。

此外，部分患者可有一些特殊的非生殖表型，这些表型往往与某些特定基因的突变相关，针对一些临床特征进行特定基因的筛查有助于突变基因的发现和临床诊断，如：*KAL1* 突变者约 75% 伴有连带 / 镜像运动，30% 伴孤立肾；*FGF8/FGFR1* 突变者（30%）常伴唇腭裂、牙齿发育不全、指/趾数目异常等；*LEP*、*LEPR* 可能与早发型肥胖及摄食过量有关；*CHD7*、*SOX10* 突变可有听觉障碍。

2. 器质性病变

（1）肿瘤：下丘脑和松果体区的肿瘤有颅咽管瘤、生殖细胞瘤和内胚窦瘤。

颅咽管瘤是最常见的下丘脑肿瘤，发生于蝶鞍上垂体柄漏斗部前方的颅颊囊皱褶。该肿瘤沿垂体柄生长，其临床表现取决于增大的肿瘤是否压迫下丘脑或者垂体柄。若肿瘤压迫垂体柄，影响下丘脑 GnRH 和多巴胺向垂体转运，将引起低促性腺激素性闭经，同时伴垂体催乳素（prolactin，PRL）增加；高 PRL 进一步加重对生殖轴的抑制。颅咽管肿瘤属良性肿瘤，生长缓慢，当肿瘤引起颅内压迫症状时应手术治疗，包括经典手术和“伽马刀”，但手术后可能发生全垂体功能低下，需要相应治疗。

生殖细胞瘤是另一种相对常见的病变，常发生于松果体，其组织学特点与睾丸精原细胞瘤和卵巢无性细胞瘤相同。内胚窦瘤很罕见，但其为下丘脑的高度恶性肿瘤，需要重视。

（2）创伤：头部损伤或放疗，尤其是头部遭受汽车碰撞后损伤下丘脑，导致垂体功能不足，常伴有 PRL 升高。高 PRL 血症的存在有助于区分下丘脑损伤和垂体性的全垂体功能不足。当头部被动地急性向前运动时，垂体柄可能会断裂，可能出现永久性尿崩证。

（3）朗格汉细胞组织细胞增生症：这是一种多灶性嗜酸细胞肉芽肿，是儿童下丘脑破坏性病变的一个罕见原因，可能造成垂体功能不足、生长停滞和尿崩症，还可能有肥胖、精神障碍和嗜睡。活检对明确诊断是必不可少的。诊断明确后可予放疗。

（4）感染：脑膜炎、脑炎等累及下丘脑区。

3. 功能性因素 下丘脑功能失调引起的闭经称为功能性下丘脑性闭经（functional hypothalamic amenorrhea，FHA），是最常见的下丘脑性闭经类型。常与下列因素有关：

（1）心理或体格应激因素：大脑边缘系统是人体产生应激反应的神经生物学基础。作为边缘系统的重要组成部分，下丘脑在应激反应中具有非常重要的作用。各种不良生活事件，比如工作学习压力过大、生活环境改变、不良的人际关系等都会导致机体处于应激状态。应激状态可激活下丘脑－垂体－肾上腺皮质轴（HPA）轴和交感神经－肾上腺髓质系统，引起下丘脑的促肾上腺皮质激素素释放激素（CRH）、垂体前叶的促肾上腺皮质激素（ACTH）和β-内啡肽、肾上腺皮质的皮质醇和肾上腺髓质的肾上腺素分泌增加；上述激素水平的增加可刺激大脑皮层边缘系统、脑干肾上腺能递质等，抑制弓状核 GnRH 脉冲分泌，从而导致下丘脑性闭经。

（2）营养代谢因素：人脑代谢占成人能量需要 20%~25%。与生殖相关的系列活动和躯体变化需要能量保证。能量来源于营养物质的摄取。饥饿与饱腹感的调控、觅食和适当进食行为、血糖调控和利用、脂肪分解、能量储存和消耗产热等环节，都由错综复杂的神经（神经肽 Y）、内分泌腺（胰岛素、胰高血糖素等）、脂肪组织（瘦素、脂联素等）和肠道（ghrelin、galanin 等）的激素信号所调控，这些物质也调控 GnRH 脉冲分泌。营养不良使机体无力承担生殖负担，卵巢功能受抑制代表机体的自然保护机制。体脂率是指人体内脂肪重量在人体总体重中所占的比例，又称体脂百分比，反映人体内脂肪含量的多少。一般认为，体脂百分比达到 17% 才会有月经初潮，维持在 22% 以上才能保证正常的月经周期。过度节食、慢性消耗性疾病、肠道疾病、营养不良等均可导致体重过度降低。中枢神经系统对体重急剧下降特别敏感，当体重下降了正常体重的 10%~15% 时即出现闭经。女性运动员在持续剧烈运动后也可出现闭经，这与患者心理背景、应激反应程度相关，也与体脂下降密切相关。最近的研究还提示，强运动同时不适当限制能量摄入，比体脂减少更易引起闭经。体脂下降引起的瘦素降低是生殖轴功能抑制的机制之一。营养因素引起的闭经多发生于 25 岁以下年轻女性，是一种威胁生命的疾病，死亡率可高达 9%。

应激和代谢因素可协同作用引起机体改变，其程度固然与刺激强度和时间有关，更重要的是决定于不同个体内在的遗传素质、人格特征、自主神经系统张力、处理应激的才能等。

FHA 患者同时出现一些情感、行为症状如厌食或多食、抑郁等，除卵巢轴外还有 HPA 轴激活，下丘脑垂体甲状腺（HPT）轴中促甲状腺激素释放激素（TRH）调定点的改变，血瘦素水平减低，胃分泌的 ghrelin 增高，脑脊液皮质醇水平增高等，重组瘦素治疗可恢复排卵。说明 FHA 不是单一下丘脑－垂体－卵巢轴的疾病。

4. 药物性因素 长期服用影响中枢或下丘脑的药物，如抗精神病 / 抑郁药（如氯丙嗪、奋乃静，氯氮平、地西泮、舒必利或氯普噻吨等）、口服避孕药、甲氧氯普胺、利血平、鸦片等可抑制下丘脑与垂体功能导致闭经。一般停药后可恢复月经。

三、患病率

现代竞争激烈、快节奏的社会中，FHA 十分常见。有报道 262 例继发闭经患者中，34% 为下丘脑性，29% 为 PCOS，13% 为高 PRL 血症，12% 为卵巢早衰，5% 为宫腔粘连，

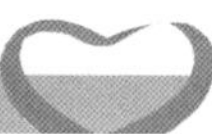

7% 为其他原因。2007 年瑞典某青少年女性综合门诊资料显示 117 例继发闭经患者，平均 BMI 19.8kg/m^2（范围 14.8~40.6），30% 孕酮试验阴性，36% 血 LH<2U/L，PRL 也低，符合下丘脑性闭经的诊断标准。62% 有减肥史，68% 有进食异常（神经性厌食、部分厌食部分多食等），56% 有规律的校外锻炼，42% 有家庭或学校不良经历。说明体重、进食、运动、精神因素都与闭经相关。

北京协和医院 1986 年曾报道 437 例继发闭经患者中，正常及低 Gn 闭经（即下丘脑垂体性闭经）19.2%。1994 年报道 169 例正常及低 Gn 性闭经患者的诊断，分为原发闭经伴性幼稚、原发闭经性征正常和继发闭经三组，其病因分布见下表。特发性及功能性下丘脑性闭经在原发闭经组中占 72%。继发闭经组中功能性和特发性下丘脑性闭经各占 47%（54/115）及 28.7%（33/115）。当时未开展基因检测（表 4–1）。

表 4–1　北京协和医院 1994 年 169 例闭经患者的诊断

分组	例数	垂体性闭经（例）	下丘脑性闭经	
			器质性（例）	特发 / 功能性（例）
原发闭经 / 性幼稚	41	2（垂体矮小症）4.9%	12（29.3%）*	27（65.8%）
原发闭经 / 性征正常组	13	1（GH 瘤）		12（92.3%）
继发闭经组	115	21（18.2%）**	7（6.1%）#	87（85.7%）##
总计	169	24　（14.2%）	19（11.2%）	126（75.5%）

*Kallmann 综合征 6 例，结核性脑膜炎后 2 例，颅咽管瘤、脑外伤后、脑积水及播散性黄色瘤各 1 例。
** 席汗综合征 8 例，垂体 GH 瘤 6 例，原发性空鞍症 5 例，全垂体功能减低 2 例。
# 颅咽管瘤及尿崩症各 2 例、脑外伤后、脑血管畸形及癫痫各 1 例。
应激性闭经 37 例，神经性厌食 10 例，消瘦性闭经 7 例，原因未明（特发性）33 例。

四、临床特点

不同原因的下丘脑性闭经临床特点可有差别。

FHA 是最常见的下丘脑性闭经类型，对 FHA 患者心理评估显示常为完美主义者，高成就欲望，低自控能力或习惯。多数在发病前可追溯到多来源因素的综合作用，例如工作学习压力、不良进食习惯，过度节食运动，生活情感挫折等。根据 GnRH 脉冲分泌抑制程度的不同，可表现不同类型的月经紊乱，如黄体功能不足、无排卵月经、月经稀发，闭经。因发病年龄不同可表现为继发闭经或原发闭经伴性幼稚。

FHA 的内分泌特点是单次血 LH、FSH 水平可正常或低下，LH/FSH 比值 <1。血 E_2 水平低于或相当于正常早卵泡期水平，孕酮 <1ng/ml，PRL 正常低限。下丘脑垂体肾上腺（HPA）轴激活表现为 24 小时皮质醇分泌增高 20%~30%。血瘦素减低，血 T_3、T_4 低下，TSH 正常。夜间 GH 增高。

IHH 患者绝大多数为原发性闭经，少见的有在行经数次后闭经者。典型特征是性幼稚和促性腺激素水平低下。典型的 Kallmann 综合征患者会伴有不同程度的嗅觉障碍。

五、诊断与鉴别诊断

对血 LH、FSH 水平正常（LH/FSH < 1）或低下并且 PRL 不高的闭经患者应考虑病因

在下丘脑或垂体。垂体性闭经的病因皆为器质性疾病，器质性疾病所致下丘脑性闭经十分少见。临床通过病史（嗅觉、身高、体重、既往脑外伤/感染史），体征，垂体靶腺激素和鞍区 MRI 检查除外垂体性闭经和器质性疾病所致下丘脑性闭经，并除外相关药物影响后，即皆归为 FHA。因此 FHA 的诊断是除外性诊断。多数患者可以找到在发病前过度节食、紧张压力大等诱因。相关基因检测能发现患者遗传背景阳性率仅约 30%。

FHA 患者可能与无高雄血症/高雄症的 PCOS 患者相混淆。FHA 为卵巢轴功能逆转到青春发育前，患者超声检查卵巢可呈多卵泡卵巢（MFO）征，可误诊为多囊卵巢综合征时的多囊卵巢（PCO）征。文献认为 MFO 与 PCO 之间的鉴别主要为卵巢体积。PCO 征的卵巢体积应 >10ml。尤须注意在青春期患者中鉴别。

六、治疗

在诊断正确的基础上，治疗需要根据患者的病因、年龄及临床特点作出相应处理。

（一）针对病因治疗

器质性下丘脑性闭经患者的针对病因治疗，通常需要与神经外科、神经内科、内分泌科等相关科室协作，以治疗相关肿瘤或朗格汉细胞组织细胞增生症等。

药物性下丘脑性闭经患者虽然大部分可以停药就能恢复月经，但是否停药必须由相关科室医生充分评估后确定，不可擅自停药。

对于 FHA 患者，则应进行认知行为治疗。需针对个体不同情况进行运动、进食、营养、能耗、应激、心理等方面的评估；要进行深入的交流和沟通，明确应激的来源，耐心进行心理疏导安慰，阻断应激源，帮助处理应激的方法，提供感情支持。适当调整运动强度与时间，补充营养与维生素及钙质。但通常需与营养科、心理科、内分泌科等多科协作。对各种原因引起体重显著下降而导致闭经的患者，需帮助患者建立正确的体重体脂认知，鼓励患者进食，改变锻炼方式，以逐步恢复正常体重。对神经性厌食症者应精神鼓励关怀，适当用抗忧郁药、更换环境，慢慢改变旧习惯，逐步促进饮食；严重者甚至采用肠道外高营养物质补充，逐步增加体重，纠正贫血。

神经性厌食患者病情严重危及生命时，应给予积极的支持治疗，以挽救生命，包括：①纠正水电解质平衡，②静脉补充白蛋白等纠正血浆白蛋白低下，③补充铁剂、叶酸以纠正贫血，④部分患者可能需要鼻饲或胃肠外营养、

（二）性激素治疗

长期低雌激素状态对患者的骨骼、代谢等以及心理健康均造成不良影响，早期诊断并给予及时、恰当的性激素治疗，能够更好地维护下丘脑性闭经患者的身心健康。根据闭经发生的时机不同，治疗目的不完全相同。对于已经有第二性征发育的患者，性激素治疗的目的主要是：①维持第二性征，并形成周期性月经来潮，有助于维护患者的心理健康，并为生育作准备；②促进并维持骨骼、心血管等全身健康。对于性幼稚的患者，性激素治疗的目的还包括促进第二性征发育。前者建议采用雌、孕激素序贯治疗，且较绝经激素治疗时采用的雌激素剂量相对更大一些；后者则应采用小剂量雌激素治疗。

1. 雌、孕激素治疗 通常用于继发性下丘脑性闭经患者，或者原发性下丘脑性闭经患者已经经过促第二性征发育治疗并且达到满意身高时。因患者年轻，因此建议采用雌、孕激素序贯治疗，以产生撤药性出血。对于有生育要求的年轻患者，采用序贯治疗子宫内

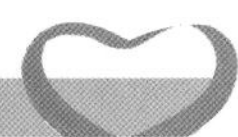

膜可以周期性剥脱，也有利于生育前的子宫内膜准备。

建议采用复方制剂以提高患者用药依从性。常用药物有：雌二醇地屈孕酮复合制剂（2/10），每盒 28 片，每片含 17β- 雌二醇 2mg，后 14 片还含有地屈孕酮 10mg，建议 1 片 /d，按药品说明书顺序使用，用完一盒后直接开始下一盒，中间无需停药。戊酸雌二醇和醋酸环丙孕酮复合制剂，每盒 21 片，每片含戊酸雌二醇 2mg，后 10 片还含有醋酸环丙孕酮 1mg，建议 1 片 /d，按药品说明书顺序使用，用完一盒后停 7 天再开始下一盒治疗。雌二醇地屈孕酮复合制剂为连续序贯方案，戊酸雌二醇和醋酸环丙孕酮复合制剂为周期序贯方案，两者均可产生撤药性出血；对于有生育需求的患者，因所含雌孕激素成分对生育更有利，更建议应用雌二醇地屈孕酮复合制剂。

复方制剂可以满足大部分患者需要。对于一些应用复方制剂反复异常出血，或者不能达到满意出血，或因其他原因不能采用复方制剂的患者，需要采用雌激素和孕激素自行配伍。常用雌激素（口服戊酸雌二醇 2mg/d，或者经皮雌激素皮贴每周 1 贴，或者经皮雌激素乳膏 1 次）共 21~28 天，配伍孕激素（口服地屈孕酮 10mg/d，或微粒化黄体酮 200mg/d），后 10~14 天。也可采用固定日历法，即每天均应用雌激素，每月固定日期如 1 号到 10 号或 14 号添加孕激素。临床实践表明，固定日历法相对而言较简单，患者容易执行。部分患者采用上述雌激素剂量时仍不能达到满意效果，可以适当增加雌激素剂量。需注意，雌激素剂量增加后，孕激素的剂量也需相应增加。

对于年龄较大的下丘脑性闭经患者，若已经完成生育功能并且不希望来月经者，也可以采用雌孕激素连续联合治疗，如每日雌激素（口服或经皮）加孕激素，连续给药；孕激素也可以采用宫内孕激素缓释系统。

对于功能性下丘脑性闭经患者，如果应激源消除、雌孕激素治疗 3~6 个周期后可停药观察。如果患者恢复自主排卵，则定期随访；如果患者没有恢复自主排卵，则继续治疗，部分患者可能一直没有排卵，需要长期激素治疗。对于 IHH 患者通常需要长期治疗。

2. 促进第二性征发育的性激素治疗　对于性幼稚的患者，通常在 12 岁以后采用小剂量的雌激素治疗以促进第二性征发育。一般认为，起始剂量可为成人剂量的 1/4~1/8，模拟正常青春发育过程，如 17β- 雌二醇，经皮给药 6.25μg/d，或者口服微粉化雌二醇 0.25mg/d。根据骨龄和身高的变化，在 2 到 4 年内逐渐增加，直至 15 或 16 岁开始或者单用雌激素出现突破出血时，改用雌孕激素序贯治疗。如果起始治疗年龄较大的患者，从小剂量雌激素增大的过程可以略快一些。结合雌激素制剂（CEE）和口服避孕药因其部分成分不在人体天然存在，不适合儿童使用。

治疗期间应监测骨龄和身高的变化，对于骨骺一直未愈合的患者，在达到理想身高后，应增加雌激素剂量，防止身高过高。

3. 诱发排卵　适用于有生育要求的患者。常用药物有促性腺激素释放激素（GnRH）、人绝经后尿促性腺激素（hMG）、卵泡刺激素（FSH）和人绒毛膜促性腺激素（hCG）。这些患者如无其他不孕因素，促排卵加自然受孕就可以达成妊娠，如合并其他不孕因素时，则考虑人工授精或者体外受精 – 胚胎移植技术促进生育。

促排卵的具体方法有：

（1）氯米芬：仅对轻型下丘脑性闭经有效。

（2）hMG：hMG 是下丘脑 – 垂体性闭经不孕患者促排卵治疗中最常用的药物，每支含

FSH 和 LH 各 75U。卵泡的正常生长发育需要达到阈值的 FSH、LH 剂量，但过高的血清 FSH 可导致过多的卵泡生长，故 Gn 的启动剂量从小剂量开始，根据卵巢的反应逐渐增加药量，直至出现优势卵泡，若优势卵泡多（>3 个），应逐渐减少药量，预防 OHSS 和多胎妊娠。下丘脑性闭经患者促排卵治疗的特点是起始用药量少（每日 1~2 支）、总用药量多（平均 60 支、）用药时间长（平均 23~25 天）、易出现多个卵泡发育、易发生卵巢过度刺激综合征（OHSS）和多胎妊娠，但及时采取措施可预防。

（3）GnRH 脉冲式用药。需先行 GnRH 兴奋试验，以估计患者的治疗反应。撤退出血第 3 天起 GnRH 每日经静脉或皮下给 5~10μg/ 次，每隔 90~120 分钟通过自动微泵装置给药 1 次，昼夜不停。同时监测卵泡发育，调整剂量。当 B 超下显示成熟卵泡时，令患者性生活。B 超显示排卵 2 天后停 GnRH 脉冲，改 hCG1000U，每周 2 次，共 3~4 次，维持黄体功能。本法不易发生 OHSS 及多胎妊娠。但重度下丘脑性闭经患者疗程很长，维持注射途径通畅及整日携带注射泵引起不便，偶有皮肤反应发生。北京协和医院妇科内分泌组早在 1988 年及 1994 年先后报道 10 例及 22 例 FHA 患者经 GnRH 刺激试验后，用 GnRH 脉冲治疗促排卵各 14 及 36 周期，总计 12 例排卵，8 例妊娠；按周期计排卵率 69.4%，妊娠率 25%；无 OHSS。另 11 例用 hMG 促排卵，9 例排卵，3 例妊娠；其中 3 个周期有中 - 重度 OHSS。尽管脉冲式 GnRH 在治疗下丘脑性闭经时最符合生理，但由于 GnRH 脉冲泵使用不便且价格较昂贵，目前已少用。

虽然下丘脑性闭经患者需要医生帮助才能妊娠，但总体上妊娠结局良好。IHH 女性患者治疗后妊娠率较高，可达 80% 左右。

（陈蓉　张以文　郑庆梅）

参考文献

1. Nass R, Helm KD, Evans WS. Physiological and pathophysiological alterations of the neuroendocrine reproductive axis. In Strauss & Barbieri ed "Yen & Jaffe's Reproductive Endocrinology 7th ed. Elsevier Saunders 2014, Philadelphia. 439-469.
2. Silveira LF, Latronico AC. Approach to the patient with hypogonadotropic hypogonadism. J Clin Endocrinol Metab, 2013, 98(5): 1781-1788.
3. Boehm U, Bouloux PM, Dattani MT, et al. Expert consensus document: European Consensus Statement on congenital hypogonadotropic hypogonadism-pathogenesis, diagnosis and treatment. Nat Rev Endocrinol, 2015, 11(9): 547-564.
4. 中华医学会内分泌学分会性腺学组 . 特发性低促性腺激素性性腺功能减退症诊治专家共识 . 中华内科杂志, 2015, 54(8): 739-744.
5. Tang RY, Chen R, Ma M, et al. Clinical characteristics of 138 Chinese female patients with idiopathic hypogonadotropic hypogonadism. Endocr Connect, 2017, 6(8): 800-810.
6. Semple RK, Topaloglu AK. The recent genetics of hypogonadotrophic hypogonadism-novel insights and new questions. Clin Endocrinol (Oxf), 2010, 72(4): 427-35.
7. Pedersen-White JR, Chorich LP, Bick DP, et al. The prevalence of intragenic deletions in patients with idiopathic hypogonadotropic hypogonadism and Kallmann syndrome. Mol Hum Reprod, 2008, 14(6): 367-370.
8. Raivio T, Sidis Y, Plummer L, et al. Impaired fibroblast growth factor receptor 1 signaling as a cause of normosmic idiopathic hypogonadotropic hypogonadism. J Clin Endocrinol Metab, 2009, 94(11): 4380-4390.
9. Beranova M, Oliveira LM, Bedecarrats GY, et al. Prevalence, phenotypic spectrum, and modes of inheritance

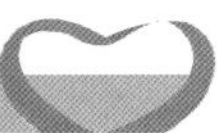

of gonadotropin-releasing hormone receptor mutations in idiopathic hypogonadotropic hypogonadism.J Clin Endocrinol Metab,2001,86(4):1580-1588.

10. Shaw ND,Seminara SB,Welt CK,et al.Expanding the phenotype and genotype of female GnRH deficiency.J Clin Endocrinol Metab,2011,96(3):E566-E576
11. Sidhoum VF,Chan YM,Lippincott MF,et al.Reversal and relapse of hypogonadotropic hypogonadism:resilience and fragility of the reproductive neuroendocrine system.J Clin Endocrinol Metab,2014,99(3):861-870.
12. 陈子江．生殖内分泌学．北京:人民卫生出版社.2016.
13. Gordon CM,Ackerman KE,Berga SL et al.Functional hypothalamic amenorrhea:an endocrine society clinical practice guidline.J Clin Endocrinol Metab,2017,102(5):1413-1439.
14. Edozien LC.Mind over matter:psychological factors and the menstrual cycle.Curr Opin Obstet Gynecol,2006,18 :452-456.
15. Brundu B,Loucks TL,Adler LJ et al.Increased cortisol in the cerebrospinal fluid of women with functional hypothalamic amenorrhea.J Clin Endocrinol Metab,2006,91 :1561-1565.
16. Schneider LF,Warren MP Functional hypothalamic amenorrhea is associated with elevated ghrelin and disorderd eating.Fertil Steril,2006,86(6):1744-1749.
17. Wiksten-Almstromer M,Hirschberg AL,Hagenfeldt K.Menstrual disorders and associated factors among adolescent girls visiting a young clinic.Acta Obstetricia et Gynecologica,2007,86 :65-72.
18. 葛秦生,徐苓,王慧兰,等.RIA法测定血LH,FSH,PRL在诊断继发闭经中的价值．中华内分泌代谢杂志,1986,2(3):152-155.
19. 张以文.169例正常及低促性腺激素性闭经的诊断及治疗．中国实用妇科与产科杂志,1994,10(增刊):39-41.
20. Amsterdam ESHRE/ASRM-sponsored third PCOS consensus workshop group Hum Reprod 2012 27(1):14-24.
21. Divasta AD,Gordon CM.Hormone replacement therapy and the adolescent.Curr Opin Obstet Gynecol,2010,22(5):363-368.
22. ESHRE Guideline Group on POI,Webber L,Davies M,et al.ESHRE Guideline:management of women with premature ovarian insufficiency.Hum Reprod,2016,31(5):926-937.
23. 张以文．脉冲式静脉注射促黄体激素释放激素诱导排卵．中华妇产科杂志,1988,23 :330-333.
24. 于淼,邓成艳,孙正怡,等．促性腺激素对于下丘脑-垂体性闭经不育患者助孕治疗的疗效观察．生殖医学杂志,2010,19(04):301-304.
25. Tranoulis A,Laios A,Pampanos A,et al.Efficacy and safety of pulsatile gonadotropin-releasing hormone therapy among patients with idiopathic and functional hypothalamic amenorrhea:a systematic review of the literature and a meta-analysis.Fertility and sterility 2018,109(4):708-719.e708.
26. Milsom S,Duggan K,O'Sullivan S,et al.Treatment of infertility with hypogonadotropic hypogonadism:10-year experience in Auckland,New Zealand.Aust N Z J Obstet Gynaecol,2012,52(3):293-298.

第二节　垂体性闭经

卵巢需要接受垂体释放的促性腺激素的生理性刺激，才能维持卵泡的生长发育和雌、孕激素的合成，形成规律性的月经。垂体病变导致促性腺激素分泌异常引发的闭经称为垂体性闭经，属于中枢性闭经，垂体前叶为其主要的致病部位。

引发垂体性闭经的主要因素包括：催乳素瘤、其他的垂体或中枢神经系统肿瘤、希恩综合征、库欣综合征、空蝶鞍综合征、自身免疫性疾病、浸润性病变（如肉瘤变等）、可卡因、使用药物（抗抑郁药等精神类药物、抗组胺剂、降压药、阿片类药物等）等。

一、垂体肿瘤

颅内肿瘤中约10%为垂体瘤（hypophysoma），其好发于成年人，在女性中常导致闭经，并以继发性闭经为主，在继发性闭经中的发生率高达30%，在原发性闭经中仅为2%。

根据肿瘤细胞的分泌功能可将垂体肿瘤分为多种类型，包括催乳素瘤、生长激素腺瘤、促肾上腺皮质激素瘤、促甲状腺素瘤，以及近年发现的促卵泡刺激素瘤、促黄体生成素瘤和β-内啡肽瘤等，各类腺细胞大量增殖导致相应的激素分泌亢进，引发各种不同的临床症状。垂体肿瘤还可压迫周围组织结构，引发头痛、视力下降、视野缺损和其他脑神经压迫症状、癫痫发作、脑积液鼻漏等。少数患者还可发生急性垂体卒中，表现为突发剧烈头痛、呕吐、视力下降、动眼神经麻痹等神经系统症状，甚至蛛网膜下腔出血、昏迷等危象。

垂体瘤可通过以下方面进行诊断：①详细询问病史及体格检查，包括神经系统、眼底、视力和视野检查等。②影像学检查：主要为CT、MRI。其中，MRI具有较高的敏感性，可发现直径≥3mm的微腺瘤，并且可清晰显示出下丘脑结构，对于临床诊断具有重要价值。③各种垂体激素（如生长激素、促甲状腺素、催乳素、促肾上腺皮质激素、卵泡刺激素、黄体生成素等）的血清学检测，以及动态功能实验。内分泌检查对于垂体瘤的诊断十分重要，CT或MRI阴性，并不能排除垂体微腺瘤的存在。对于新近诊断为垂体瘤和临床可疑非功能性垂体瘤的患者建议行常规的内分泌功能检测，以明确垂体前叶激素的分泌情况：检测基础的催乳素水平，以排除高催乳素血症；检测胰岛素样生长因子-1水平，以排除隐性的生长激素分泌肿瘤。

垂体瘤的治疗目的在于：①消除或减轻肿瘤占位病变的不利影响；②纠正肿瘤导致的激素分泌异常；③尽量避免垂体功能损伤；④防止肿瘤对邻近组织的压迫和破坏。通常采用药物治疗、手术治疗和（或）放射治疗。除催乳素瘤首选药物治疗外，所有垂体肿瘤尤其是大腺瘤和功能性肿瘤均应考虑手术切除。

（一）催乳素瘤

催乳素瘤（prolactinoma）是位于垂体前叶、具有催乳素分泌功能的一类腺瘤，是最常见的垂体功能性腺瘤，约占全部垂体瘤的45%。目前研究认为，催乳素腺瘤多为良性肿瘤，其发病机制不清，涉及多个基因和分子的表达变化。根据直径大小可将催乳素瘤分为微腺瘤（肿瘤直径≤10mm）和大腺瘤（肿瘤直径>10mm），瘤体一般生长缓慢，临床上以小的鞍内肿瘤常见，大的腺瘤较少。极少数的催乳素腺瘤可向周围侵袭，而压迫瘤旁组织结构，引起头痛、视力障碍等症状。流行病学研究发现，催乳素瘤在成人中的发病率约万分之一，女性发病概率是男性的10倍，并常见于20~50岁女性。催乳素瘤在高催乳素血症中的发生率则为50%左右，接诊此类患者时应注意是否同时伴有甲状腺功能减退。

催乳素瘤是引发闭经最常见的器质性病变之一，闭经妇女中约有15%罹患催乳素瘤，溢乳则是其另一典型症状。催乳素瘤可分泌大量的催乳素（prolactin，PRL），形成高催乳素血症（hyperprolactinemia，HPRL），抑制下丘脑促性腺激素释放激素（gonadotropin-releasing hormone，GnRH）的脉冲式分泌，继而导致性腺功能低下，排卵受抑制，并最终出现闭经。但是，患者的临床症状并不和体内PRL水平完全一致，少数血清PRL水平升

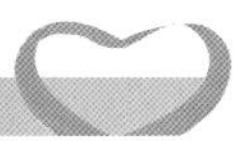

高者并无闭经症状。当血清催乳素水平高达一定数值时，需警惕催乳素腺瘤。但是，催乳素的升高程度与垂体瘤的大小并非直接相关，PRL 正常水平者也可能患有催乳素瘤。合并高催乳素血症的垂体瘤患者，因催乳素的反馈作用使下丘脑分泌多巴胺的水平增加，但是这些高水平的多巴胺并不能有效抑制垂体肿瘤释放催乳素，反而减少脉冲式的黄体生成素（luteinizing hormone，LH）的分泌，并可直接抑制下丘脑 GnRH 的合成。

1. 特异性的临床表现往往能提示医师发现可疑患者，然后通过对临床症状和血清催乳素水平的综合分析而确诊 HPRL。

（1）月经改变和不孕：在女性的卵泡发育过程中，体内高水平的 PRL 不仅对下丘脑 GnRH 及垂体卵泡刺激素 FSH、LH 的脉冲式分泌有抑制作用，而且可直接抑制卵巢合成孕激素及雌激素，导致卵泡发育和排卵障碍，临床上表现为月经紊乱或闭经。当血清催乳素水平轻度升高（4.55~6.82nmol/L）时，可引起黄体功能不足而发生复发性流产；而随着血清催乳素水平的进一步升高，可出现排卵障碍，临床表现为不孕。

高催乳素血症导致低促性腺激素性性腺功能减退症的具体机制尚不明确。高催乳素血症患者 LH 的脉冲式分泌频率减少，雌激素对 LH 的反馈作用受到抑制，提示 GnRH 被抑制可能是其中的关键因素。研究也证明，高催乳素性闭经的患者予以 GnRH 可诱导卵泡成熟，联合使用人绒毛膜促性腺激素（human chorionic gonadotropin，hCG）可触发排卵。促肾上腺皮质激素释放激素（corticotropin-releasing hormone，CRH）和 kisspeptin（神经元产生的一类多肽类激素，其通过调节生物体内雌激素含量调控生殖活动）可能介导了催乳素对 GnRH 的抑制。在啮齿类动物模型中，下丘脑的 kisspeptin 神经元中检测到催乳素受体的表达，对高催乳素模型动物注射 kisspeptin 可提高其外周血中的促性腺激素水平并恢复排卵。体外实验还发现，催乳素可抑制颗粒细胞的功能，进而对卵巢功能直接产生影响。

（2）溢乳：在非妊娠期及非哺乳期挤压乳房时有液体流出称为溢乳（galactorrhea）。高催乳素血症患者中出现溢乳的比例为 27.9%，同时出现闭经和溢乳者占 75.4%，此类患者血清催乳素水平一般都显著升高。

（3）垂体前叶腺瘤的压迫症状：肿瘤占位的临床表现包括头痛、视力下降、视野缺损和其他脑神经压迫症状、癫痫发作、脑积液鼻漏等。少数患者还可发生急性垂体卒中，表现为突发剧烈头痛、呕吐、视力下降、动眼神经麻痹等神经系统症状，甚至蛛网膜下腔出血、昏迷等危象。

2. 辅助检查 怀疑催乳素瘤时应行 CT 与 MRI 检查，同时行性激素检测，以评估性腺功能，并行甲状腺功能检测以进一步鉴别。

3. 治疗 大部分患者无需手术治疗，药物治疗即可控制肿瘤的生长；对于导致明显症状的垂体大腺瘤需手术治疗。

（1）药物治疗：溴隐亭为首选药物，其药理机制是通过激活催乳素细胞多巴胺受体抑制 PRL 的合成和分泌，使肿瘤缩小。溴隐亭通常采用逐步加量的方式以减少不良反应：常用起始口服剂量可为 1.25mg/ 次、1 次 /d，睡前服；服用 3 天后若无特殊不适可增加至 2.5mg/ 次，并最终增加至 3 次 /d；若治疗效果不满意，可将剂量增加到 10mg/d。服药期间可能出现头痛、恶心、呕吐等不适。

溴隐亭治疗期间，患者可恢复排卵并受孕，一旦妊娠，即应密切随访。目前对于溴隐亭在妊娠期的使用仍有争议，但尚无研究报道证实溴隐亭可导致胎儿畸形。孕期停药，垂

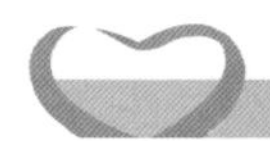

体瘤有增大风险。部分学者认为孕期可待垂体瘤增大产生症状时再予以药物治疗。

（2）手术治疗：通常经蝶窦摘除肿瘤。但是因肿瘤包膜不明显，与周围组织分界不清而难以完全清除，术后部分患者复发，可配合药物治疗或放疗。

（3）放射治疗：适用于药物效果不好、病变不能经手术完全清除或难以进行手术者。放疗可能导致垂体功能衰退、视神经受损。

（二）垂体促肾上腺皮质激素依赖性库欣综合征

垂体瘤或下丘脑-垂体轴功能紊乱导致促肾上腺皮质激素（adrenocorticotrophic hormone，ACTH）分泌过多，引发肾上腺皮质增生，进而合成分泌过量皮质醇，导致一系列内分泌代谢紊乱和病理改变，临床称为库欣综合征（Cushing syndrome）。除向心性肥胖、满月脸、皮肤紫纹等常见的体征外，此类患者往往还伴随着隐性的内分泌学变化，表现为闭经、多毛和不育。其长期无排卵的机制尚未完全明确，与血中皮质醇水平过高抑制GnRH的分泌，雌激素和性激素结合球蛋白（sex hormone binding globulin，SHBG）水平下降有关。虽然库欣综合征患者体内肾上腺来源的雄激素水平也升高，但是研究表明，闭经与该类患者血中雄激素水平或游离雄激素指数无关。

（三）垂体生长激素肿瘤

肿瘤细胞过度分泌生长激素，在儿童期出现可导致巨人症，在成年后患病则表现为肢端肥大症。患者可有特殊的外貌表现，如眉骨和下颌突出、鼻唇肥厚、毛发增粗变多。在可分泌生长激素的垂体腺瘤导致患者出现上述体征的同时，女性患者常常表现出闭经和不孕。此类腺瘤可合并催乳素的分泌异常和下丘脑-垂体轴功能破坏，此外闭经的发生还与性激素结合球蛋白减少、雄激素的生物利用度升高有关。

（四）垂体糖蛋白类激素肿瘤

闭经或月经稀发亦常见于促甲状腺激素（thyroid stimulating hormone，TSH）腺瘤的患者中，甲状腺功能亢进是主要的临床表现。与甲状腺功能正常者相比，甲状腺功能亢进并发闭经的患者体内SHBG、FSH、LH和雌激素水平均升高，但是在月经中期不出现LH峰，这说明此类患者体内的雌激素不能成功诱发LH峰，因而无排卵，最终导致闭经。此外，垂体卵泡刺激素瘤和黄体生成素瘤可合成过量的FSH或LH，临床少见，症状轻，可仅表现为闭经或卵巢囊肿。

（五）非功能性垂体瘤

非功能性垂体瘤（nonfunctioning pituitary adenomas，NFPAs）是垂体瘤中最常见的类型，因不能产生和释放功能性的激素而得名，但可引发垂体功能减退症和高催乳素血症。

垂体功能完全减退在NFPAs中发生率较高，主要出现促性腺激素（gonadotropin，GH）的缺乏和GnRH的分泌增加，其次为肾上腺功能不足和甲状腺功能减退，因此对于非功能性垂体瘤患者仍建议行各类垂体激素的检测。

二、垂体功能减退

引起垂体或下丘脑损伤的病变均可引发垂体功能减退（hypopituitarism），希恩综合征、垂体和垂体周围肿瘤以及医源性因素均为常见的病因。

垂体功能减退的临床表现与发病年龄、原因和女性营养状态有关。无第二性征表现或原发性闭经者需考虑垂体功能减退。垂体功能减退出现继发性闭经时，则常伴发腋毛及阴

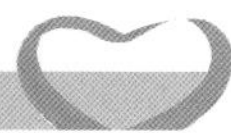

毛消失，外生殖器萎缩。其中，有产后大出血史者应怀疑产后垂体组织坏死。此外，垂体功能减退者往往感觉虚弱、易疲劳、性欲缺乏、不能耐受寒冷。儿童期垂体功能减退可导致身材矮小。神经垂体受累时可出现尿崩症。体格检查中，皮肤往往薄而光滑，皮温低，色苍白，眼周可见细纹；脉搏缓慢而细弱，血压较低。

对垂体功能减退者应进行全面的垂体激素基础水平测定，必要时行激素激发试验，并针对性地予以激素替代治疗。其中，甲状腺和肾上腺功能的评估十分重要。在进行肾上腺功能检测前，患者的甲状腺功能需正常，必要时提前进行甲状腺替代治疗。血清促性腺激素和性激素通常较低。对于可疑垂体功能减退者均建议行蝶鞍区的放射学检查。

有生育要求的垂体功能减退引发闭经的患者，虽然其卵泡发育不成熟，但尚有卵泡存在，可通过外源性的促性腺激素诱发卵泡生长及排卵。无生育要求的患者，则可予以周期性雌孕激素治疗。

（一）希恩综合征

希恩综合征（Sheehan syndrome），即产后垂体梗死，由于产后的大量出血导致垂体局部的缺血性坏死，继发垂体功能减退。产后大出血常并发低血压、循环衰竭和休克，当患者经过液体复苏后，上述症状可消失，而以垂体局部或整体坏死导致的临床症状为主要表现。垂体梗死可造成内分泌危象，威胁患者生命。研究指出，希恩综合征在产后出血性休克患者中的发生率约为 25%。Simmonds 首先对此类临床症状进行了报道，而 Sheehan 则在 1939 年首次进行了详细的描述和概念补充。

垂体梗死的病理生理过程并未完全明确。在妊娠期间，催乳素细胞受到雌激素的刺激而增生肥大，同时垂体的血供增加，使垂体呈生理性增大。垂体细胞需氧量增加，同时垂体上动脉（垂体前叶的主要供血血管）受压，反过来使垂体对于血供的变化十分敏感。Sheehan 即提出假说，在产后出血血压急剧下降期间，垂体的供血血管发生挛缩，垂体门脉血管的静脉血流瘀滞、血栓形成，进而导致垂体不同程度的缺血坏死。垂体前叶功能具有一定的代偿能力，通常垂体坏死面积达到 50% 时才开始出现临床症状。

1. 临床症状　最初，多数患者因催乳素分泌不足出现乳房充盈不良，乳汁分泌过少，随即伴发其他垂体前叶功能缺陷相关症状。部分患者可因 ACTH 的缺乏引发皮质醇分泌不足，继而出现体位性低血压、恶心、呕吐和昏睡状态。甲状腺功能减退也是垂体梗死的后期症状之一。垂体后叶因并不完全依赖垂体门脉血管供血而通常并不被累及，但也有极少数病例出现抗利尿激素的分泌异常导致出现尿崩症。总之，FSH、LH、TSH、ACTH 和生长激素等垂体激素的分泌均可能出现障碍，使其对应的靶器官包括卵巢、甲状腺、肾上腺皮质等发生萎缩性变化，同时功能减退，引发一系列复杂交错的临床症状。临床症状不突出、不典型往往是导致诊断延迟的主要因素。此外，有报道指出个别病例在后期垂体功能可逐渐恢复。

2. 辅助检查　垂体性腺轴功能减退：促性腺激素（FSH、LH）、雌激素均明显下降；甲状腺功能减退：血 TSH、T_3、T_4 均明显降低；肾上腺功能不足：尿 17-羟、17-酮皮质类固醇激素水平下降；其他：心电图可出现窦性心动过缓，T 波异常（低平、双向或倒置）。空腹血糖值往往较低，同时伴有不同程度的贫血。

3. 防治策略　垂体功能减退的范围和程度可通过激发试验确定，如联合静脉注射 GnRH、促甲状腺激素释放激素（thyrotro-pin-releasing hormone，TRH）、生长激素释放激素（growth hormone-releasing hormone，GHRH）和 CRH。一旦明确垂体功能的变化情况，即可采用相应的激素替代治疗。

轻度的希恩综合征，通过营养等对症支持治疗，垂体功能可能逐渐恢复。重度者则需终生接受激素替代治疗，以避免垂体功能减退产生的各类并发症。

生产过程中，应严密监测患者的产程，积极预防产后出血，一旦出现产后出血则应即刻处理，并及时输血以避免缺血时间过长而出现的垂体损伤。

（二）创伤后垂体功能减退

创伤后垂体功能减退常继发于严重的头部创伤，特别是交通事故中头部运动突然减速、垂体柄或下丘脑隐匿性损伤，也可与颅底骨折或一过性的意识丧失有关。相比于轻中度头部外伤，脑部重度受创，需要神经外科手术治疗时并发垂体功能减退的风险更高。此类患者垂体功能减退的症状往往延迟出现，最久可在外伤后 10 年才表露，这可能与蝶鞍或蝶鞍周围结构的进行性萎缩有关。除闭经之外，主要症状还包括溢乳、性腺功能减退、腋毛和阴毛消失、神经性厌食和体重减轻。评估此类患者的垂体 - 肾上腺轴功能至关重要，一旦出现肾上腺皮质功能减退则危及患者的生命。相关的诊断和治疗方法与席汉综合征相似。

（三）医源性垂体功能减退

垂体手术和垂体放疗，以及其他非垂体的中枢神经系统肿瘤接受放疗时，垂体功能受损减退的风险也大大提高，并且与放射剂量相关。总体而言，促性腺激素分泌细胞对于放射线最为敏感，随后为促肾上腺皮质激素分泌细胞和促甲状腺素分泌细胞。垂体功能减退的症状可以是隐匿性的，但均会在放射治疗后的 1 年内发病。在症状突显前，应定期评估下丘脑 - 垂体轴功能，症状一旦发展即应进行适当的激素替代治疗。

三、空蝶鞍综合征

空蝶鞍综合征（empty sella syndrome）是指蛛网膜下腔组织突入鞍区内，压迫垂体而产生的一系列临床症状，分为原发性和继发性。原发性空蝶鞍综合征更为常见，其病因不明，患者既往无垂体病变史及治疗史；在人群中的总发病率为 8%~35%，女性与男性的比例为 5:1，且好发于有分娩史的妇女；具体发病机制不清，可能的病因包括先天性的鞍隔缺损、颅内压增大和垂体体积改变。继发性空蝶鞍综合征则是继发于累及蝶鞍区的垂体病变经药物、手术或放射治疗后，垂体腺瘤自发性坏死，垂体炎症性疾病，垂体自身免疫性疾病或颅脑外伤。

（一）临床表现

空蝶鞍综合征的临床表现十分复杂，包括头痛、月经异常、溢乳、多毛和不育等常见症状。在原发性空蝶鞍患者中，73% 的患者体重过大，14% 表现为肥胖；这在女性患者中尤为突出，其伴有肥胖的比例高达 50%。内分泌异常在空蝶鞍综合征中的发生率为 19%。女性患者中，月经异常的发病率为 40%；除闭经外，还可表现为月经频发、月经稀发、无排卵、黄体期缩短等。另有 26% 的女性患者伴发溢乳，18% 者表现出多毛体征。

蛛网膜下腔进入鞍区内致使蝶鞍扩大，压迫垂体，垂体柄向后延伸，进一步使垂体变扁变薄，最终导致垂体分泌功能不足。患者可表现出多个方面不同程度的内分泌功能减退，包括催乳素缺乏在内的全垂体功能减退和单个激素的缺乏，此时催乳素可因多巴胺

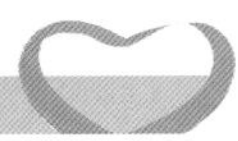

作用通路的阻断或合并催乳素微腺瘤而升高。最常见的激素分泌异常表现为生长激素缺乏症，其次为肾上腺功能减退症、甲状腺功能减退症和性腺功能减退症，最后为高催乳素血症（通常为 50~100μg/L）。催乳素水平正常的情况下也会出现月经的异常，这主要是对催乳素的敏感性增加或催乳素的一过性升高所致。事实上，此类患者由于颅内压的长期或一过性变化，催乳素的昼夜分泌节律通常发生改变。

（二）辅助检查

1. 影像学检查　通过对蝶鞍区和鞍上区的 MRI 或 CT 扫描可确认空蝶鞍的存在，典型表现为蝶鞍扩大为半月形，紧贴鞍壁；低密度的脑脊液充满鞍区内；垂体柄往往受压变薄位于中线。

2. 内分泌检查　空蝶鞍综合征导致的激素分泌改变具有多样性，建议行准确的激素检测。所有空蝶鞍综合征患者均应接受基础垂体激素等内分泌功能检测，如空腹皮质醇水平、游离甲状腺素、雄激素、雌激素、胰岛素样生长因子 -1 和催乳素等，有条件者可行动态激发试验。

（三）治疗策略

无生育要求且无明显症状者，排除垂体瘤后可暂时不予以特殊处理，密切随访。针对垂体分泌功能的不同变化予以相应的激素治疗：如催乳素水平升高者，可予以溴隐亭；低促性腺激素性性腺功能减退引发闭经时，可采用激素替代治疗，其中对于有生育要求的患者则加行促排卵治疗。出现垂体压迫症状，如视力障碍时，可施行手术治疗，必要时安装人工鞍膈。

四、垂体炎

垂体炎（hypophysitis）可导致垂体前叶细胞被破坏而出现垂体功能减退引发闭经，也可通过破坏催乳素的调控通路引发高催乳素血症而导致闭经。局部感染、鞍区的占位性病变和自身免疫反应均可导致垂体发生炎症。最常见的两类垂体炎症性疾病为淋巴细胞性和肉芽肿性垂体炎。

淋巴细胞性垂体炎（lymphocytic hypophysitis，LYH）也称为自身免疫性垂体炎，是由于自身免疫反应引起淋巴细胞在垂体聚集浸润，继而破坏垂体组织导致垂体功能异常。主要见于女性，常发生于妊娠期或产后期，并且一般发展为垂体前叶功能失调。LYH 最初被认为仅见于育龄期妇女，近年来逐步有报道指出儿童、绝经后妇女及男性也可发生 LYH。

肉芽肿性垂体炎（granulomatous hypophysitis），以多核巨细胞形成的肉芽肿为特点，可侵犯垂体和促性腺细胞，有时会被误诊为垂体肿瘤。肉芽肿性垂体炎较少见，在整个垂体病变中的发生率约为 1%。与淋巴细胞性垂体炎主要累及女性不同，肉芽肿性垂体炎的发病无明显性别差异。患者通常有严重的头痛，其他可能伴发的症状包括尿崩症、高催乳素血症、垂体功能减退相关表现和视交叉受压，其确诊往往依赖于术后病检。肉芽肿性垂体炎可以为特发性，也可以发生于其他系统性疾病中，如韦格纳肉芽肿病、克罗恩病、结节病、梅毒和结核等。此外，Rathke 囊肿或黏液囊肿破裂后引发的异物性反应也可导致肉芽肿性垂体炎。

IgG4 相关疾病在近年来受到关注，被认为与垂体炎的发生有关，以 IgG4 阳性的浆细胞浸润为特点，可引发促性腺素性性腺功能减退症。但是，IgG4 相关疾病常见于男性和

50岁以上者，因而是导致闭经的罕见因素。

某些特殊的药物也可引发垂体炎，主要为细胞毒性T淋巴细胞抗原4（cytotoxic T-lymphocyte antigen 4，CTLA-4）抗体。易普利姆玛是一类作用于CTLA-4的人单克隆抗体，可通过调节相关免疫反应对抗癌症。这类药物同时可引起自身免疫反应，导致垂体炎和垂体功能减退。研究表明，易普利姆玛在治疗转移性黑色素瘤的同时，导致垂体炎的发生率为2.3%。

垂体炎的影像学特征可表现为鞍区的肿块，并在鞍上呈“舌状”扩展，垂体柄增厚。病变通常呈现为显著的均匀性强化，不均匀或环状强化也偶尔可见，病变可到达或累及下丘脑。

五、其他

（一）遗传因素

垂体细胞增殖和分化的相关基因编码转录因子的突变也可导致垂体性闭经。研究表明，*HESX1*、*GLI2*和*SOX3*等基因的突变与垂体功能减退有关，*SOX2*、*LHX3*、*LHX4*和*PROP1*基因的突变则可能直接导致性腺功能低下。这些基因的改变往往还可引发其他临床症状，例如，*SOX2*突变可导致无眼畸形，*LHX3*突变则可出现颈椎旋转受限，这些合并症状有利于疾病的诊断。

（二）垂体卒中

垂体卒中（pituitary apoplexy）是指垂体的急性梗死，是一类临床危急状况。患者常主诉突发的眼眶后急剧疼痛和视力受损，可伴发昏睡状态或意识丧失。这些症状易与某些神经系统急症相混淆，例如高血压性脑病、海绵窦血栓、动脉瘤破裂和基底动脉闭塞等。CT和MRI可用于检查和明确垂体病变的部位。垂体肿瘤的患者是发生垂体卒中的高危人群。部分患者需要神经外科会诊和紧急减压。同样需进行激发试验以评估垂体功能受损的范围和程度，并以此进行针对性的激素替代治疗。

（三）血色病

血色病，也被称为遗传性血色病，为一类常染色体隐性遗传疾病。患者通常因为肠道过量吸收铁，导致包括心脏、肝脏和胰腺在内的实质性器官中铁元素大量累积，引起组织器官的弥漫性纤维化和退行性变，继而出现功能异常，属于常见的慢性铁负荷过多疾病。常见的临床表现包括皮肤色素沉着、肝硬化和继发性糖尿病等。血色病可导致铁沉积于垂体促性腺细胞和（或）睾丸，是男性性腺功能减退的重要因素。但是血色病很少并发女性性腺功能减退，这可能是月经血的形成和排出减少了铁沉积。

（四）朗格汉斯细胞组织细胞增生症

朗格汉斯细胞组织细胞是一类树突状细胞，其在身体各部分的过度增生和浸润称为朗格汉斯细胞组织细胞增多症（Langerhans cell histiocytosis，LCH）。下丘脑－垂体轴可受累，典型的症状为尿崩症，低促性腺激素性性腺功能减退症的发生也有报道。

此外，任何炎症或感染性疾病均可能侵犯下丘脑－垂体，导致垂体前叶功能失调和低促性腺激素性性腺功能减退症，引发闭经。转移性肿瘤，尤其是原发性乳癌或肺癌来源时，也可侵犯下丘脑－垂体轴导致闭经。

（杨菁　刘倩）

参考文献

1. Fourman LT, Fazeli PK. Neuroendocrine Causes of Amenorrhea—An Update. J Clin Endocrinol Metab, 2015, 100(3): 812-824.
2. Bernard V1, Villa C, Auguste A, et al. Natural and molecular history of prolactinoma: insights from a Prlr-/- mouse model. Oncotarget, 2017, 9(5): 6144-6155.
3. Ziu M, Dunn IF, Hess C, et al. Congress of Neurological Surgeons Systematic Review and Evidence-Based Guideline for Pretreatment Endocrine Evaluation of Patients With Nonfunctioning Pituitary Adenomas. Neurosurgery, 2016, 79(4): E541-543.
4. Higham CE, Johannsson G, Shalet SM. Hypopituitarism. Lancet, 2016, 388(10058): 2403-2415.
5. Auer MK, Stieg MR, Crispin A, et al. Primary Empty Sella Syndrome and the Prevalence of Hormonal Dysregulation. Dtsch Arztebl Int, 2018, 115(7): 99-105.
6. Joshi M N, Benjamin W, Carroll P V. MANAGEMENT OF ENDOCRINE DISEASE: Hypophysitis-diagnosis and treatment. European Journal of Endocrinology, 2018 : EJE-17-0009.

第三节　卵巢性闭经

由于卵巢的先天性发育不全或功能缺陷、卵巢的结构破坏以及肿瘤等使卵巢的激素水平下降或缺乏周期性变化而发生的闭经，称为卵巢性闭经。

一、先天性卵巢发育不全

（一）特纳（Turner）综合征

1978 年由 Turner 首先报道。该病形成原因可能是生殖细胞减数分裂时性染色体不分离，致合子形成时缺失一条 X 染色体。据报道，人类受精卵中 45，XO 核型约占 10% 左右，但其中 99.5% 左右以自然流产方式淘汰，足月新生女婴儿中，Turner 综合征发生率约为 0.3%~0.4%，患者发生原发性闭经的比率约为 97%，原发性不孕约占 99%。Turner 综合征患者，卵巢不发育是本征患者的主要病变，由此引起原发性闭经、第二性征不发育、子宫发育不良、个矮，是患者就诊的主要原因。此外，患者面容呆板，身材矮小，身高低于 150cm，四肢远端可有扪之坚实又无炎症表现的淋巴水肿，颈粗而短、颈蹼、后发际低、盾形胸、乳头小，位于锁骨中线外，两乳相距远，双眼间距宽，斜视，耳轮大而低，鼻塌陷，上唇圆曲，下唇直短，形成鱼样嘴、高腭弓、颏小、缩颌等表现。该征患者常出现四肢畸形，表现为肘外翻，第 4、5 掌（趾）骨短，小指短而弯曲，指甲发育不良，过度凸起，胫骨内侧出现外生骨疣。约 35% 的患者可伴发心血管系统异常，以主动脉缩窄多见，约占全部心血管异常的 1/4~1/2，偶可出现肺动脉瓣狭窄或原发性高血压。约 1/2 患者合并肾脏畸形，包括马蹄肾，一侧肾缺如，双输尿管位于一侧等。皮肤总嵴纹增加，通贯掌、多痣、多瘢痕也是本征的常见表现。

X 染色体的结构异常也可导致先天性卵巢发育不全、原发性闭经、性幼稚及外貌异常，骨骼、心血管等的畸形，包括：X 等长臂［Xi（Xq）］，X 等短臂［Xi（Xp）］，X 染色体长臂或短臂的丢失（XXq-，XXp-），环状 X 染色体［Xr（X）］以及各种类型的嵌合体。X 染色体结构异常患者虽也有 Turner 综合征的临床表现，但出现频率较低。XO

核型者原发闭经发生率约97%，而XO核型嵌合体患者仅88%，环状X染色体及其嵌合体约63%（表4-2）。

表4-2 Turner综合征45，XO和X结构异常的临床特征比较（%）

临床特征	45，XO	45，XO/46，XX	46，XXp-	46，Xi（Xq）
身材矮小	100	100	100	50
蹼颈	42	14	0	14
后发际低	62	36	25	14
盾形胸	50	50	25	36
黑痣	77	64	50	70
肘外翻	54	50	50	70
第4指（趾）短	35	29	0	7

（二）超雌

1959年Jacobs首先描述47，XXX综合征，1961年Carr发现48，XXXX综合征，Kesaree和Wooley报道了49，XXXXX。本症发生率约为1‰左右，以47，XXX最为常见，据统计，47，XXX综合征患者中约20%~30%出现先天性卵巢发育不全，约15%~25%为原发性闭经；48，XXXX绝大多数出现自发性月经，但月经失调常见，约3%~5%患者可有原发或继发性闭经。49，XXXXX患者原发性或继发性闭经发生率不足3%。

多X综合征患者身高一般偏高或正常，但可能存在智力障碍，X染色体越多者，智力障碍越重，部分患者可出现精神症状发作。

（三）单纯性性腺发育不全

患者染色体核型为46，XX或46，XY，先天性卵巢发育不全。对其发生机制有不同看法，Boczkowski认为，单纯性性腺发育不全是因在胚胎发育早期，外界因素使其生殖腺受到破坏，不能进一步发育所致。有人曾经提出，46，XX性腺发育不全可能由于一条X染色体失活所致，近年来发现，X染色体失活并非整条染色体上所有基因均失活，其长短臂上均有逃避失活的基因，如*XIST*和*RPS4X*等。如果决定性腺发育的基因失活，则导致性腺发育不全。

患者临床表现为原发性闭经，第二性征不发育或发育不良，内外生殖器发育不良。生殖激素测定显示卵巢激素水平低下，垂体失去卵巢激素的负反馈调控，卵泡刺激素（FSH）和黄体生成素（LH）升高。人工周期可来月经。腹腔镜检或剖腹探查时仅见一由纤维结缔组织组成的条索状性腺。除极少数患者外，活检均无生殖细胞或各级卵泡存在。

（四）性腺发育不良的治疗

对于性腺发育不良的女性，无论是否合并染色体异常，一旦确诊，激素补充治疗（hormone replacement therapy，HRT）是必要的。女性的生殖器官发育及第二性征发育均依赖体内内源性雌激素的作用，但性腺发育不良的女性永久性缺乏雌激素，无法保证生殖器官和第二性征的发育，造成患者的生理与心理障碍。

1. 染色体异常 原发性闭经患者，尤其是第二性征和米勒系统发育不良者，在确定染色体异常后应积极处理。Turner综合征可直接进行HRT，促进子宫及第二性征发育，但

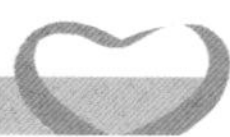

使用雌激素的剂量、时机有要求。一般先采用较低剂量雌激素，如戊酸雌二醇 1mg/d，促进第二性征的发育，待身高不再增长时，可增加雌激素达标准量，即 2mg/d。一旦出现撤退性出血，需定期加用孕激素，保护子宫内膜。目前专家共识认为，12~13 周岁左右开始启动雌激素，之前仅采用生长激素促进身高发育。HRT 虽然能使得月经来潮与第二性征发育，但性腺发育不良的患者生育问题非常棘手，由于卵巢缺乏始基卵泡，促排卵效果极差，往往需要辅助生殖技术赠卵来达到生育目的。对于染色体为 XY 异常的患者，应首先切除性腺，然后进行 HRT。

2. 正常染色体核型　染色体正常的原发性闭经，多为单纯性性腺发育不良，这类患者一般不存在个矮的问题，甚至身高偏高，所以可以给予标准剂量的 HRT 处理。由于体内缺乏内源性雌激素，除生殖器官发育不良，生长发育也受到影响。

二、卵巢抵抗综合征

卵巢抵抗综合征（ovarian resistant syndrome），又称卵巢不敏感综合征，1967 年 Morace-Ruehsen 首次命名。患者卵巢内有众多始基卵泡，但对高水平 Gn 缺乏反应，仅极少数能发育到窦状卵泡期，几乎不能达到成熟期，多数卵泡在窦状卵泡前期呈局灶或弥漫性透明变性。该综合征的发病原因迄今还不完全清楚，可能系卵巢缺乏 Gn 受体或 Gn 受体变异，或因卵巢局部调节因子异常，卵巢对内源性和外源性 Gn 缺乏有效反应。

患者表现为原发性闭经，第二性征及生殖器发育不良，腋毛、阴毛稀少或缺如，外阴及乳房发育差。该综合征患者染色体核型为 46，XX，腹腔镜检或剖腹探查见卵巢较正常小，活检见卵巢中存在众多始基卵泡，但少有窦状卵泡存在。内分泌激素测定显示卵巢激素水平低下，FSH 水平明显增高，使用外源性 Gn 很难使其卵泡发育。

此外，有文献报道单侧条索状卵巢综合征（unilateral streaked ovarian syndrome），患者有正常女性体态，子宫和输卵管形态大致正常，左侧卵巢纤维索条化而呈不发育状态，右卵巢的总蛋白和 DNA 含量虽多于左侧卵巢，但亦呈一定程度的发育不良，患者可有月经，可逐渐出现月经稀发乃至继发性闭经。本征的发生机制目前并不完全清楚，有人指出与 X 染色体长臂区带敏感区的再分配或缺失或失活有一定关系，使出生后或卵巢处于活动期后出现变性。当患者出现闭经时，左侧卵巢已完全变性萎缩，而右侧卵巢正处于变性之中，左侧卵巢变性之所以先于或重于右侧卵巢，Mittwoch 研究女性性腺发育时发现，右侧卵巢中总蛋白和 DNA 含量较多。

该综合征患者第二性征均为典型女性，可有月经初潮，但经量较少，逐渐趋于月经稀发或继发性闭经，部分患者在闭经发生前后可出现围绝经期样表现：无排卵，基础体温单相，原发性不孕。妇科检查见患者外生殖器及阴道正常，子宫与育龄妇女者相同大小。腹腔镜检查见左侧卵巢呈纤维索条状，右侧卵巢发育不良，无排卵及黄体形成。生殖激素测定提示卵巢激素水平低下，Gn 处于高水平，染色体核型多为 46，XX。

卵巢不敏感综合征的治疗，对于青春期女孩，主要目的是促进性征发育，诱发月经来潮，保护生殖功能，改善心理状态；对于育龄期女性，则是维持女性性征与正常的性生活，改善低雌激素状态引起的各种症状，预防骨质疏松，有生育要求者可在 HRT 的基础上尝试促排卵治疗或行赠卵的辅助生殖治疗。

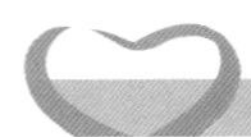

三、卵巢酶缺乏

（一）17α- 羟化酶缺乏综合征

17α- 羟化酶缺乏综合征（17α hydroxylase deficiency syndrome）于 1966 年由 Biglierli 首次提出，表现为原发性闭经，第二性征不发育，疲乏，肌肉显著无力，肢体麻木，刺痛，部分脱发，严重的高血压等一系列内分泌代谢异常。17α- 羟化酶的主要作用是促使孕酮和孕烯醇酮转化为 17α- 羟孕酮和 17α- 羟孕烯醇酮。两者均为雄、雌激素合成必需的前体物质，17α- 羟孕酮也是皮质醇合成必需的前体物质。如果此酶缺乏，将导致卵巢和肾上腺雄、雌激素合成障碍，皮质醇合成也受阻。临床表现主要包括：

1. 雄、雌激素缺乏 女性表现型，原发性闭经，多数患者无腋毛和阴毛，体毛稀少，面部皮肤皱纹增多并呈衰老表现，乳房不发育，46，XX 的可有幼稚型子宫，卵巢小，但外阴无畸形，骨龄延迟。46，XY 的无子宫、宫颈，但有盲端阴道。

2. 皮质醇缺乏 患者出现疲乏，显著肌肉无力，精神萎靡，语音低；皮肤色素沉着，可有肢体麻木、刺痛。

3. 皮质酮、去氧皮质酮增高 可产生明显的高血压、低血钾和碱中毒、肌无力或周期性瘫痪发作。

该征临床较少见，就诊者大多数表现型为女性，常发生于有血缘婚姻家族史者，是一常染色体隐性遗传病。染色体核型可为 46，XX 或 46，XY，如核型为后者，由于雄激素合成受阻，患者为女性表现型。实验室检查发现，血清 E_2、T、K^+、皮质醇降低，Na^+、FSH、LH、P、皮质酮、去氧皮质酮增高，尿 17-Ks、17-OH 减少。心电图表现为 T 波降低，U 波明显，甚至有 S-T 段下移，T、U 波发生融合后倒置。

17α- 羟化酶缺乏综合征的治疗目标主要是缓解盐皮质激素过量、预防糖皮质激素缺乏，以及恢复第二性征。应用糖皮质激素治疗肾上腺皮质醇分泌不足，控制血压，预防长期高血压对患者重要器官的不良影响，如染色体核型为 46，XY，需首先手术切除性腺组织，再给予雌激素治疗维持女性第二性征，同时服用钙片预防骨质疏松。

（二）孤立型 17、20 碳链裂解酶缺乏症

17、20 碳链裂解酶是将 17α- 羟孕酮和 17α- 羟孕烯醇酮转化为雄烯二酮和 DHEA 的关键酶。该酶的缺乏，将使雄、雌激素合成的 Δ4 和 Δ5 途径均受阻，从而产生低雄激素和低雌激素血症，出现原发性闭经，第二性征发育差或不发育。该酶仅参与雄、雌激素的合成，而卵巢是雄、雌激素产生的主要器官，因此对肾上腺皮质激素合成无影响或影响很少，有时可因肾上腺皮质激素前体物质的蓄积过多，刺激肾上腺皮质激素产生增多，出现轻度肾上腺皮质功能亢进症状。

该综合征为常染色体隐性遗传病，患者多为 20 岁左右的青年女性，临床表现为原发性或继发性闭经或原发不孕。患者多呈女性外观，但第二性征不发育或发育不良。阴毛和腋毛缺如或稀少，46，XX 患者卵巢较小，外阴无畸形，骨龄多停留在青春期前水平，血 E_2、T 较低，P 处于高水平，FSH 和 LH 轻度升高。46，XY 患者可有乳房发育、外生殖器性别模糊，患者可能出现一定程度的向心性肥胖，性欲减退，血糖升高，或口服葡萄糖耐量试验异常，尿 17- 羟皮质类固醇、17- 酮类固醇、孕二醇、孕三醇含量增加。

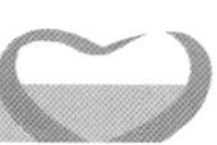

（三）芳香化酶缺乏综合征

芳香化酶是由细胞色素 P450 和黄蛋白 NADPH–P450 还原酶组成的一复合体，将睾酮、雄烯二酮和 16α–DHEA 转化为雌二醇、雌酮和雌三醇的关键限速酶，其基因（*CYP19*）位于 15q21，由 10 个外显子组成，已经确认第 1、2 外显子连接区非转录部分的 5' 末端至少 5 个增强子是调节组织特异性芳香化酶 mRNA 转录关键区域。此外，芳香化酶基因的插入、缺失和突变可能导致芳香化酶结构异常。

芳香化酶缺乏综合征（aromatase deficiency syndrome）在 1991 年首先报道，男女均可发生。女性该酶缺乏在胎儿期表现为自妊娠中期出现的母亲男性化；出生时检查发现阴蒂肥大、阴唇后联合融合；青春期则表现为女性第二性征缺乏，原发性闭经，阴蒂进一步发育长大，阴毛和腋毛发育浓密呈男性化；成年后则表现为低雌激素血症，男性化，多囊卵巢，身材高大。实验室检查显示，血中睾酮明显升高，而血雌二醇和雌三醇水平低下；芳香化酶缺乏的女胎出生后，血雌激素水平极低，FSH 明显升高，血睾酮水平类似同龄男性。

对于芳香化酶缺乏的女性患者，应在儿童期应用小剂量雌激素促进其身高生长，青春期诱导乳腺发育及月经来潮，并在育龄期给予 HRT 至女性的平均自然绝经年龄。

四、卵泡膜增殖综合征

1943 年，Frankel 首次报告并命名为“卵泡膜增殖”。1949 年，Guliner 及 Shippel 发现此病患者可出现男性化表现。由于本征与多囊卵巢综合征（PCOS）在病理形态上相似，1958 年 Morris 将其归入 PCOS 中，1987 年 Fox 将其命名为“卵巢间质增生及泡膜增生（stromal hyperplasia and stromal hyperthecosis of the ovary）”。近年来对其命名渐趋一致。卵巢间质增生致卵巢增大者为“间质增生”，间质内有单个或岛状黄素化卵泡膜细胞增生者称“间质泡膜增殖”，若患者伴有不同程度的多种男性化表现称“卵泡膜增殖综合征”（hyperthecosis syndrome）。

本综合征的病因及发病机制尚不清楚，可能系下丘脑 – 垂体功能紊乱，卵巢功能低下，持续的低卵巢激素致下丘脑 – 垂体失去负反馈抑制，产生较多量的 Gn 刺激泡膜或间质增生。其始动原因，可能为常染色体显性遗传，导致某些酶的缺乏或代谢异常，也可能由于性腺发育障碍，或卵巢缺乏生殖细胞，或卵巢卵泡闭锁率较高。临床表现主要为以下几个方面：①月经改变：绝大部分患者一开始就表现为月经稀发，逐渐发展至闭经，常伴有肥胖；②男性化现象：患者面颊部、下颌及颈部出现多毛，可见生须，喉结稍增大、不同程度的乳房萎缩，或有阴蒂肥大；③妇科检查：患者呈低雌激素表现，阴道壁光滑，宫颈子宫正常大小，双侧卵巢增大；④激素测定检查：血 E_2、P 处于低水平，但 E_1 可处于正常水平，2/3 的患者 T 升高，地塞米松抑制试验正常，用 hCG 刺激后，T 显著升高，氯米芬试验无反应，LH、FSH 正常。

此外，卵泡膜增殖综合征可并发糖尿病、高血压、甲状腺功能减退、黑棘皮症等，少数患者可出现持续性高雌激素血症，从而可导致子宫内膜增生过长，甚至出现子宫内膜腺癌。该病的治疗类似 PCOS，包括多毛治疗、口服避孕药、抗雄激素、GnRH 激动剂治疗及 HRT 处理。

五、早发性卵巢功能不全/卵巢早衰

早发性卵巢功能不全（premature ovarian insufficiency，POI）指女性在40岁前卵巢活动衰退的临床综合征，以月经紊乱（如停经或稀发月经）伴有高促性腺激素和（或）低雌激素为特征。定义为年龄40岁以下女性停经或月经稀发4个月，间隔>4周连续两次FSH>25U/L。卵巢早衰（premature ovarian failure，POF）同“提前绝经（premature menopause）”，指40岁前达到卵巢功能衰竭。闭经时间≥4~6个月，两次间隔4周以上FSH>40U/L，伴有雌激素降低及绝经症状。近年来，学界普遍认为POF不能体现疾病的发展过程，故目前更倾向于采用POI。

（一）POI病因

某些性染色体缺陷及常染色体基因缺陷、自身免疫功能紊乱、感染或医源性因素等均可导致POI发生。然而，接近90%的POI病因不明确。

1. 染色体和基因缺陷

（1）性染色体异常：研究表明，10%~12%的POI患者存在染色体的异常，其中94%为X染色体异常（X染色体结构异常或X染色体非整倍体）。

（2）脆性X智力低下（fragile-x mental-retardation 1，FMR1）基因前突变（premutation）：*FMR1*基因的三核苷酸重复序列CGG在正常人群中为8~50拷贝数的前突变，当CGG达到200~1000拷贝数的全突变时可导致智力障碍，称为脆性X综合征。携带前突变为55~200拷贝数的女性一般不会有智力异常，但POI的发病风险增加13%~26%。

（3）常染色体基因突变：青春期前诊断的一系列疾病，如半乳糖血症，与POI发生高风险相关。一系列常染色体基因突变可能与POI发病有关，包括卵泡生成的相关基因（如*NR5A1*、*NOBOX*、*FIGLA*、*FOXL2*基因）、卵泡发育的相关基因（如*BMP15*、*GDF9*、inhibin A基因）、激素合成的相关基因（如*FSH*、*FSHR*、*LH*、*LHR*基因）等。然而，目前并不推荐POI患者行常染色体基因突变的筛查，除非有证据支持的特异性突变，如睑裂狭小-内眦赘皮-上睑下垂综合征（BPES）。

2. 自身免疫性卵巢损伤

（1）自身免疫性肾上腺疾病：自身免疫性肾上腺疾病起源的POI占自身免疫性POI的60%~80%。21-羟化酶自身抗体（21OH-Ab）和肾上腺皮质抗体（ACA）对于自身免疫性POI的诊断具有高度敏感性。21OH-Ab或ACA筛查阳性的患者应建议行肾上腺功能检查以排除Addison病。

（2）自身免疫性甲状腺疾病：与POI相关的自身免疫性甲状腺疾病占所有POI的14%~27%。目前，甲状腺过氧化物酶抗体（TPO-Ab）是自身免疫性甲状腺疾病最敏感的检测指标。对于TPO-Ab筛查阳性的患者应该建议其每年筛查促甲状腺素（thyroid-stimulating hormone，TSH）。

（3）1型糖尿病：目前还缺乏足够的证据常规对POI患者进行糖尿病筛查，对于结局不良的1型糖尿病患者，往往在儿童或青少年时期已确诊，远在POI发生之前，不建议常规筛查。

3. 感染因素 有文献报道各种感染因素与POI的相关性，如流行性腮腺炎、HIV、带

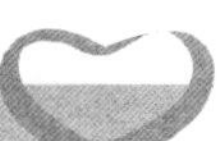

状疱疹病毒、巨细胞病毒、结核、疟疾、水痘及志贺菌属等。

4. 医源性因素　主要指放疗、化疗和手术对卵巢的损伤。放疗与 POI 发生的风险取决于放疗的区域、剂量及患者年龄。具有生殖毒性的化疗多数是有药物及剂量依赖性的，并且与患者年龄相关。一般说来，烷化剂对儿童或成人都具有生殖毒性。目前子宫切除术对卵巢功能影响的证据有限，尚无确切研究表明输卵管绝育术与 POI 的相关性。卵巢子宫内膜异位囊肿手术可影响绝经年龄，并与 POI 的发生风险相关。

5. 特发性 POI 及其他　尽管 POI 的多个病因已被阐明，仍有接近 90%POI 无确切病因，为特发性 POI。此外，吸烟、饮酒及营养因素可能影响绝经年龄，但尚未确定为 POI 的确切病因。尽管没有证据表明吸烟与 POI 存在因果关系，但吸烟对卵巢有毒性，且与早绝经相关，因此，建议有 POI 倾向的女性戒烟。

（二）POI 治疗

1. 生活方式的调整　建议 POI 患者应平衡膳食、维生素 D 和钙的充分摄入、负重锻炼、维持适宜的体质量、戒烟等干预措施。

2. 激素补充治疗（HRT）　POI 患者行 HRT 可缓解低雌激素相关的症状，且对心血管疾病和骨骼有益。目前充分证据表明，POI 患者行 HRT 可能对心血管疾病和骨质疏松起到一级预防作用。只要没有 HRT 禁忌证，POI 患者均应给予 HRT。

（1）HRT 总体原则：

1）由于 POI 对健康的危害远高于自然绝经，且 POI 患者的类绝经症状相对较轻，因此，一旦明确有雌激素缺乏的问题，在无禁忌证并兼顾慎用情况的基础上，即可开始 HRT。目前认为，在自然绝经年龄（50 岁左右）前行 HRT 不增加乳腺癌的风险。

2）POI 患者的 HRT 应按照相关指南持续进行，并应持续治疗至女性自然绝经的平均年龄，之后可参考绝经后 HRT 方案处理。

3）与正常年龄绝经的女性相比，POI 患者行 HRT 需要较大剂量的雌激素，有子宫女性雌激素治疗时应添加孕激素以保护子宫内膜。在 50 岁前的 POI 患者，有子宫的女性一般推荐雌孕激素序贯疗法，以产生周期性的月经样出血。

4）治疗期间需每年常规随诊，以了解患者用药的依从性、满意度、副作用以及可能需要的方案、剂量的调整。POI 患者应用 HRT 的时间更长，建议选用天然或接近天然的雌激素及孕激素，以减少对乳腺、代谢及心血管等方面的不利影响。

（2）常用的 HRT 药物：

1）雌激素：①口服途径：17β- 雌二醇、戊酸雌二醇、结合雌激素等天然雌激素；②经皮途径：半水合雌二醇贴、雌二醇凝胶；③经阴道途径：雌三醇乳膏、结合雌激素软膏、普罗雌烯阴道胶囊或乳膏、氯喹那多 - 普罗雌烯阴道片。

2）孕激素：包括天然孕激素、合成孕激素及最接近天然孕激素的地屈孕酮。初步研究提示，HRT 时应用天然孕激素或地屈孕酮与其他合成孕激素相比，可能具有较低的乳腺癌发生风险。

（3）HRT 具体方案：

1）单雌激素治疗：适用于已切除子宫的 POI 患者。

2）雌孕激素序贯治疗：适用于有完整子宫、仍希望有月经样出血的 POI 患者。这种用药方式是模拟生理周期，在使用雌激素的基础上，每周期加用孕激素 10~14 天。可分为周期序贯和连续序贯。目前临床上常采用复方制剂，连续序贯方案可采用雌二醇－雌二醇地屈孕酮（2/10）片（每盒28片，前14片每片含2mg 17β-雌二醇，后14片每片含2mg 17β-雌二醇+10mg地屈孕酮），按序每天1片，用完1盒后直接开始下一盒，中间不停药。周期序贯方案可采用戊酸雌二醇－戊酸雌二醇环丙孕酮片复合包装（每盒21片，前11片每片含2mg戊酸雌二醇，后10片每片含2mg戊酸雌二醇+1mg醋酸环丙孕酮），按序每天1片，用完1盒后停药7天再开始服用下一盒。

3）雌孕激素连续联合治疗：由于POI患者通常较年轻，且需要的雌激素量高于绝经后女性，易发生突破性出血，一般不常规采用雌孕激素连续联合方案。

4）阴道局部雌激素的应用：仅为改善泌尿生殖道萎缩症状时，以及对肿瘤手术、盆腔放疗、化疗及其他一些局部治疗后引起的症状性阴道萎缩和阴道狭窄者，推荐阴道局部用药。用药方法为阴道用药，每天1次，连续使用2周症状缓解后，改为每周用药2~3次。阴道局部应用雌激素通常不需要加用孕激素。但尚无资料提示上述各种药物长期（>1年）局部应用的全身安全性。长期单独应用的POI患者应监测子宫内膜的情况。

3. POI的青春期诱导　当POI发生在青春期之前时（如特纳综合征），患者没有内源性雌激素产生，从童年、青春期直至成年期，持续治疗是必需的。如能早期发现，原发性闭经时进行雌激素补充治疗以诱导青春期非常重要。因大剂量雌激素可加速骨骼成熟，当骨龄片显示身高尚有增长空间时，应结合患者意愿，从小剂量开始进行雌激素补充。同时，应与儿科医师合作，必要时给予生长激素治疗，以改善患者的终身高。当患者无第二性征发育时，建议从12~13岁开始补充雌激素。根据患者的骨龄和身高变化，在15或16岁开始雌孕激素序贯治疗以诱导月经。对于骨骺一直未愈合的POI患者，在达到理想身高后，应增加雌激素剂量，防止身高过高。

4. POI患者的生育问题　POI患者并非一定不能生育，尤其是在POI诊断后的早期，约5% POI可能自然妊娠，但大多数希望妊娠的POI患者会寻求生育治疗。各种常规的促排卵方案诱发POI患者排卵，尚无确切证据表明其效果。在HRT的基础上进行赠卵体外受精－胚胎移植（IVF-ET）是POI患者生育治疗的适应证。

对年轻恶性肿瘤患者，可考虑在进行放疗、化疗前冷冻卵母细胞、卵巢组织或胚胎以保存其生育能力。有POI家族史的女性在目前还没有可靠的检查能预测卵巢功能的状况下，也可考虑冷冻卵母细胞或胚胎以解决今后的生育问题。应告知POI患者自然受孕的概率较小，但POI患者无生育要求时仍需避孕。

5. 其他治疗　部分POI患者由于各种肿瘤而进行的治疗，可导致卵巢功能衰竭，对于不愿意接受HRT或存在HRT禁忌证的女性，可选择其他非激素制剂来治疗绝经相关症状。包括植物类药物、中医药及选择性5-羟色胺再摄取抑制剂、选择性5-羟色胺和去甲肾上腺素双重再摄取抑制剂、可乐定、加巴喷丁等辅助和替代药物等。

（吴洁）

参考文献

1. 曹泽毅．中华妇产科学．第3版．北京：人民卫生出版社，2014.
2. 田秦杰，葛秦生．实用女性生殖内分泌学．第2版．北京：人民卫生出版社，2018.

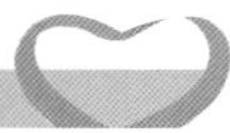

3. 中华医学会妇产科学分会绝经学组．绝经相关激素补充治疗的规范诊疗流程．中华妇产科杂志，2016，51（12）：881–886.
4. 中华医学会妇产科学分会绝经学组．早发性卵巢功能不全的激素补充治疗专家共识．中华妇产科杂志，2016，51（12）：155–158.
5. 中华医学会妇产科学分会内分泌学组．闭经诊断与治疗指南（试行）．中华妇产科杂志，2011，46（9）：712–716.
6. 中华医学会妇产科学分会内分泌学组．早发性卵巢功能不全的临床诊疗中国专家共识．中华妇产科杂志，2017，52（9）：577–581.
7. Practice Committee of American Society for Reproductive Medicine.Current evaluation of amenorrhea.Fertil & Steril，2008，90（5 Suppl）：S219–S225.
8. International Turner Syndrome Consensus Group.Clinical practice guidelines for the care of girls and women with Turner syndrome：proceedings from the 2016 Cincinnati International Turner Syndrome Meeting.Eur J Endocrinol，2017，177（3）：G1–G70.

第四节　子宫及下生殖道性闭经

一、子宫性闭经

闭经（amenorrhea）为常见的妇科症状，表现为无月经或月经停止。子宫性闭经可为原发性和继发性。常见的病因有先天性无子宫或子宫发育不全；刮宫过度所致的子宫内膜损伤或宫腔粘连；结核性或其他严重的子宫内膜炎引起内膜被破坏；手术切除子宫或宫腔内放疗破坏子宫内膜后而出现闭经。

（一）先天性子宫性闭经

1. 米勒管发育异常　MRKH 综合征（米勒管发育不全综合征）：约占青春期原发性闭经的 20%。

（1）病因：米勒管发育不全综合征（Mayer–Rokitanski–Küster–Hauser，MRKH）是一种以子宫和阴道上 2/3 发育不全为特征的生殖道系统疾病，此患者有正常的第二性征和 46，XX 的染色体。主要分为两型：Ⅰ型主要是单纯的子宫和阴道上 2/3 的缺如。Ⅱ型除子宫对称或不对称性发育不全，也可伴有输卵管发育不全或缺如（一根或两根输卵管）。另外，还可合并有肾脏、骨骼、听力、心脏或者手指等畸形。

（2）治疗方案：人工阴道尽管不能生育，但可以解决婚姻与家庭生活问题。主要介绍如下手术方法：

1）顶压法：直接用模型在发育较好的外阴舟状窝向内顶压的方法。有用“扣线”缝穿膀胱直肠间的黏膜（即上述之舟状窝或假性处女膜组织）从腹壁引出，每天向上提拉，称为 Vechietti 法，也可达到比较满意的效果。

2）皮瓣移植法：人工穴道造成后用皮瓣铺衬，皮片可以从大腿、背部取，也可从外阴附近做带蒂皮瓣。也可以用两侧小阴唇劈分之后向内卷入。用腹直肌瓣做人工阴道壁，更有弹性或紧张性。

3）生物膜法：先做穴道，其内铺衬用羊膜、腹膜或人工生物膜，起到生物学敷料作用，加速人工阴道的表皮化，且更方便（图 4–1，图 4–2）。

4）结肠转代法：人工穴道完成后，用一段结肠转代成阴道。术后阴道黏膜柔软，有皱襞，湿润，长度也宽裕。

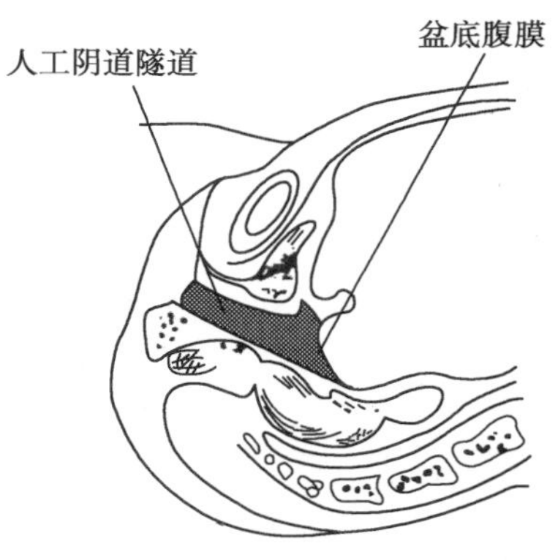

图 4-1　人工阴道穴道已形成（游离盆底腹膜）

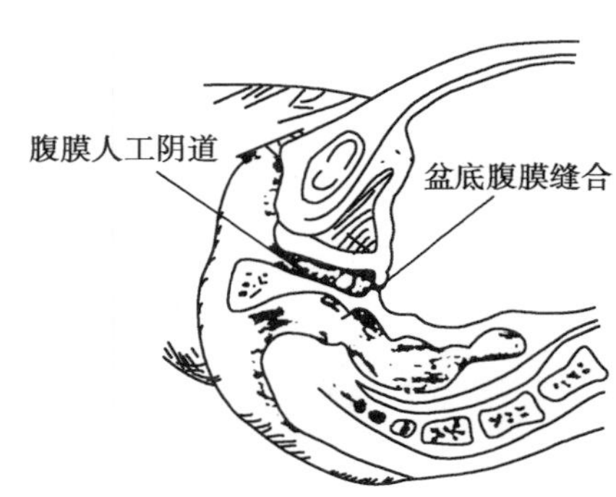

图 4-2　腹膜人工阴道已完成

2. 雄激素不敏感综合征（androgen insensitivity syndrome）　又称睾丸女性化完全型。

（1）病因：患者的染色体为 46，XY，其主要病因是雄激素靶器官上的雄激素受体出现障碍而导致对雄激素不反应或反应不足，故称为雄激素不敏感综合征。AIS 是一种 X 连锁隐性遗传疾病。临床根据患者有无男性化表现，可将 AIS 患者分为无男性化表现的完全型（complete AIS，CAIS）和不完全型（incomplete AIS，IAIS）。

完全性雄激素不敏感综合征，妇科检查外阴呈女性，阴毛少，阴道为盲端，较短浅，子宫缺如。B 超检查腹腔内、腹股沟可见大小正常的睾丸，偶尔可在大阴唇内扪及。染色体核型为 46，XY，尿 17- 酮和血睾酮与正常男性相似（图 4-3）。不完全性雄激素不敏感综合征少见，约占雄激素不敏感综合征的 1/10。染色体核型也为 46，XY，外阴多表现为两性畸形。可有阴蒂肥大或短小阴茎，阴道极短。青春期在乳房发育的同时，有阴毛、腋毛增多，阴蒂继续增大（图 4-4）。

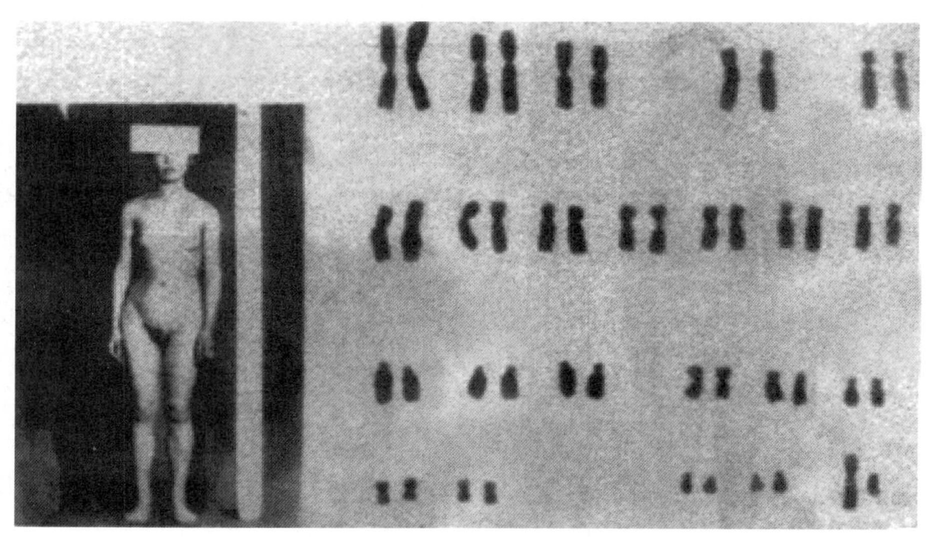

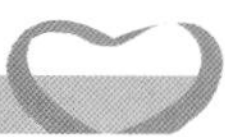

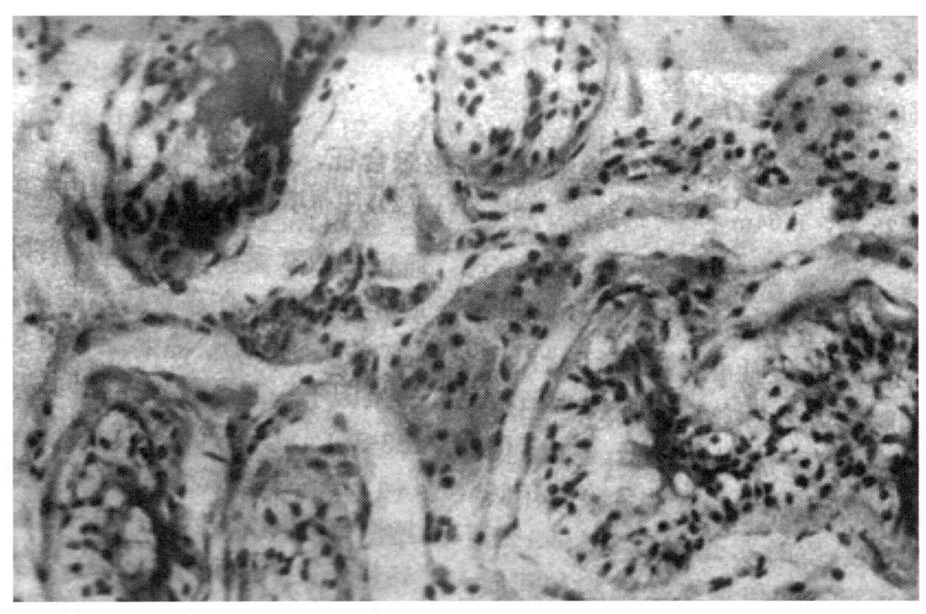

图 4-3 雄激素不敏感综合征，完全型

21 岁，1.65cm，46，XY，乳房发育好，无腋毛、阴毛，双侧大阴唇内有性腺，病理切片观察有数个发育不全的生精小管，视野中央有 Leydig cell

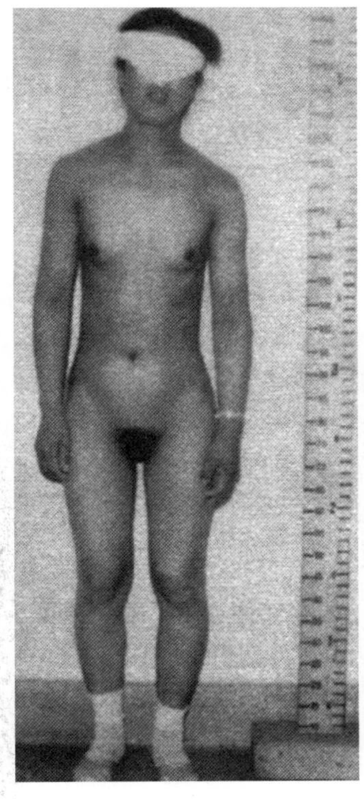

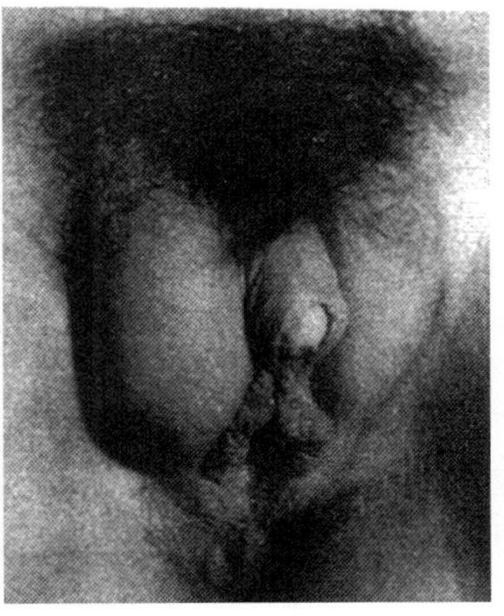

图 4-4 雄激素不敏感综合征，不完全型

28 岁，1.64cm，乳房稍发育，46，XY，阴蒂增大，双侧大阴唇内有睾丸

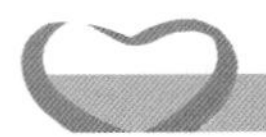

（2）治疗方案：完全性和不完全性雄激素不敏感综合征的社会性别均以女性为主，阴道短妨碍性生活者可在婚前行阴道成形术。完全性者，青春期后应切除双侧睾丸以防恶变，术后应长期应用雌激素维持女性第二性征。有外生殖器畸形的不完全性患者应在诊断明确后尽早切除睾丸，可同时做外阴整形术。

（二）后天性子宫内膜病变或宫腔、宫颈粘连

1. 病因

（1）子宫内膜病变多为子宫内膜结核，少见为子宫内膜血吸虫感染。因子宫内膜被破坏，对性激素不发生反应。

（2）子宫内膜损伤或宫腔粘连（Asherman 综合征）常发生于人工流产、中期引产或足月分娩后以及诊断性刮宫、子宫内膜切除等术后，发生宫腔粘连，视子宫内膜损伤后宫腔粘连的面积和程度，患者可表现为月经量少或闭经。

（3）后天性宫颈粘连闭锁：由于人工流产后、绝经后、LEEP 术后等导致宫颈粘连。

2. 治疗方案

（1）子宫内膜结核，链霉素 1g，肌注，每天 1 次，连续 3 个月，同时服用异烟肼 100mg，每天 3 次，持续 6 个月，停药后诊刮做内膜病理检查。内膜血吸虫病者，全身抗血吸虫治疗。

（2）子宫内膜粘连可通过扩宫或刮宫分离粘连。也可采用宫腔镜下用激光或电刀行子宫内膜分离术，可以避免分离的盲目性（结合雌激素 2.5mg，共 3 周，后 1 周加孕酮，每天 10mg）。术后为避免粘连，宫腔可放置 IUD。或用小号的 Foley 尿管，气囊内注射 3ml 的液体，7 天后取出，术后用抗生素 10 天。无效者可重复治疗。

（3）宫颈粘连治疗原则主要是解除粘连和防止再次粘连。最根本的措施是宫颈扩张术，其次可放置“T”型宫内节育器及防感染等，防止再次粘连。

二、下生殖道发育异常性闭经

（一）先天性宫颈闭锁

1. 病因 女性的生殖管道来源于副中肾管。约在胎儿 9 周时，双侧副中肾管头段形成双侧输卵管，左右副中肾管的中段和尾段在中线合并形成子宫体、宫颈及阴道穹隆。近年来，胚胎学家认为阴道由尿生殖膈的窦阴道球演变而来，副中肾管结节虽未参与阴道的形成，但在窦阴道球的演变过程中起了诱导演变的作用。所以先天性宫颈闭锁患者可伴有或不伴阴道闭锁。根据宫颈不同发育程度，将宫颈闭锁分为下面 3 个类型：Ⅰ型：此类患者有发育正常的子宫体，也具有发育良好的宫颈体及宫颈管，但缺乏宫颈出口。Ⅱ型：宫颈发育程度差，由纤维结缔组织组成的索状或板状宫颈体。Ⅲ型：宫颈分离或缺如。

2. 治疗方案 手术是治疗宫颈闭锁的唯一方法。根据宫颈的闭锁类型及是否合并阴道闭锁，手术可分为：

（1）腹腔镜辅助下经阴道宫颈整形术：这一术式主要适用于宫颈形态良好，仅为宫颈管开口闭锁，有一定长度阴道的宫颈闭锁患者。

（2）腹腔镜辅助下宫颈整形术 + 人工阴道成形术：主要适用于宫颈发育较好，有宫颈管，但无阴道的患者。

（3）腹腔镜辅助下的宫颈切除术 + 腹膜阴道成形术 + 子宫下段阴道上段吻合术：适用

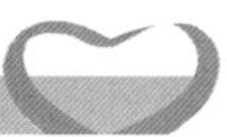

于宫颈闭锁的Ⅱ、Ⅲ型患者，此类患者宫颈几乎不发育，通常为纤维索状或硬实的结缔组织，切除闭锁的宫颈是必然选择，切除宫颈后，宫体离阴道前庭更远，必须创造一个具有贯通功能的人工阴道连接子宫体部下段与阴道前庭，使月经能够顺利排出。

（4）子宫切除术＋腹膜阴道成形术或阴道延长术：这一术式适用于多次手术失败者，此时患者因多次手术后宫颈再闭锁，宫颈结构改变，瘢痕形成，粘连严重，而患者因疾病反复手术，严重影响生活、学习，不愿再保留子宫。

（二）阴道发育不良

1. 病因　先天性阴道发育异常是指女性胚胎发育过程中，双侧副中肾管的形成、融合过程异常和（或）泌尿生殖窦发育异常以及其他致畸因素所引起的生殖道畸形，包括先天性无阴道、阴道闭锁、阴道横隔（图 4–5）。

2. 治疗方案

（1）先天性无阴道：治疗方法主要是重建阴道，有机械扩张矫治和阴道成形手术两种方法。机械扩张矫治法主要有 Frank 法、Ingram 法、前庭黏膜上提术。阴道成形术目前有：皮瓣阴道成形术、羊膜法阴道成形术、腹膜法阴道成形术、乙状结肠法阴道成形术。

（2）阴道闭锁治疗：Ⅰ型阴道闭锁肛诊时扪及突向直肠的包块，子宫正常大小或增大。Ⅱ型阴道闭锁肛诊时扪及子宫增大、压痛。

Ⅰ型阴道闭锁手术目的使阴道上段开放，引流经血。关键是掌握方向，避免损伤尿道和直肠。宜在周期性腹痛期施术。将闭锁的阴道部分切开、游离阴道积血下段的阴道黏膜，切开积血包块，利用游离的阴道黏膜覆盖创面，常规探查宫颈发育情况、宫腔。术后放置阴道模型，以防阴道再次闭锁或狭窄。

Ⅱ型阴道闭锁处理的关键为是否要保留子宫。术前仔细检查盆腔，了解子宫发育及盆腔情况。术时同时行腹腔镜检查，对重度盆腔子宫内膜内异症、子宫发育差、盆腔包块巨大、先天性宫颈缺如不建议保留子宫，行子宫切除术和阴道成形术。

（3）阴道横隔：完全性横隔切除多余闭锁的纤维结缔组织，把横隔上方的阴道黏膜分离拉向下方，覆盖横隔的创面，与隔下方的阴道膜缝合，术后定期放置阴道模具以防挛缩。不全性横隔如之前未诊断，在分娩时，若横隔薄者可于胎先露部下降压迫横隔时切开横隔，胎儿娩出后再切除横隔（图 4–6）。

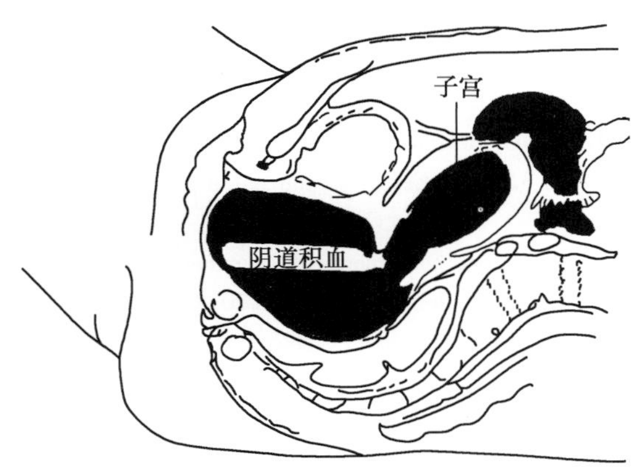

图 4–5　处女膜闭锁导致阴道积血、子宫、输卵管及盆腔积血

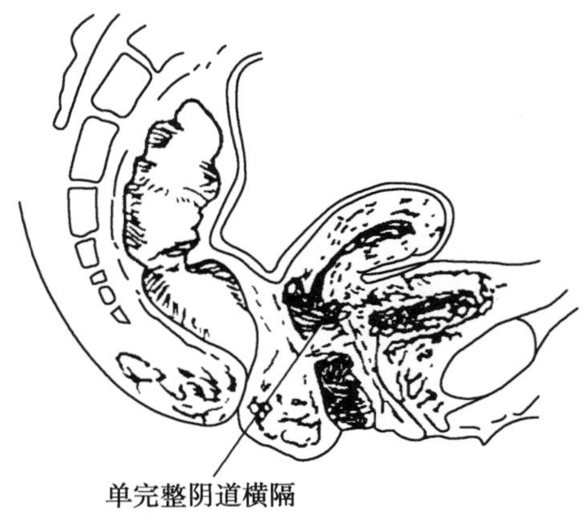

图 4–6　阴道横隔

（三）无孔处女膜

1. 病因 无孔处女膜又称处女膜闭锁（imperforate hymen），是由于泌尿生殖窦上皮增生的下界为向外阴、前庭贯穿所致。比较少见，人群发生率为0.015‰。

2. 治疗方案 采用“X”型或“+”型切开闭锁的处女膜，切开长度自闭锁的处女膜中心至小阴唇边缘，后间断缝合止血，未行处女膜切除。

（王琳）

参考文献

1. Ledig S, Wieacker P.Clinical and genetic aspects of Mayer–Rokitansky–Küster–Hauser syndrome.Med Genet, 2018, 30(1): 3–11.
2. 王轶男，朱兰．女性生殖道发育异常分类介绍．实用妇产科杂志，2015，31(2)：81–83.
3. 罗光楠，潘宏信．罗湖术式在女性先天性生殖道畸形手术治疗中的应用及相关问题探讨．妇产与遗传：电子版，2016，6(4)：23–25.
4. Chen MJ, Vu BM, Axelrad M, et al.Androgen Insensitivity Syndrome: Management Considerations from Infancy to Adulthood.Pediatr Endocrinol Rev, 2015, 12(4): 373–387.
5. 梁炎春．ESHRE/ESGE关于先天性女性生殖道发育异常的分类共识．国际生殖健康/计划生育杂志，2014，33(1)：68–71.
6. 王惠兰．生殖道畸形的手术矫治．中国医师协会妇产科医师大会，2014.
7. 朱兰．女性生殖道畸形分类及宫颈畸形手术治疗．中－欧－亚太地区微创妇科论坛会议，2014.
8. Santamaria X, Cabanillas S, Cervello I, et al.Autologous cell therapy with CD133+ bone marrow–derived stem cells for refractory Asherman's syndrome and endometrial atrophy: a pilot cohort study.Hum Reprod, 2016, 31(5): 1087–1096.
9. 周杨，吕淑兰．原发性闭经分类．实用妇产科杂志，2014，30(5)：323–325.
10. 刘春莉．闭经的原因分析及治疗方法探讨．世界最新医学信息文摘：连续型电子期刊，2013，13(35)：277–278.
11. Hearly MW, Schexnayder B, Connell MT, et al.Intrauterine adhesion prevention after hysteroscopy: a systematic review and meta–analysis.Am J Obstet Gynecol, 2016, 215(3): 267.
12. 边立华，孟元光．女性生殖系统发育异常的诊断与治疗．中国妇产科临床杂志，2017，2：182–183.
13. 阮祥燕，崔亚美．原发性闭经与其他疾病的鉴别诊断．实用妇产科杂志，2014，30(5)：328–329.
14. Christiansen ME, Detti L.Clinically Relevant Female Genital Tract Anomalies.Clin Obstet Gynecol, 2017, 60(1): 18–26.
15. 秦成路，罗光楠．先天性宫颈闭锁手术治疗的方法介绍．实用妇产科杂志，2015，31(2)：93–95.
16. 林金芳．原发性闭经的治疗决策．实用妇产科杂志，2014，30(5)：330–331.
17. Zhihong Xie, Xiaoping Zhang, Jiandong Liu, et al.Clinical characteristics of congenital cervical atresia based on anatomy and ultrasound: a retrospective study of 32 cases.European Journal of Medical Research, 2014, 19(1): 10.
18. Han TT, Chen J, Wang S, et al.Vaginal atresia and cervical agenesis combined with asymmetric septate uterus: A case report of a new genital malformation and literature review.Medicine (Baltimore), 2018, 97(3): e9674.
19. 杜雪，曹云霞．女性苗勒管发育异常的相关因素研究进展．中华临床医师杂志(电子版)，2013，7(8)：3574–3576.
20. 马菁苒，朱兰．先天性子宫畸形的分类、诊断及类型鉴别．协和医学杂志，2014，4：455–459.
21. 田秦杰，葛秦生．实用女性生殖内分泌学．第2版．北京：人民卫生出版社，2017.

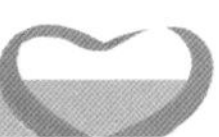

第五节 高雄激素血症与闭经

一、高雄激素血症概述

（一）雄激素来源

女性体内雄激素主要有3个来源：卵巢、肾上腺皮质和周围组织转化。有睾酮、雄烯二酮、双氢睾酮、脱氢表雄酮（DHEA）、硫酸脱氢表雄酮（DHEA-S）等存在形式，大部分与血清白蛋白和性激素结合球蛋白（SHBG）相结合，仅1%以游离形式发挥生物效能。

卵巢能分泌多种雄激素，如睾酮、雄烯二酮、DHEA等，它们主要由卵泡膜细胞合成，少部分由间质细胞合成。根据双细胞双促性腺激素学说理论，较高水平的LH可促进卵泡膜细胞雄激素的合成增加；而FSH水平偏低时使得颗粒细胞内的芳香化酶活性相对不足，转化成雌激素的雄激素的量相对偏少。

肾上腺源性雄激素由肾上腺皮质网状带分泌，包括雄烯二酮、DHEA、DHEA-S和睾酮等。由于95%以上的DHEAS来自于肾上腺皮质，因此临床上常把DHEAS水平视为衡量肾上腺皮质雄激素分泌的指标。促肾上腺皮质激素（ACTH）不仅促进肾上腺皮质醇的分泌，还促进肾上腺皮质雄激素的分泌。

周围组织分泌雄激素过多的生化标志是双氢睾酮水平增加。双氢睾酮是体内活性最高的雄激素。雄烯二酮可在周围组织转化成睾酮，睾酮在周围组织的5α-还原酶的作用下转化成双氢睾酮。即使卵巢和肾上腺皮质分泌的雄激素没有增加，但皮肤组织的5α-还原酶活性增强，患者也会出现高雄激素的临床表现。

睾酮和双氢睾酮可以与雄激素受体结合，但双氢睾酮的亲和力约为睾酮的4倍，因此雄激素活性最高。雄烯二酮和DHEA虽不与雄激素受体结合，但它们可以在周围组织中转化成睾酮，从而发挥雄激素活性。

（二）引起雄激素过多的疾病

导致体内雄激素过多的病因复杂，其来源、转化、受体结合等各个环节出现障碍，均可能造成高雄激素血症。临床上引起雄激素过多的疾病主要有多囊卵巢综合征、先天性肾上腺增生症、库欣综合征、分泌雄激素的肿瘤等。

1. 多囊卵巢综合征（PCOS） PCOS是最常见的妇科内分泌与代谢紊乱疾病，育龄期女性的患病率为5%~10%。临床具有高度异质性，除了雄激素过多的临床和（或）生化表现，还有稀发排卵和（或）无排卵、胰岛素抵抗、肥胖、血脂紊乱等临床特征。PCOS的主要病理生理改变为胰岛素抵抗和高雄激素，两者又同时互为因果，高胰岛素血症可能刺激卵巢中雄激素的分泌，反过来高雄激素血症也可能诱导了胰岛素抵抗。此外，超过50%的PCOS患者表现肥胖，肥胖可使胰岛素抵抗向纵深发展，加重高雄激素血症。近年来的基础研究认为PCOS患者下丘脑GnRH释放频率水平、卵巢膜细胞及颗粒细胞甾体激素合成酶方面的异常是其高雄激素状态产生的原因，而卵泡发育障碍是维持高雄激素血症的重要机制。50%PCOS患者存在肾上腺源雄激素过量，推测可能是肾上腺皮质生物合成失调所致，包括对ACTH刺激的应答异常及肾上腺产物（DHEA和皮质醇）代谢的异常。PCOS高雄激素血症的主要临床表现为多毛和痤疮，特别是男性型黑粗毛，但需考虑种族

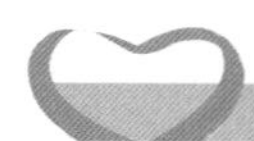

差异，汉族人群常见于上唇、下腹部、大腿内侧等，乳晕、脐部周围可见粗毛亦可诊断多毛。痤疮多对称发生于面部、胸部和背部等皮脂腺丰富的部位，血清总睾酮水平正常或轻度升高，通常不超过正常范围上限 2 倍，雄烯二酮升高，脱氢表雄酮、硫酸脱氢表雄酮正常或轻度升高。

2. 先天性肾上腺增生症（CAH）　常见的先天性肾上腺皮质增生症根据发病机制分为 2 种：21- 羟化酶缺陷和 11β- 羟化酶缺陷，因 21- 羟化酶缺陷导致的 CAH 占 90%~95%。由于皮质醇合成减少，负反馈致 ACTH 分泌增加，从而刺激肾上腺皮质细胞增生。临床分为三种类型：失盐性、单纯男性化型和非经典性型（NCCAH）。患者病情程度与醛固酮、皮质醇缺乏的程度和高雄激素的严重程度相关。经典型 CAH 可通过新生儿筛查等进行早期诊断，而 NCCAH 因临床表现复杂多样且隐匿，容易漏诊，在临床上最容易与 PCOS 混淆。因雄激素增高的情况并不严重，出生后并无明显的外生殖器异常表现，直到儿童期或青春期后才开始出现男性化现象。女性患者可表现为多毛、痤疮、乳房小、阴蒂增大、男性型阴毛分布、月经不规则或闭经等。部分患者可因高雄激素作用出现卵巢多囊性改变。有时月经不规则甚至可成为女性 NCCAH 唯一的临床表现。

3. 库欣综合征（CS）　CS 是由于肾上腺皮质长期分泌过量皮质醇产生的综合征，主要表现为满月脸、多血质外貌、向心性肥胖、痤疮、紫纹、高血压、继发性糖尿病和骨质疏松等。在育龄期常表现为月经稀发或闭经，以及不孕。病因众多，内源性 CS 分为 ACTH 依赖性和非依赖性。主要分为三种类型：①垂体分泌 ACTH 过多（库欣病）；②垂体以外的组织分泌 ACTH 过多（异位 ACTH 综合征）；③肾上腺肿瘤自主分泌过量皮质醇，不受 ACTH 调控。除肾上腺皮质腺瘤外，其他原因的 CS 均有不同程度的肾上腺弱雄激素，如脱氢表雄酮及雄烯二酮的分泌增加。这些激素本身雄激素作用不强，但可在外周组织转化为睾酮。临床表现为痤疮、多毛，一般为细毳毛。肾上腺皮质腺癌的女性约 20% 出现男性化表现。

4. 分泌雄激素的肿瘤　分泌雄激素的肿瘤包括：卵巢泡膜细胞瘤、卵巢支持 - 间质细胞肿瘤、卵巢类固醇细胞肿瘤和肾上腺分泌雄激素的肿瘤。多伴有体内雄激素的异常升高，男性化体征明显。

5. 卵泡膜细胞增生症　卵泡膜细胞增生症是一种少见的卵巢间质增殖疾病，其主要的病理特征是结节或弥漫性的卵巢间质增生，在卵巢间质中可见弥散性的黄素化卵泡膜细胞小岛。病因和发病机制尚不清楚。卵巢的间质增生和泡膜增生均造成卵巢产生雄激素增多，导致卵泡成熟发育障碍，进而闭经。临床表现类似 PCOS，随年龄的增长，卵巢分泌雄激素的量逐渐增加，男性化表现逐渐明显。

6. 药物性因素　患者长期服用含有雄激素活性的药物时也可出现雄激素过多的临床表现，如醋酸炔诺酮、达那唑和孕三烯酮等。

二、高雄激素血症导致闭经的原因

雄激素作为芳香化酶的底物，在卵泡生长发育过程中具有重要作用。雄激素可促进卵泡膜细胞和颗粒细胞的生长分化，并刺激卵泡的生长，抑制细胞凋亡。在高雄激素的刺激下大量的窦卵泡被募集和选择，但在进入卵泡选择阶段后，高雄激素抑制优势卵泡的形成，导致稀发排卵或无排卵。高雄激素血症还可使 SHBG 水平下降，游离睾酮水平上升，

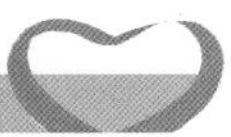

使卵泡发育停滞或延缓。过高的雄激素易在周围脂肪组织经芳香化酶作用转化为雌酮，使雌酮/雌二醇比例上升，反馈性引起中枢分泌LH增加，形成持续性高水平LH，无周期性，同时又对FSH分泌呈负反馈，使LH/FSH比值升高；高水平LH又进一步促进卵巢分泌雄激素，低水平的FSH持续刺激，使小卵泡停止发育，共同导致雄激素过多、持续无排卵的恶性循环。

此外，研究表明患者的肥胖、高胰岛素血症/胰岛素抵抗与高雄激素三者之间的关系是互为因果、恶性循环。LH水平正常的肥胖患者出现卵泡发育障碍的原因很可能是胰岛素的参与。高胰岛素血症和胰岛素抵抗通过多种机制直接或间接导致卵泡发育停滞。肥胖则作为中间环节，也在卵泡发育障碍中发挥重要作用：①增强外周组织中雄激素经芳香化作用向雌激素的转化率；② SHBG下降，导致游离雌二醇和雄激素增加；③胰岛素水平增加刺激卵巢组织间质组织生成雄激素。研究表明，肥胖患者降低体重可以明显改善高雄激素血症和胰岛素敏感性，从而恢复排卵功能。

三、高雄激素活性的诊断

（一）临床标准

高雄激素活性的临床体征多样，主要表现为：多毛、雄激素性脱发、反复发作的痤疮和男性化。不同病因导致的雄激素增多的临床表现形式多与体内雄激素水平有关，例如PCOS患者的雄激素水平多为轻度升高，最常见多毛体征，男性化非常少见；而分泌雄激素的肿瘤、先天性肾上腺皮质增生症等疾病，男性化体征更明显。

1. 多毛　女性多毛症是指女性身体雄激素敏感区的毳毛生长并转化为终毛，产生男性型毛发分布。大多数妇女多毛症的发生是由于雄激素水平升高，有些患者是由于毛囊对雄激素的敏感性升高。目前临床上诊断多毛多沿用Ferriman–Gallway评分标准。Ferriman等提出将人体划分为上唇、下颏、胸、背上部、背下部、上腹部、下腹部、臂、腿9个区域，每个区域按毛发的量给予1~4级评分，相加得分越高，多毛的表现越明显，评分≥7分即可诊断多毛。这种方法虽简便易行，但主观性较强，误差偏大，且存在显著的种族差异（亚洲妇女发生率低）。

2. 雄激素性脱发　又称为脂溢性脱发，雄激素过多可引起头发密度进行性减少，女性症状相对较轻。主要是由于患者局部头皮毛囊对雄激素（主要是双氢睾酮）的敏感性增加，导致毛囊微型化，毛干变细，临床表现多为头顶部位毛发变为稀疏，常伴有头皮油腻，瘙痒明显。组织病理表现为：生长期、终毛囊减少，休止期生发单位增多。

3. 痤疮　痤疮病因复杂，其诊断雄激素过多缺乏特异性，还可能与遗传、感染、精神、饮食等因素有关。反复发作的中、重度痤疮可视为高雄激素血症存在的证据，多对称发生于面部、胸部和背部等皮脂腺丰富的部位，主要表现为炎症性丘疹、脓疱、结节/囊肿，常根据皮损性质、计数或分布范围来评估其严重程度分级，例如Pillsbury分级法。

4. 男性化　长期高水平雄激素（T>1.5ng/ml）的持续作用下，女性可出现男性体态：肌肉发育、男性脂肪分布、骨骼粗壮、外生殖器异常；男性化表现：声音低沉、喉结突出、性欲增强、女性第二性征减退和阴蒂增大等。PCOS患者的血睾酮水平往往是轻度升高（血睾酮≤ 1.5ng/ml），因此较少出现男性化。如果患者出现男性化，需重点排除分泌雄激素的肿瘤、先天性肾上腺皮质增生症等疾病。

（二）生化标准

雄激素种类较多，目前雄激素测定的正常值范围尚未达到统一的标准。主要源于：①正常人群变异比较大；②未考虑年龄和体重的影响；③各地区测定方法及其准确度各异；④雄激素易受性激素的抑制等。

1. 睾酮 目前临床上常规测定血清睾酮水平作为诊断高雄激素血症的依据，当血睾酮水平 >0.55~0.6ng/ml 时，可诊断为高雄激素血症。大多数 PCOS 患者的血睾酮水平正常或轻度升高，一般不超过 1.5ng/ml。如果血清雄激素水平高于本实验室正常高界的 2 倍以上，伴有临床上典型或不典型的男性化表现，需进行肾上腺或卵巢的超声或 MRI 影像学检查。

2. 雄烯二酮 由于雄烯二酮只有转化成睾酮才能发挥生物学效应，因此临床测定意义有限。

3. 硫酸脱氢表雄酮（DHEAS） 血 DHEAS 水平升高意味着肾上腺皮质分泌过多的雄激素。当血 DHEAS 水平 >8.8μmol/L 常提示肾上腺皮质来源的雄激素过多。

4. 性激素结合球蛋白（SHBG）和游离睾酮 SHBG 是由肝脏合成的一种球蛋白，体内大部分睾酮主要与 SHBG 结合，无法发挥生物学效应，而少部分未与 SHBG 结合的睾酮被称为游离睾酮，并实际发挥生物学效应，因此，高雄激素血症的最佳诊断指标是血游离睾酮水平的升高。但由于直接测定血游离睾酮水平的技术较复杂，所以临床上常通过测定 SHBG 来间接反映血游离睾酮水平，如果 SHBG 水平下降，则提示游离睾酮水平升高。常推荐使用游离雄激素指数（FAI），计算公式为血睾酮水平（ng/ml）/ 血 SHBG 水平（nmol/L）×100。

5. 双氢睾酮 双氢睾酮反映的是雄激素的生物学效应和周围组织的雄激素活性，目前临床上尚未普及双氢睾酮的测定。

（三）辅助检查

除高雄激素血症的诊断，下列检查有助于明确原发病因。

1. 多囊卵巢综合征 至今为止，鹿特丹诊断标准在国际上应用最为广泛。2011 年发布的中国 PCOS 诊断标准提出，月经稀发或闭经或不规则子宫出血是诊断的必需条件，再符合高雄激素或 PCO 之一，并排除其他可能引起高雄激素或排卵异常的疾病后，可诊断为 PCOS。

2. 先天性肾上腺皮质增生症 主要是基础 17-OHP 测定和 ACTH 激发试验（金标准）。目前观点认为，基础 17-OHP>6nmol/L，或 ACTH 激发后 17-OHP>30nmol/L，可考虑 NCCAH 的诊断。

3. 库欣综合征 诊断应首先排除医源性因素。

（1）定性诊断：即明确高皮质醇血症的诊断。包括：① 24 小时尿游离皮质醇测定；②血皮质醇水平和昼夜节律测定；③小剂量地塞米松抑制试验；④午夜唾液皮质醇水平测定。

（2）病因诊断：包括：①大剂量地塞米松抑制试验：是确定过量 ACTH 来源的主要方法，多以服药后 UFC 或血皮质醇水平较服药前抑制 50% 以上为诊断的阳性标准；②血浆 ACTH 水平测定：用于鉴别 ACTH 依赖性和非依赖性；③ CRH（促肾上腺皮质激素释放激素）兴奋试验和去氨加压素（DDAVP）兴奋试验：用于鉴别库欣病和异位 ACTH 综合征；④影像学检查。

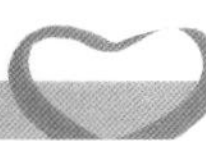

4. 分泌雄激素的肿瘤 多伴有体内的雄激素水平的异常升高，通常总睾酮水平 >200ng/dl 或高于正常值上界的 2.5 倍，是典型的卵巢雄激素肿瘤的特征。DHEAS>800μg/dl，是典型的肾上腺肿瘤。影像学检查可协助诊断，确诊依赖手术病理组织学检查。

四、高雄激素血症的治疗

高雄激素血症的发生机制复杂，临床主要根据病因和过多雄激素的来源选择治疗方案。根据药物的作用机制，目前常用的治疗高雄激素药物可分为以下几类：①抑制卵巢雄激素合成，主要是炔雌醇醋酸环丙孕酮等复方口服避孕药和长效 GnRH 激动剂；②抑制肾上腺皮质雄激素合成，主要是各种糖皮质激素制剂；③抑制双氢睾酮的合成，主要是 5α-还原酶抑制剂，如非那雄胺；④拮抗雄激素受体，如醋酸环丙孕酮、螺内酯和氟他胺等；⑤合并有胰岛素抵抗时，可选用胰岛素增敏剂类，如二甲双胍、罗格列酮等。

（一）病因治疗

诊断明确后及时进行病因治疗，如系 CAH 患者使用肾上腺糖皮质激素；卵巢、肾上腺或垂体肿瘤行手术或放射治疗后，高雄激素水平可得到纠正，进而恢复排卵功能。

（二）生活方式调整

肥胖可加重高雄激素和闭经，尤其是对于 PCOS 患者。减重、生活方式调整是基础、首要治疗措施。研究表明肥胖患者通过低热量饮食和耗能锻炼的方式降低全部体重的 5%~10%，就可以提高胰岛素的敏感性，降低血浆胰岛素和雄激素水平，进而改善或减轻月经紊乱并有利于排卵功能的恢复。

（三）药物治疗

1. 复方口服避孕药（COC） 复方口服避孕药能够提供有效的避孕和建立规律的、计划的月经周期，同时兼具降低雄激素的作用。避孕药中的炔雌醇可升高 SHBG，从而降低游离睾酮的水平；高效孕激素可以抑制垂体促性腺激素的分泌，尤其是 LH 的分泌，从而抑制卵巢雄激素的合成，是 PCOS 患者高雄激素血症及多毛症、痤疮的首选治疗。且新国际 PCOS 指南中针对 COC 的推荐建议：更推荐低剂量 COC（20~30μg 炔雌醇）作为高雄激素血症和月经异常的一线治疗。目前具有抗雄激素作用的孕激素有醋酸环丙孕酮、屈螺酮、地诺孕素、醋酸氯地孕酮等。有研究显示，新一代孕激素屈螺酮，在具有良好降雄效果同时，对 PCOS 患者有更多代谢获益。应用 COC 之前需对全身健康情况进行评估，注意 COC 的禁忌证。从月经周期或撤药性出血的第 3~5 天开始服用，每天 1 片，连续服用 21~24 天为一个周期。一般在停药 5~7 天左右开始撤退性出血。连续使用 3~6 个周期后，多数患者的高雄症状及血雄激素水平会显著降低。

2. 雌孕激素序贯治疗 当闭经的患者的雌激素水平偏低时，或有围绝经期症状时可给予雌孕激素序贯治疗。戊酸雌二醇和醋酸环丙孕酮复合制剂包含 11 片戊酸雌二醇片（2mg/ 片）和 10 片戊酸雌二醇和醋酸环丙孕酮复合片（每片含戊酸雌二醇 2mg，醋酸环丙孕酮 1mg）。既可调整月经周期，又具有抗雄激素的特性。

3. 螺内酯 螺内酯拮抗雄激素的机制主要有：①拮抗雄激素受体；②抑制卵巢和肾上腺皮质雄激素的合成；③抑制 17β- 羟类固醇脱氢酶，阻止雄激素活性较低的雄烯二酮转化成雄激素活性较高的睾酮；④抑制 5α- 还原酶，阻止睾酮转化成双氢睾酮。临床适用于 COC 治疗效果不佳、有 COC 禁忌或不能耐受 COC 的患者。用法：每天剂量 50~200mg，推荐剂量为 100mg/d，连续使用 3~6 个月。大剂量使用时，需注意高钾血症，建议定期复查血钾。生育期患者在服药期间建议采用避孕方法。在使用螺内酯时，往往会出现少量、不规则的出血。由于螺内酯没有调节月经周期的作用，因此如果患者仍伴有月经稀发或闭经，须定期补充孕激素。

4. 氟他胺　氟他胺也是临床上常用的雄激素受体拮抗剂，是一种高效非固醇类抗雄激素制剂，具有比螺内酯更强的抗雄激素作用。临床上，氟他胺主要用于治疗良性前列腺疾病，近年也开始用于女性高雄激素的治疗。用法：氟他胺 250mg/ 次，每天 1~3 次。但氟他胺有潜在的肝毒性，可导致 10% 的患者转氨酶升高。因此在应用氟他胺过程中需定期监测肝功能。

5. 糖皮质激素　糖皮质激素对 CRH 和 ACTH 的分泌具有负反馈调节。考虑有肾上腺皮质雄激素分泌过多时，需使用糖皮质激素治疗。临床上常用氢化可的松、可的松、泼尼松和地塞米松。用法：地塞米松 0.375~0.75mg/d 或泼尼松 2.5~5mg/d，连续使用 3 个月为宜。

6. 胰岛素增敏剂类　二甲双胍和罗格列酮均为改善胰岛素抵抗的药物，能降低过高的胰岛素水平。对于伴有胰岛素抵抗的 PCOS 患者，当血胰岛素水平下降后，高雄激素血症也得到明显纠正。胰岛素增敏剂的用量及疗程目前尚无统一的认识，较多学者推荐二甲双胍 500mg 每天 2~3 次，治疗 8~12 周，可明显改善患者的内分泌、代谢紊乱，继而恢复排卵、规律的月经周期，并减少远期并发症的发生。

7. 长效 GnRH 激动剂　长效 GnRH 激动剂可以抑制垂体 FSH 和 LH 的分泌，从而抑制卵巢雄激素的分泌。但由于其价格昂贵，因此临床上较少使用。

（陈子江　石玉华）

参考文献

1. 陈子江,刘嘉茵 . 多囊卵巢综合征——基础与临床 . 北京:人民卫生出版社,2009.
2. 徐蓓,朱桂金,史红 . 多囊卵巢综合征的高雄激血症及其治疗 . 中国实用妇科与产科杂志,2007,23(9):669-671.
3. 黄美凤,赵晓苗,杨冬梓 . 高雄激素血症检测项目与雄激素测定方法 . 国际妇产科学杂志,2012,39(2):115-118.
4. 中国垂体腺瘤协作组 . 中国库欣病诊治专家共识 . 中华医学杂志,2016,11 :835-840.
5. 中华医学会儿科学分会内分泌遗传代谢病学组 . 先天性肾上腺皮质增生症 21- 羟化酶缺陷诊治共识 . 中华儿科杂志,2016,8 :569-576.
6. 中华医学会妇产科学分会内分泌学组及指南专家组 . 多囊卵巢综合征中国诊疗指南 . 中华妇产科杂志,2018,1 :2-6.
7. Kiddy DS,Hamilton-Fairley D,Bush A,et al.Improvement in endocrine and ovarian function during dietary treatment of obese women with polycystic ovary syndrome.Clin Endocrinol,1992,36 :105-111.
8. Chen W,Thiboutot D,Zouboulis CC.Cutaneous androgen metabolism:basic research and clinical perspectives.J Invest Dermatol,2002,119 :992-1007.
9. Sophie Jonard,Didier Dewailly.The follicular excess in polycystic ovaries,due to intra-ovarian hyperandrogenism,may be the main culprit for the follicular arrest.Hum Reprod Update,2004,10(2):107-117.
10. Ortega-Gonzalez C,Luna S,Hernandez L,et al.Response of serum androgen and insulin resistance to metformin and pioglitazone in obese,insulin-resistant women with polycystic ovary syndrome.J Clin Endocrinol Metab,

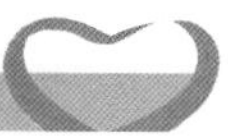

2005,90:1360-1365.

11. Practice Committee of the American Society for Reproductive Medicine.The evaluation and treatment of androgen excess.FertilSteril,2006,86:S241-247.
12. Marzouk TM,Sayed Ahmed WA.Effect of dietary weight Loss on menstrual regularity in obese young adult women with polycystic ovarysyndrome.J Pediatr Adolesc Gynecol,2015,28(6):457-461.

第六节　高催乳素血症与闭经

催乳素又称催乳激素（prolactin，PRL），由198个氨基酸组成的高分子肽链，其氨基端为亮氨酸，羧基端为半胱氨酸，相对分子质量为23 000。1928年，Stricker和Grueter首次发现该物质。1970年从猴及人的垂体成功地分离出PRL并确定了分子结构，1971年建立了血清PRL放射免疫测定技术，可在人血中测出。PRL主要是由腺垂体的催乳细胞合成和分泌的一种多肽激素，其分泌受下丘脑释放入门脉循环的PRL抑制因子（PIF）和PRL释放因子（PRF）的双向调节，以PIF的抑制性调节占优势。生理情况下体内下列部位也能合成PRL，非妊娠状态下如黄体中期蜕膜样变的子宫内膜、淋巴结、胸腺、脾脏、血管内皮及乳腺等；妊娠期绒毛和蜕膜合成的PRL，在结构和生物活性上与垂体来源的相同，但几乎不受多巴胺（dopamine，DA）激动剂和拮抗剂的影响。任何原因引起PIF减少、PRF增多、PRL代谢及排泄障碍均可导致血中PRL水平升高。

一、高催乳素血症概述

女性高PRL血症首先累及卵巢功能，是临床妇科生殖内分泌的常见病。主要表现为闭经、溢乳、月经稀发、不孕和肿瘤压迫症状等。下丘脑弓状核结节漏斗多巴胺系统合成分泌DA，经轴突达正中隆起，由垂体门脉系统输送到垂体前叶PRL细胞，结合相应受体，是最主要的生理性PIF。由于DA与促性腺激素释放激素（gonadotropin-releasing hormone，GnRH）对同一刺激或抑制作用常同时发生效应，因此，当GnRH的分泌受到抑制时，可出现促性腺激素水平下降，而PRL水平上升，临床表现为闭经泌乳综合征。15%~25%的继发性闭经及原发性闭经的患者中有高PRL血症。另外，促甲状腺激素释放激素（thyrotropin-releasing hormone，TRH）亦能刺激PRL的分泌。因此，一些甲状腺功能减退的女性亦可因TRH升高出现泌乳现象，但尚不肯定是否有生理意义。其他PRF有促性腺激素释放激素（GnRH）、血清素、鸦片肽μ受体等。雌激素能直接刺激PRL细胞增殖肥大，促进PRL释放。孕激素也能使PRL分泌增加。甲状腺激素、糖皮质激素则抑制PRL分泌。

（一）高PRL血症定义

各种原因引起的外周血PRL水平持续增高的状态称为高PRL血症。正常育龄期妇女血清PRL水平一般低于30ng/ml（即1.36nmol/L）。规范化地采集血标本和稳定准确的实验室测定对判断高PRL血症至关重要。各实验室应根据本实验室的数据界定血清PRL水平的正常范围。

（二）PRL分泌的异质性

垂体与血液循环中PRL的异构体目前已报道的分子形式有4种，可用凝胶层析分离并结合放射免疫测定分析。

1. 小分子 PRL，即非糖基化的单体 PRL，分子量为 23 000，生物活性及免疫活性最高。

2. 两种单体糖基化 PRL（有 G1-PRL 和 G2-PRL 两种结构），分子量为 25 000。

3. 大分子 PRL（糖基化即二聚体或三聚体），分子量为 50 000，可转化为小分子 PRL。

4. 大大分子 PRL（即多聚体，相对分子质量 >100 000，可能是单体 PRL 的聚合物或单体 PRL 与免疫球蛋白的聚合物），与 PRL 受体的亲和力低。

这四种分子形式的生物及免疫活性随着分子量的增加而降低。正常妇女生理状态下血 PRL 分子 80%~90% 为单体，8%~20% 为二聚体，1%~5% 为多聚体。若高 PRL 血症患者血中不同分子形式的 PRL 构成比发生了明显改变，可能导致血 PRL 水平与临床表现可不一致，如个别患者虽然血中 PRL 异常升高，但不出现明显月经失调或泌乳等临床症状。

（三）PRL 的代谢

PRL 半衰期为 15~20 分钟，下丘脑具有分解催乳素的酶，将 PRL 分解为小分子肽类，肝肾是主要的降解部位。肾为主要排泄器官，慢性肾衰竭患者血中 PRL 水平升高，可出现无排卵和催乳。肝脏排泄 PRL 较少。

（四）高 PRL 血症的患病率

有报道，25~34 岁妇女中高 PRL 血症的年发病率为 23.9/10 万，高于男性。继发性闭经及闭经泌乳患者中高 PRL 血症各占 10%~25% 及 70%~80%。高 PRL 血症中异常泌乳约占 90%。月经正常的妇女中 5%~10% 可有泌乳，月经正常伴泌乳的妇女中 27% 有高 PRL 血症。

（五）原因

高 PRL 血症是一种临床病理生理状态，而不是一种疾病。很多生理因素会影响血清 PRL 水平，PRL 的分泌有昼夜节律，并且在不同的生理时期有所改变；在应激状态下如情绪紧张、寒冷、麻醉、手术、低血糖、性生活、运动时 PRL 分泌有即时短暂性升高，乳房及胸壁刺激通过神经反射使 PRL 分泌增加，但升高幅度不会太大，通常持续时间不到 1 小时，一般不会引起相关的病理症状。妊娠期血 PRL 水平升高约 10 倍，可高于 200ng/ml（即 9.1nmol/L；1ng/ml=21.2mU/L）。自然临产时血 PRL 水平下降，于分娩前 2 小时左右达低谷，产后 2 小时内又升至高峰。不哺乳者，产后 3~4 周恢复正常；哺乳者，因乳头吸吮刺激促使 PRL 分泌，血 PRL 水平在产后 6~12 个月恢复正常，延长哺乳时间则高 PRL 状态相应延长。入睡后 60~90 分钟血 PRL 水平开始上升，早晨醒前达峰值，醒后 1 小时内迅速下降，上午 9~11 时进入低谷。进餐 30 分钟内 PRL 分泌加 50%~100%，尤其是进餐高蛋白高脂饮食。另外，引起高 PRL 血症的原因还有病理性、药物性及特发性，详见下述。

二、高催乳素血症病因及发病机制

高 PRL 血症的主要发病机制是 PRL 抑制因子 DA 的不足，因此凡阻断 DA 经垂体柄的门脉系统进入垂体前叶的各种因素，均可导致血液中 PRL 的升高；PRF 增多亦可引起高 PRL 血症；另外，PRL 降解减少亦可导致 PRL 升高。

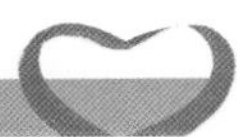

（一）病理性原因

病理性PRL升高常常由下丘脑垂体病变、系统性疾病、肿瘤、创伤及手术等因素引起。

1. 下丘脑病变　下丘脑部位的肿瘤如颅咽管瘤、神经胶质瘤等，可能压迫垂体柄，阻断DA由下丘脑进入垂体前叶的通路，导致PRL分泌不受抑制，促使PRL大量分泌；下丘脑的炎症、外伤、手术及头部的放射性治疗等，也可能引起局部组织损伤，导致下丘脑PIF分泌或运输受阻，从而使血PRL分泌增加；另外，下丘脑功能失调亦可出现PRL分泌增多、泌乳等。

2. 垂体病变

（1）垂体肿瘤：临床上垂体肿瘤发生率占颅内肿瘤的10%左右，大多数为良性，生长缓慢，仅少数为恶性。垂体肿瘤是引起高PRL血症最常见的病因，约75%患垂体肿瘤的女性存在高PRL。根据是否分泌激素及分泌激素的不同，可分为PRL瘤、生长激素（GH）瘤、促肾上腺皮质激素（ACTH）瘤、促甲状腺激素（TSH）瘤、无功能细胞瘤等。PRL瘤是最常见的功能性垂体腺瘤，约占成人垂体功能性腺瘤的40%~45%，以20~50岁的女性患者多见，成人患者男女比例约1∶10。PRL瘤可自主分泌PRL引起高PRL，也可因瘤体增大压迫阻断垂体门脉系统DA的运送，导致PRL分泌增加；其他垂体肿瘤如GH瘤、ACTH瘤等可引起TRH升高从而刺激PRL分泌增加。按PRL瘤体积分为微腺瘤及大腺瘤，前者直径≤10mm，位于鞍内；后者直径>10mm，可局限于鞍内或向鞍外扩展，可引起压迫视交叉、下丘脑及第三脑室等的症状；偶可侵蚀蝶窦和海绵窦，累及脑神经，被称为“侵袭性PRL瘤”。垂体瘤可出血、变性而形成囊肿，极少恶变。

（2）空蝶鞍综合征：空蝶鞍是指蛛网膜下腔及脑脊液疝入到鞍内，致蝶鞍扩大，腺垂体受压而产生的一系列临床表现。按其病因分为原发性和继发性两类。原发性因鞍膈先天性解剖缺陷所致。继发性因鞍内肿瘤经放疗、手术或自发梗死后或妊娠时垂体增大产后复旧缩小等情况，使鞍内空间增大，加上某些颅压升高的因素引起脑脊液进入鞍内，垂体柄受压所致由于多种原因引起蛛网膜下腔及脑脊液疝入到鞍内，导致蝶鞍扩大，正常垂体受到挤压，影响垂体门脉系统的血液循环，致垂体前叶DA浓度下降，从而引起PRL升高。空蝶鞍可发生于任何年龄，但以多产妇和中年肥胖女性居多。

3. 系统性疾病

（1）甲状腺功能减退症：甲状腺功能减退可促使下丘脑TRH分泌增加，TRH可直接作用于垂体催乳素细胞促进PRL分泌，同时也可通过抑制DA的分泌而解除其对PRL分泌的抑制作用，导致PRL水平的升高。

（2）慢性肾衰竭：慢性肾衰竭患者约70%~90%的患者有高PRL血症，一般<100ng/ml（即4.55nmol/L），肾透析后不下降，肾移植后可下降。这可能与PRL在肾脏降解异常相关，同时，高氮质血症也可能改变催乳素细胞DA受体的敏感性，使PRL抑制减少，从而致PRL分泌增加。

（3）严重肝病：肝脏功能受损可影响DA代谢，从而引起血清PRL水平升高。肝性脑病时假神经递质形成增多，使PIF作用减弱导致PRL分泌增加。

4. 异位PRL分泌　某些肿瘤细胞发生突变，可引起*PRL*基因转录启动，从而导致PRL大量分泌，诱发高PRL。如未分化支气管肺癌、肾癌、卵巢畸胎瘤等。

5. 神经源性　胸壁创伤、带状疱疹、神经炎、乳腺手术或慢性刺激等，可通过自主神经反射干扰中枢神经通路而促进 PRL 的分泌。

6. 多囊卵巢综合征（polycystic ovary syndrome，PCOS）　PCOS 患者中约 6%~20% 出现 PRL 水平升高，可能由于长期高雌激素水平使垂体催乳素细胞敏感性增加，导致 PRL 分泌幅度增高。

7. 子宫内膜异位症　子宫内膜异位症患者中 21%~36% 血 PRL 水平轻度升高，尤其是伴不孕者，可能为痛经不孕造成精神应激所致。

（二）药物性原因

通过拮抗下丘脑多巴胺或增强 PRF 刺激而引起高 PRL 血症的药物有多种。药理性高 PRL 血症者多数血清 PRL<100ng/ml（即 4.55nmol/L），可有典型症状；服用酚噻嗪类、利培酮者血 PRL 可达 200ng/ml（即 9.1nmol/L）。12%~30% 服用含较高雌激素的口服避孕药者血 PRL 水平略升高。

1. 多巴胺受体阻断剂　中枢神经系统的吩噻嗪类镇静剂如：氯丙嗪、奋乃静、舒必利等；丁酰苯类（氟哌啶醇）。止吐剂如甲氧氯普胺可直接与 DA 受体结合，消耗 DA 受体从而阻断 DA 的作用，促使 PRL 分泌与释放。

2. 选择性 5- 羟色胺再吸收抑制剂　这类药物包括氟西汀、帕罗西汀、度硫平、氟伏沙明、西酞普兰、舍曲林及部分三环抗抑郁药，可通过激活 5- 羟色胺能通路，抑制下丘脑 DA 释放，引起 PRF 释放增加；同时可间接通过作用于 γ- 氨基丁酸（GABA）能神经元抑制结节漏斗系统中 DA 产生，从而促进 PRL 分泌。

3. 儿茶酚胺耗竭剂　利血平、甲基多巴等抗高血压药物促使去甲肾上腺素的合成与释放，耗竭 DA，导致血 PRL 水平升高。

4. 雌激素及避孕药　雌激素可直接作用于垂体前叶，促进 PRL 细胞的增殖与分泌，从而引起血 PRL 升高。长期口服避孕药，可影响下丘脑垂体 PRL 细胞的增殖与分泌，从而导致血 PRL 的升高。

5. 多巴胺转化抑制剂　可抑制多巴胺的转换，而促进 PRL 的释放，如阿片肽、吗啡、可卡因等麻醉药。

6. 多巴胺重吸收阻断剂　诺米芬辛。

7. 单胺氧化酶抑制剂　苯乙肼。

8. 抗胃酸药物　组胺 H_2 受体拮抗剂——西咪替丁，可促进 PRL 的分泌。

（三）特发性高 PRL 血症

特发性高 PRL 血症是指血清中 PRL 水平明显升高，但未发现明确的垂体或中枢神经系统疾病，也无任何增加 PRL 水平的其他病因可循，多为下丘脑 - 垂体功能紊乱导致 PRL 过度分泌所致。

三、高催乳素血症对女性的影响

体内 PRL 受体分布广泛，除乳腺外，还见于下丘脑、垂体、卵巢、子宫内膜、骨骼、胃肠道、蜕膜、羊膜、肺、肾、肾上腺及肝等部位，提示可能有广泛的自分泌 / 旁分泌调节功能。垂体 PRL 与其靶器官之间并无经典的内分泌反馈调节通路。高 PRL 血症可以在下丘脑 - 垂体 - 卵巢 3 个水平上同时抑制生殖。此外，高 PRL 血症还常伴发高雄激素血症，

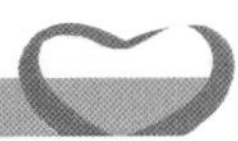

与高雄激素协同抑制卵巢排卵，加重排卵障碍。

1. 高 PRL 血症对下丘脑 – 垂体 – 卵巢轴的影响　高水平的 PRL 在下丘脑通过 GnRH 神经元上 PRL 受体抑制了 GnRH 的脉冲式分泌，降低 GnRH 水平，改变卵泡刺激素（FSH）和黄体生成素（LH）分泌模式，同时降低卵巢上 FSH 与 LH 受体敏感性，抑制卵泡发育与成熟，干扰甾体激素合成，直接或间接影响性腺功能，从而影响排卵。从而导致月经紊乱、闭经及不孕。

2. 高 PRL 血症对乳腺的影响　PRL 的主要生理作用是促进乳腺生长及乳汁分泌。过高的 PRL 直接作用于乳腺细胞 PRL 受体，可刺激乳汁生成及分泌。约 80% 左右的高 PRL 血症患者可出现持续溢乳。当患者同时出现闭经及溢乳时，约有 75% 左右由高 PRL 血症所引起。长期溢乳亦可导致患者出现心理问题，严重者可影响社交。

3. 继发性子宫内膜病变　由于高 PRL 血症对生殖轴的抑制作用，抑制排卵，可导致体内孕激素合成缺乏。使子宫内膜长期暴露于无保护的雌激素作用下，使患者发生子宫内膜病变如各种类型的子宫内膜增生过长、不典型息肉状腺肌瘤甚至子宫内膜样腺癌的风险增加。

4. 影响糖代谢　高 PRL 血症除对生殖轴有抑制作用外，对其他激素亦有调节作用，垂体腺瘤所致的高 PRL 血症可加重胰岛素抵抗，影响糖代谢，甚至增加糖尿病的发生率。

5. 心血管疾病发生风险增加　PRL 具有收缩血管功能。此外，长期的高 PRL 血症导致的低促性腺激素低雌激素状态也可增加心血管疾病的风险。

6. 骨质疏松及骨折风险增加　高 PRL 血症通过抑制生殖轴，干扰甾体激素合成，进而影响骨代谢。约 50% 的高 PRL 患者可出现体内雌激素低下或缺乏，低雌激素可影响骨生成与破坏的平衡，降低骨密度，从而使骨质疏松及骨折风险增加。

7. 影响性功能　PRL 通过调节多巴胺系统调控性功能，短期或长期的高 PRL 血症均可调节性活动的中枢调控部位，降低性欲。

四、高催乳素血症的临床表现

高 PRL 血症的临床表现因病因不同而异，持续的高 PRL 血症在临床上可以引起溢乳、月经稀发、闭经甚至不孕。高 PRL 血症对生殖轴的长期抑制，严重者可造成低促性腺激素、低雌激素水平，可出现围绝经期症状如潮热、情绪改变等，甚至导致女性生殖器官如卵巢、子宫萎缩、骨质疏松等。如高 PRL 血症为肿瘤所致亦可有肿瘤破坏垂体引起激素分泌减低及压迫邻近脑区的神经症状。

（一）月经紊乱及不孕

高 PRL 血症患者 90% 有月经紊乱，以继发性闭经多见，也可表现为月经量少、稀发或无排卵月经；原发性闭经、月经频发及不规则出血较少见。青春期前或青春期早期女性可出现原发性闭经，生育期后多为继发性闭经，卵巢功能改变以无排卵最为多见，也可为黄体功能不足引起不孕或流产。

（二）异常泌乳

指非妊娠或产后停止哺乳 >6 个月仍有乳汁分泌。异常泌乳是高 PRL 血症的特征之一，发生率约 90%，溢乳通常表现为双乳流出或可挤出非血性乳白色或透明液体。闭经 – 溢乳综合征患者中约 2/3 存在高 PRL 血症，其中 1/3 患垂体微腺瘤。因有大分子 PRL、乳腺

PRL受体数或对PRL敏感性的差异，血PRL水平与泌乳量不成正比。出现性功能低下后由于雌激素水平低下，泌乳的发生率也降低。

（三）肿瘤压迫症状

1. 其他垂体激素分泌减低　如生长激素GH分泌减低引起儿童期生长迟缓，Gn分泌减低引起闭经、青春期延迟，抗利尿激素分泌减低引起尿崩症，促甲状腺激素（TSH）或ACTH分泌减低继发甲状腺或肾上腺皮质功能降低。

2. 神经压迫症状　垂体腺瘤增大明显时，由于脑脊液回流障碍及周围脑组织和视神经受压，可出现如头痛、双颞侧视野缺损、肥胖、嗜睡、食欲异常和脑神经压迫症状。若肿瘤破坏蝶窦或筛窦骨质还可出现脑脊液漏。15%~20%的患者腺瘤内可自发出血，少数患者可发生急性垂体卒中，表现为突发剧烈头痛、呕吐、视力下降、动眼神经麻痹等。

（四）雌激素水平降低

导致骨量丢失加速、低骨量或骨质疏松。低雌激素状态亦可引起乳腺萎缩、阴毛脱落、生殖器官萎缩如子宫及阴道黏膜萎缩、阴道分泌物减少、性欲减低及性生活困难。

（五）体重增加

具体病因不清，可能与钠水潴留、脂肪分化异常、性功能低下及下丘脑功能异常等有关。

（六）其他

约40%的患者可有多毛。如为混合性腺瘤可有其他垂体激素分泌亢进的临床表现。

五、高催乳素血症的诊断与鉴别诊断

根据患者的病史、临床表现及辅助检查诊断高PRL血症大多并不困难，诊断时应明确病因。诊断过程中应注意血中PRL分子的异质性，有的患者的临床症状与血中PRL水平并不相符。

（一）高PRL血症的诊断（图4–7）

1. 病史及临床症状　详细询问病史，包含月经模式的改变如月经稀发、经量减少、闭经（原发性及继发性）、不孕或流产、溢乳、低雌激素症状、多毛或青春期延迟，了解婚育史、有无外伤史、手术史及合并其他疾病及用药等。

2. 查体　注意溢乳量及性状、有无多毛、肥胖、高血压及生殖器官有无萎缩等。原发性闭经患者应注意第二性征及生殖器官发育情况。

3. 实验室检查

（1）生殖激素测定：育龄期妇女出现月经紊乱时应常规行血生殖激素LH、FSH、PRL、雌二醇、睾酮、孕酮测定。测定血PRL水平时，采血有严格的要求：早晨空腹进食纯碳水化合物早餐，于上午9~11时到达，先清醒静坐30分钟，然后取血，力求“一针见血”，尽量减少应激。

（2）生殖激素解读：解读结果需结合临床，同时测定其他5项生殖激素有助于鉴别月经紊乱的其他病因。高PRL血症患者血LH、FSH水平正常或偏低，血雌二醇水平相当或低于早卵泡期水平，睾酮水平不高。如果血PRL>100~200ng/ml，并排除其他特殊原因引起的高催乳素血症，则支持催乳素腺瘤的诊断。高PRL血症患者如血PRL水平<100ng/ml（即4.55nmol/L），应排除生理性、药理性及其他原因导致。为鉴别高PRL血症的病因，必

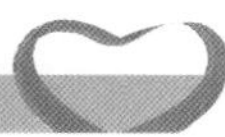

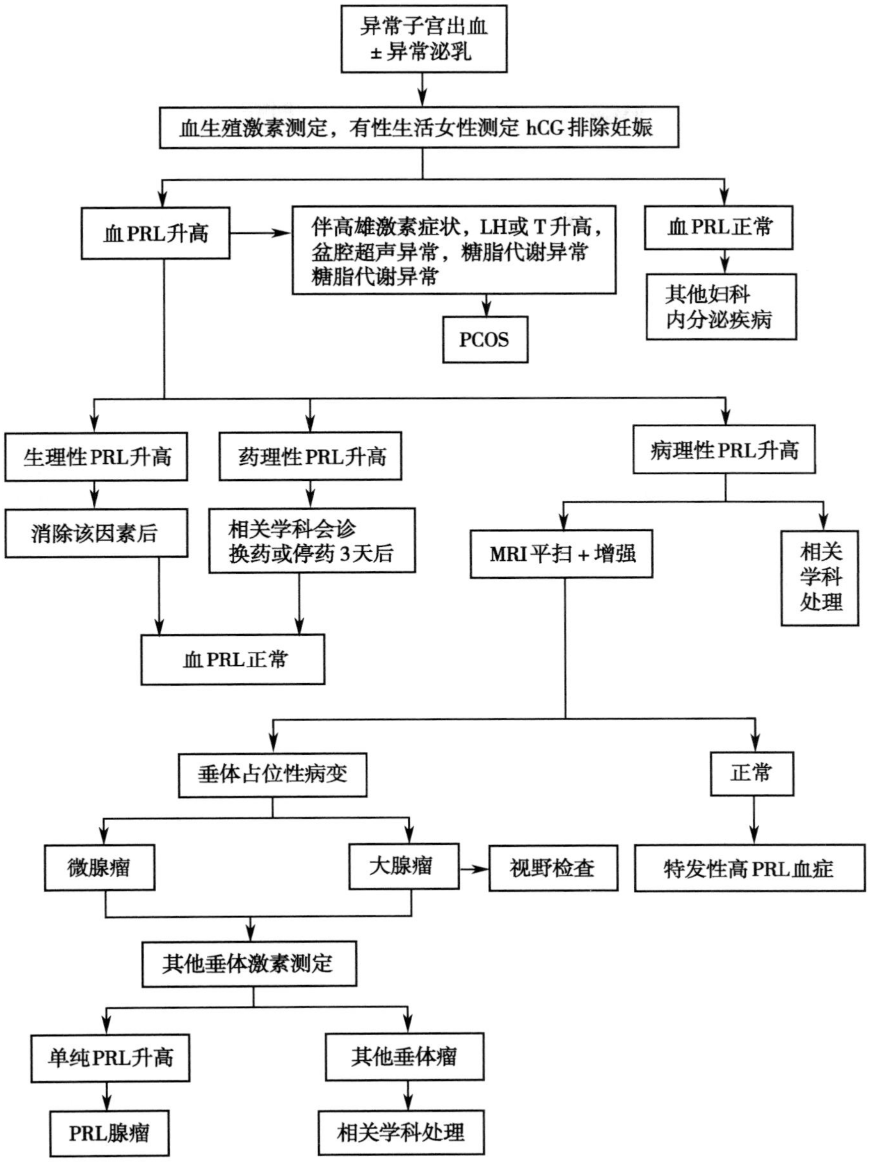

异常子宫出血
±异常泌乳

血生殖激素测定，有性生活女性测定 hCG 排除妊娠

血 PRL 升高

伴高雄激素症状，LH或 T 升高，
盆腔超声异常，糖脂代谢异常
糖脂代谢异常

PCOS

血 PRL 正常

其他妇科
内分泌疾病

生理性 PRL 升高

消除该因素后

药理性 PRL 升高

相关学科会诊
换药或停药 3 天后

血 PRL 正常

病理性 PRL 升高

MRI 平扫＋增强

相关
学科
处理

垂体占位性病变

正常

特发性高 PRL 血症

微腺瘤

大腺瘤

视野检查

其他垂体激素测定

单纯 PRL 升高

PRL 腺瘤

其他垂体瘤

相关学科处理

图 4–7　高 PRL 血症的病因及诊断步骤

要时需行血绒毛膜促性腺激素（hCG）排除妊娠及妊娠相关疾病、甲状腺功能、其他垂体激素及肝肾功能。如果垂体腺瘤的大小与血 PRL 水平不一致，应按 1∶100 稀释血样后重新检查，避免因血 PRL 浓度过高导致的“hook effect”。

（3）其他内分泌腺功能检查：测定甲状腺功能了解有无甲状腺功能减退。肾上腺功能检查了解有无皮质醇增多症，可疑时应查 GH 水平。

4. 影像学检查

（1）盆腔超声：了解子宫、卵巢情况。

（2）乳腺超声：有助于排除乳腺病变。

（3）骨密度：对于低雌激素水平导致闭经的患者应行骨密度检查，有助于了解骨质的情况。

（4）MRI：对软组织分辨率高，无放射线损伤，在排除或确定压迫垂体柄、垂体 PRL 微腺瘤及空泡蝶鞍症等鞍区病变的定性、定位诊断等方面有明显优势，是鞍区病变首选的影像学检查手段。MRI 对视交叉与垂体瘤的关系以及病变是否侵犯海绵窦等的细微分辨效果更好，不接触放射线，妊娠期可采用。若血 PRL 水平持续高于 100ng/ml（即 4.55nmol/L），有临床症状者应行鞍区 MRI 平扫加增强检查明确有无占位性病变，明确是否存在垂体微腺瘤或腺瘤。如有垂体大腺瘤的典型表现，而采用双位免疫放射法测定 PRL 仅 <100ng/ml，应怀疑垂体大而无功能瘤压迫垂体柄所致，应将血样稀释 100 倍后再测定以排除测定系统的误差。CT 检查能更好地探测到蝶鞍床的骨组织侵犯，为增加器官间的对比度，需注射造影剂，有药物过敏史者难以采用。

（5）眼底检查及视野检查：由于垂体瘤可侵犯和（或）压迫视交叉，引起视神经乳头水肿；也可因肿瘤压迫视交叉致视野缺损，因而眼底、视野检查有助于确定垂体腺瘤的大小及部位。

5. 病因诊断

（1）下丘脑疾病：如颅咽管瘤、垂体柄损伤、结节病、嗜酸性肉芽肿及中枢神经轴照射损伤下丘脑等。

（2）垂体疾病：垂体肿瘤据典型的临床表现、血 PRL 水平升高，尤其血 PRL>100ng/ml 结合鞍区 MRI 检查可诊断。另外如淋巴细胞性垂体炎、库欣综合征等。

（3）空蝶鞍综合征：符合高 PRL 血症的症状和体征，多发于略肥胖的中年女性，头痛常是搏动性的，蝶鞍平侧位摄片提示蝶鞍呈气球状膨大，鞍底对称下陷；CT 摄片鞍内脑脊液低密度影。

（4）药物性高 PRL 血症：由用药物治疗相关疾病过程中引起高 PRL 血症。

（5）特发性高 PRL 血症：如血 PRL 水平在 31~100ng/ml（即 1.41~4.55nmol/L）伴有症状，各种检查均未找到原因，可归为“特发性高 PRL 血症”。如果血 PRL 水平 >100ng/ml（4.55nmol/L）且伴月经紊乱者需警惕垂体微腺瘤的可能性。

（二）鉴别诊断

1. PCOS 是常见的生殖内分泌代谢性疾病，严重影响患者的生命质量、生育及远期健康，临床表现呈高度异质性，血 PRL 水平可轻度升高，少数患者有泌乳现象。

（1）疑似 PCOS：月经稀发或闭经或不规则子宫出血是诊断的必需条件。另外再符合下列 2 项中的 1 项：①高雄激素临床表现或高雄激素血症；②超声下表现为 PCOM。多囊卵巢（polycystic ovarian morphology，PCOM）是超声检查对卵巢形态的 1 种描述。PCOM 超声相的定义为：一侧或双侧卵巢内直径 2~9mm 的卵泡数 ≥ 12 个，和（或）卵巢体积 ≥ 10ml（卵巢体积按 0.5 × 长径 × 横径 × 前后径计算）。

（2）确诊 PCOS：具备上述疑似 PCOS 诊断条件后还必须逐一排除其他可能引起高雄激素的疾病和引起排卵异常的疾病才能确定 PCOS 的诊断。对于青春期 PCOS 的诊断必须同时符合以下 3 个指标，包括：初潮后月经稀发持续至少 2 年或闭经；高雄激素临床表现或高雄激素血症；超声下卵巢 PCOM 表现。同时应排除其他疾病。

2. 其他垂体肿瘤　GH 瘤可有高 PRL 血症及溢乳，但体型或面貌有特征性，血 GH 功

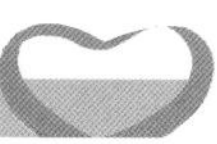

能试验可以鉴别。垂体无功能瘤压迫垂体柄引起血 PRL 水平中度升高，多巴胺激动剂治疗后血 PRL 水平降低但瘤体不缩小，MRI 检查也有助于鉴别。

3. 乳腺囊性增生病 是妇女的多发病，常见于中年女性，少数患者可有乳头溢液，多为浆液性或浆液血性液体。临床表现为一侧或双侧乳房胀痛或肿块是本病的主要表现，部分患者具有周期性，一般月经前明显，月经后减轻，系雌、孕激素比例失调，使乳腺实质过度增生和复旧不全。

4. 特发性泌乳 有异常泌乳，但月经周期、排卵及血 PRL 水平均正常。

5. 甲状腺功能减退 可出现闭经泌乳现象，但检测血甲状腺功能有相应改变。

六、高催乳素血症的治疗

治疗高 PRL 血症应首先明确病因，考虑生理性高 PRL 血症需排除相关因素后复查。药物性高 PRL 血症需请相关学科会诊，权衡利弊后决定更换不升高血 PRL 水平的同类药或停药 3 天后复查血 PRL 水平，一般不需多巴胺激动剂治疗。下丘脑垂体的其他疾病引起高 PRL 血症者转相关学科处理。空泡蝶鞍症无特殊处理。血 PRL<100ng/ml（即 4.55nmol/L）、泌乳量少、有规律排卵月经，无生育要求，可定期随诊观察。正常人群中 10% 有微腺瘤，PRL 微腺瘤随诊 >10 年只有 7% 增大，如无症状也可随诊观察。本部分主要针对特发性高 PRL 血症和垂体 PRL 瘤患者的治疗。

（一）治疗目标

针对不同病因，治疗目标各异。

1. 垂体 PRL 微腺瘤和特发性高 PRL 血症患者 抑制异常泌乳，恢复正常月经和排卵生育功能。

2. 大腺瘤患者 缩小瘤体，解除压迫，保留垂体功能，改善神经相关症状。

3. 预防复发及远期并发症。

（二）药物治疗的适应证

1. 垂体 PRL 微腺瘤、特发性高 PRL 血症伴有症状如月经紊乱、闭经、不孕不育、烦人的泌乳、长期的性腺功能低下、青春期发育改变、预防妇女由于性腺功能低下引起的骨质疏松等。

2. 轻度的高 PRL 血症，月经规则，有怀孕要求的女性需要治疗。

3. 垂体 PRL 大腺瘤引起压迫症状、神经系统症状（尤其是视力缺失）。

4. 垂体 PRL 瘤手术后残留或放疗后 PRL 水平高及症状持续存在。

（三）治疗方法选择

治疗方法有药物治疗、手术治疗及放射治疗。高 PRL 血症、垂体 PRL 腺瘤（无论微腺瘤或大腺瘤），都可首选多巴胺受体激动剂进行治疗。接诊医师应根据患者年龄、病情、生育状况，在充分告知各种治疗的优势和不足后，尊重患者意愿做出适当选择。

（四）药物治疗

1. 药物治疗种类 常用多巴胺受体激动剂有溴隐亭、α- 二氢麦角隐亭、卡麦角林。

（1）溴隐亭：溴隐亭（2.5mg/ 片）是一种半合成的麦角胺碱衍生物，有显著的多巴胺受体激动剂特性，是非特异多巴胺促效剂，也是第 1 个临床应用的多巴胺 D1、D2 受体激动剂，能有效地抑制 PRL 的合成及分泌，可抑制垂体 PRL 分泌和 PRL 瘤细胞增殖从而缩小瘤体。它的半衰期相对较短，需每天口服 2~3 次。临床报道溴隐亭治疗可使 60%~80% 的患者血 PRL 水平降至正常、异常泌乳消失或减少，80%~90% 的患者恢复排卵月经，70% 的患者能够生育。大腺瘤患者 80%~90% 视野改善，60% 瘤体缩小 50% 以上，缩小所需时间长短不一，与血 PRL 水平下降情况也不平行。溴隐亭的疗效与个体敏感性密切相关，不一定与剂量正相关。目前认为溴隐亭治疗与经蝶手术相比，具有并发症少、血 PRL 水平下降较满意及垂体功能恢复较好三个方面的优点。

1）溴隐亭不良反应：不良反应主要是胃肠道反应（恶心、呕吐、便秘）、外周血管痉挛和体位性低血压（头晕、头痛），多数在短期内消失。严重的不良反应是初剂量时少数患者发生体位性低血压，个别患者可出现意识丧失。

2）溴隐亭服用及减量：为减轻不良反应，溴隐亭一般从小剂量开始，初始剂量为 1.25mg/d，餐中服用；亦可溴隐亭治疗的初始剂量为 0.625~1.25mg/d，通过缓慢加量计划和睡前跟点心同服的方法来减少胃肠道不适和直立性低血压等不良反应。根据患者反应，每 3~7 天增加 1.25mg/d，直至常用有效剂量 5.0~7.5mg/d，一般不需大于此剂量。7.5mg/d 为有效治疗剂量，如果肿瘤体积和血 PRL 水平控制不理想，则可以逐步加量至 15mg/d。继续加量并不能进一步改善治疗效果，不建议 15mg 以上的大剂量，而是建议改为卡麦角林治疗。如加量出现不耐受可减量维持。持续服药 1 个月后复查血 PRL 水平，以指导剂量的调整。减量应缓慢分次进行，通常每 1~2 个月减少溴隐亭 1.25mg/d，同时复查血 PRL 水平，以确保溴隐亭减量后血 PRL 水平仍正常，直至最小有效剂量作为维持量，可为每天或隔天 1.25mg，长期使用。

3）注意事项：长期维持治疗期间，一旦再出现月经紊乱或 PRL 水平升高，应查找原因，必要时复查 MRI 决定是否再加量。用溴隐亭治疗高 PRL 血症时，80% 的患者月经、排卵有望恢复正常，血 PRL 终将正常化。大部分患者重复服用溴隐亭治疗后，血 PRL 水平又降至正常。因此，临床上需摸索维持血 PRL 正常水平的最低有效剂量长期服用，定期随访。

由于溴隐亭已经证实其安全有效，且价格相对便宜，在我国大部分医疗部门可以提供，因此溴隐亭为我国推荐治疗催乳素腺瘤的首选药物。一般溴隐亭常规治疗后，首先是视野缺失得到改善，月经及排卵功能的恢复在血清 PRL 恢复正常水平之前。但有 10%~18% 的患者对溴隐亭不敏感或不耐受，可更换其他药物或手术治疗。

（2）α- 二氢麦角隐亭：是高选择性多巴胺 D2 受体激动剂及 α- 肾上腺素能拮抗剂。初始治疗患者从 5mg（1/4 片）每天 2 次开始，餐中服用，1~2 周后加量，并根据患者血 PRL 水平变化，逐步调整至最佳剂量维持，一般为 20~40mg/d。疗效与溴隐亭相仿，心血管副作用少于溴隐亭，无体位性低血压出现。长期服用耐受性高。

（3）卡麦角林：化学结构为 6- 烯丙基 -N-［3-（二甲基氨基）丙基］-N-（乙基氨基甲酰基）麦角林 -8- 甲酰胺，是新型麦角类 DA 激动剂，较溴隐亭作用强，是具有高度选择性的多巴胺 D2 受体激动剂，为溴隐亭的换代药物，抑制 PRL 的作用更强大，但不良反应相对减少，且作用时间更长。对溴隐亭抵抗（指每天使用 15mg 溴隐亭效果不满意）或不耐受溴隐亭治疗的 PRL 瘤患者改用此新型多巴胺受体激动剂仍有 50% 以上有效。卡麦角林（0.5mg/ 片）的初始治疗剂量为每周 0.25~0.5mg，剂量每月增加 0.25~0.5mg 直到血 PRL 水平正常，很少需要剂量超过每周 3mg。对比溴隐亭，卡麦角林服用更方便，患者的

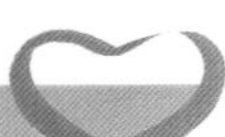

耐受性更好，对溴隐亭耐药的患者可选用卡麦角林治疗。

卡麦角林与其他多巴胺受体激动剂的差别在于半衰期非常长，为65小时，在垂体内清除较慢与垂体DA受体高亲和力及广泛的肝肠循环有关，只需每周给药1~2次，常用剂量为0.5~2.0mg（1~4片）。口服后，3小时内就可以检测到PRL水平降低，然后逐渐下降，在48~120小时之间效应达到平台期；坚持每周给药，PRL水平持续下降。副作用少，很少出现恶心、呕吐等，患者顺应性较溴隐亭好。大剂量的卡麦角林可引起心脏瓣膜的损害，但普通治疗高PRL血症的低剂量不会发生，因此，对于超出常规治疗剂量的患者，应定期行心脏超声检查及时发现病变。

但α-二氢麦角隐亭和卡麦角林无妊娠期使用的资料，假如患者有生育要求，溴隐亭因有更加确定的安全性，可能是更好的选择。

（4）盐酸八氢苄喹啉：是一种非麦角类长效多巴胺激动剂。选择多巴胺D_2促效剂，对D_1受体作用弱。降PRL作用较溴隐亭强35倍以上，75μg/片相当于溴隐亭2.5mg/片，半衰期长达17小时，每天只需给药一次。每天0.075~0.30mg睡前顿服，大多高PRL血症患者用药半月到数月内血PRL水平可降至正常，适用于垂体PRL大腺瘤、对溴隐亭耐药或不能耐受的高PRL血症患者。盐酸八氢苄喹啉与溴隐亭相比副作用少，可能与前者特异兴奋多巴胺D_2受体，而后者同时兴奋D_1、D_2受体，肾上腺素能及血清素受体系统有关。

（5）维生素B_6：20~30mg，每天3次口服，与溴隐亭同时使用起协同作用。

2. 药物治疗高PRL血症过程中存在的问题　多巴胺受体激动剂治疗高PRL血症过程中随诊、停药时机、停药反跳、溴隐亭耐药等问题均为临床工作者所关注。

（1）药物治疗随诊：多巴胺受体激动剂治疗高PRL血症是一个长期的过程，因此随诊非常重要。治疗1个月起定期测定血PRL及雌二醇水平，观察PRL下降及卵泡发育改善的进度，指导剂量调整。随诊时应注意其他垂体激素测定、骨密度检查等。

每1~2年重复鞍区MRI检查，大腺瘤患者每3个月检查1次。如多巴胺受体激动剂治疗后血PRL水平不降反升、出现新症状也应行MRI检查。PRL大腺瘤在多巴胺受体激动剂治疗后血PRL水平正常而瘤体不缩小，应重新核对诊断，是否为其他类型腺瘤或混合性垂体瘤、是否需改用其他治疗。

有视野缺损、大腺瘤患者在初始治疗时可每周复查2次视野。如疗效满意常在2周内显效。如无改善或不满意应在治疗后1~3周内复查MRI，决定是否需手术治疗减压。

（2）停药时机及停药反跳：小剂量溴隐亭维持PRL水平正常、MRI检查肿瘤消失或呈空泡蝶鞍，疗程达2年以后，可在密切的临床及生化检查随访中逐渐减量直至停药。停药初期每月复查血PRL水平，3个月后可每半年查1次；或者前1年每3个月复查1次血PRL水平，以后每年查1次。如血PRL水平升高，同时复查MRI；若又升高仍需长期以最小有效剂量维持。如果停用溴隐亭后血PRL又升高，少数患者甚至出现反跳现象时，应排除垂体肿瘤增大的可能。

（3）溴隐亭耐药或不耐受：如每天使用15mg溴隐亭效果不满意则考虑溴隐亭抵抗；或患者因服用溴隐亭因不良反应不能耐受可考虑更换成其他多巴胺受体激动剂。

3. 妊娠期及哺乳期管理　迄今并未证实溴隐亭对胎儿有致畸作用。垂体催乳素腺瘤患者妊娠后是否应继续应用药物治疗这一问题，仍存在争议。溴隐亭可通过胎盘，原则上妊娠期胎儿暴露药物的时间应尽量缩短，一般在确定妊娠后即停药。但若发现孕妇有孕期服用溴隐亭的历史，也不推荐终止妊娠。目前因资料尚少不推荐整个妊娠期服用溴隐亭，除非是未经治疗的大腺瘤伴有视交叉压迫症状的患者服用溴隐亭后妊娠才考虑整个妊娠期使用溴隐亭。但亦有学者推荐在妊娠前有微腺瘤的患者，催乳素水平降至正常，恢复规律月经后可以妊娠，但由于黄体功能维持的需要，应在孕 12 周后停药；对于有生育要求的大腺瘤妇女，需在溴隐亭治疗腺瘤缩小后方可允许妊娠，妊娠期间，推荐全程用药。妊娠期血 PRL 水平并不能准确反映肿瘤生长情况，因此，不推荐孕期定期测定血 PRL 水平，也不必常规检查 MRI。妊娠期除常规产前检查外，注意如出现头痛、视力障碍等表现，应检查视野、MRI 平扫（不用增强）以确定病变范围。

PRL 瘤合并妊娠患者在妊娠早期血 PRL 水平迅速上升，可能由于雌激素作用 PRL 分泌明显增加。妊娠中晚期 PRL 水平与正常孕妇比较无显著差异。因此主张妊娠早期继续使用多巴胺促效剂控制垂体肿瘤生长。若视野检查正常，血 PRL 维持在低水平，妊娠中期后酌情减量或停药。值得注意的是，对妊娠妇女撤药期间应严密监控。如果孕期肿瘤体积增加，可继续使用药物，副作用小于手术，可使肿瘤体积迅速减小，对胎儿无影响。若控制不满意或视野缺损严重，可急症手术减压，但不必终止妊娠。

目前暂无证据表明哺乳可刺激肿瘤的生长，有母乳喂养要求的患者，建议停止使用药物，除非肿瘤增长需要治疗，一般要到患者想结束哺乳时再使用多巴胺受体激动剂。

4. 高 PRL 血症无排卵不孕患者药物治疗　血 PRL 水平升高是抑制卵巢功能的主要原因。因溴隐亭临床安全性资料完整，建议溴隐亭为治疗高 PRL 血症合并不孕的首选药物。40 余年来，临床报道溴隐亭治疗可使 60%~80% 的患者血 PRL 水平降至正常、异常泌乳消失或减少，80%~90% 的患者恢复排卵月经，70% 的患者生育。但亦有部分患者在血 PRL 水平正常后 4~6 个月，月经仍不恢复或虽恢复但基础体温显示无排卵，可能与这些患者下丘脑多巴胺功能紊乱同时累及 PRL 分泌及卵巢轴有关。此时，联合促进垂体 FSH、LH 分泌的药物可获得良好效果。药物治疗催乳素水平正常后仍无排卵者，可采用枸橼酸氯米芬或来曲唑等口服促排卵药物促排卵，但应注意口服促排卵药只适用于下丘脑 - 垂体轴有一定功能的患者，即单用孕激素可以有撤退出血者，垂体大腺瘤或手术破坏垂体组织较严重者无效。枸橼酸氯米芬促排卵无效或垂体手术、放疗后 Gn 功能减低的患者应用外源性 Gn 制剂如人绝经期促性腺激素（hMG）和 hCG 促排卵。另外应注意高 PRL 血症导致黄体功能不足而影响受孕。

5. 经足量溴隐亭治疗血 PRL 水平已正常或接近正常仍闭经的无生育要求的高 PRL 血症患者处理方法　应详细询问有无垂体手术或放疗史，因其可能损害垂体 Gn 细胞储备导致卵巢功能不恢复。复查血 6 项生殖激素有助于判断垂体及卵巢功能情况，如血 PRL 水平基本正常、雌二醇水平低于早卵泡期水平则应全面权衡收益和风险后，谨慎使用雌孕激素补充治疗，以恢复月经，预防低雌激素引起的并发症。用药过程中随诊血 PRL 水平变化，如升高需再重新评估。

（五）手术治疗

手术治疗主要针对垂体腺瘤生长迅速且药物控制不理想、出现明显压迫症状、视野异常、头痛、呕吐等神经系统症状者考虑立即手术。手术有经额路及经蝶窦方法，手术成功率取决于肿瘤大小和术者的经验技巧。手术治疗的并发症有短暂尿崩症、垂体功能减低、脑脊液漏、局部感染等。随着神经导航及内镜等仪器的发展及微创技术水平的提高，经蝶

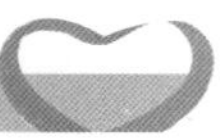

窦入路手术更精确、更安全、损伤更小、并发症更少，成为垂体 PRL 腺瘤患者的另一治疗选择。

（六）放射治疗

放射治疗仅能使很少一部分患者血 PRL 水平降至正常，显效慢，常需数月才能使血 PRL 水平降至正常，尚可引起一系列并发症。主要并发症为全垂体功能减低、脑血管意外、肿瘤继发性恶变、视神经损伤、放射性颞叶坏死、神经功能失调及软组织反应等。因此对垂体 PRL 腺瘤不主张单纯放射治疗。放疗主要适用于侵袭性大腺瘤、术后肿瘤残留或复发、药物治疗无效或不耐受、有手术禁忌或拒绝手术、不愿长期服药的患者。

（七）长期随访

高 PRL 血症患者应长期随访。无论带瘤妊娠分娩后及垂体瘤手术、放疗后，都需严密随访血 PRL 水平，以决定药物治疗的选择。在多巴胺受体激动剂治疗期间，也应定期监测血 PRL 水平，以调整剂量。有小部分高 PRL 血症患者月经规律，生殖功能正常，可能与血中大大分子 PRL 升高有关，可不需治疗。

（白文佩　祝佩芹）

参考文献

1. Melmed S, Casanueva FF, Hoffman AR, et al. Diagnosis and treatment of hyperprolactinemia: an Endocrine Society Clinical Practice Guideline. J Clin Endocrinol Metab, 2011, 96(2): 273-288.
2. 李力，乔杰 . 实用生殖医学 . 北京：人民卫生出版社，2012.
3. 中华医学会妇产科学会内分泌学组 . 女性高催乳素诊治共识（2016 年）. 中华妇产科杂志，2016，51（3）: 161-168.
4. 中国垂体腺瘤协作组 . 中国垂体催乳素腺瘤诊治共识（2014 版）. 中华医学杂志，2014，94（31）: 2406-2410.
5. 孔令伶俐，许良智 . 高泌乳素血症病因学 . 实用妇产科杂志，2016，32（7）: 481-483.
6. 曹泽毅 . 中华妇产科学 . 第 3 版 . 北京：人民卫生出版社，2014.
7. Capozzi A, Scambia G, Lello S, et al. Hyperprolactinemia: pathophysiology and therapeutic approach. Gynecol Endocrinol, 2015, 31(7): 506-510.
8. 陈孝平，汪建平 . 外科学 . 第 8 版 . 北京：人民卫生出版社，2013.
9. Casanueva FF, Molitch ME, Schlechte JA, et al. Guidelines of the Pituitary Society for the diagnosis and management of prolactinomas. Clin Endocrinol (Oxf), 2006, 65(2): 265-273.

第七节　性发育异常与闭经

性发育异常（disorders of sex development，DSD）是一种先天性异常，表现为性染色体、性腺或性激素性别的不典型。临床上最为常见的主诉是有原发性闭经、身高过矮或过高、第二性征不发育、外生殖器性别不明和特殊的躯体特征等。就诊妇产科的患者，社会性别均为女性，以“闭经”为核心主诉，往往存在诱导月经进而促进生育的需求。但根据性分化异常病变的类型和机制不同，不是所有的患者都有子宫，故而也不是所有的患者都能来月经或具备生育潜能。

（一）先天性性腺发育不全

性腺条索状或发育不全，性腺内卵泡缺如或少于正常，临床表现为第二性征幼稚的原

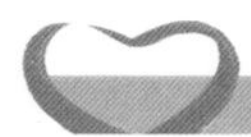

发性闭经。

1. 特纳综合征（Turner's syndrome）。

2. 46，XX 单纯性性腺发育不全者体格发育无异常。

3. 46，XY 单纯性腺发育不全（pure gonadal dysgenesis），又称 Swyer 综合征。

4. 45，XO/46，XY 性腺发育不全。

（二）性激素合成关键酶缺陷

如 21-羟化酶缺乏、17α-羟化酶缺失、11β-羟化酶缺失、17，20-裂解酶缺失等。

而从 DSD 分类角度，DSD 可以根据染色体的构成分为 46，XX DSD、46，XY DSD 和性染色体异常 DSD 三大类。北京协和医院葛秦生教授主张将性发育过程中最关键的三个环节，即性染色体、性腺和性激素作用作为 DSD 的分类基础，将其病因归入性染色体异常、性腺发育异常、性激素量与功能异常三大类。真两性畸形的变异较多，无论染色体性别、社会性别、外阴性别、性腺类别和月经表现等都有很大的个体差异，而且通常不是以“闭经”为主诉，所以下文中不做讨论。

鉴于本章节是围绕“闭经”对 DSD 进行讨论，首先就常见的 DSD 与闭经产生的病变部位、激素水平、可复性及生育潜能进行梳理对比（表 4-3）。

表 4-3 常见性发育异常疾病与闭经分类的对应关系

	性腺 *	子宫 **	Gn 水平	月经可复性	生育方式
（一）性染色体异常：包括性染色体数与结构异常					
1. Turner 综合征（45，X 等）	卵巢	有	高促	是	赠卵 IVF
2. 45，X/46，XY 性腺发育不全	不确定	有	高促	是	赠卵 IVF
3. 超雌（47，XXX 等）	卵巢	有	高促 / 正常	是	赠卵 IVF
4. 46，XX/46，XY 性腺发育不全	不确定	有	高促	是	赠卵 IVF
（二）性腺发育异常					
1. XX 单纯性腺发育不全	卵巢	有	高促	是	赠卵 IVF
2. XY 单纯性腺发育不全	睾丸	有	高促	是	赠卵 IVF
3. 睾丸退化	睾丸	无	高促	无	赠卵代孕
（三）性激素量与功能异常					
1. 先天性肾上腺皮质增生					
21 或 11β-羟化酶缺乏（46，XX）	卵巢	有	正常	是	自然受孕
17α-羟化酶缺乏（46，XX）	卵巢	有	高促	是	赠卵 IVF
17α-羟化酶缺乏（46，XY）	睾丸	无	高促	否	赠卵代孕
2. 早孕期外源性雄激素过多（46，XX）	卵巢	有	正常	是	自然妊娠
3. 雄激素不敏感综合征（46，XY）	睾丸	无	正常	否	赠卵代孕

注：* 凡有 Y 染色体成分，性腺有睾丸成分，按女性生活的需切除性腺防治继发性肿瘤。性腺切除后人工周期治疗的原则和方法是大致相同的。

** 凡有子宫者，通过人工周期治疗可有月经来潮，可通过赠卵 IVF-ET 受孕

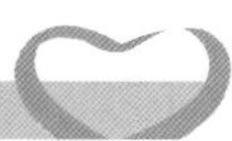

以下，就各常见 DSD 进行疾病诊治要点的介绍。

一、常见性染色体异常的疾病

（一）特纳综合征

【诊断要点】

1. 原发性闭经，第二性征不发育，外阴为女性，子宫幼稚型。

2. 身材矮小，不治疗最终身高 <1.50m。躯体多发畸形，如颈蹼（25%~50%），腭弓高（35%）、小下颌（40%）、桶状或盾牌胸（30%）、面部多痣，内眦赘皮、发际低，肘外翻（47%~75%）等。

3. 骨密度低下或骨质疏松（50%）。

4. 血 LH、FSH、E_2 水平相当于绝经后妇女。

5. 染色体核型为 45，X、45，X/46，XX 或 X 染色体缺失等多种嵌合体或结构变异。

6. 腹腔镜检查性腺呈条索状（97%）。

7. 可合并心血管畸形（先天性心脏病 35%~44%，约 1/4~1/2 为主动脉弓狭窄及二叶主动脉瓣）；原发性高血压（34%）；自身免疫性疾病（51%），如 Grave 病、1 型糖尿病、炎性肠病等；肝功能异常（34%），注意筛查和预防。

【治疗原则】

1. 促进身高 使用生长激素治疗，效果好但花费贵，建议内分泌科就诊。生长激素剂量通常为 0.05mg/（kg·d），治疗 3~4 年可达预期身高；达目标身高或骨龄 >14 岁，生长速度 <1.5cm/ 年，考虑停药。其他治疗包括雄激素、雌激素等，也有一定效果。

2. 促进第二性征与子宫发育 使用雌激素的时间和剂量非常关键（表 4–4）。

表 4–4 使用雌激素的时间与剂量

年龄	建议	备注	雌激素目标水平	备注
10~11 岁	评估发育		3~4pg/ml	促进乳腺
12~13 岁	若 FSH 上升，开始低剂量 E_2	经皮雌激素 6μg/d	6~8pg/ml	
13~15 岁	E_2 逐渐增量，直至正常成人量	经皮雌激素 25~100μg/d，结合雌激素水平和临床反应逐渐增加	12pg/ml	促进身高
14~16 岁	E_2 使用超过 2 年或有突破性出血，加用后半周期孕激素	后半周期孕激素，甲羟孕酮 5~10mg/d 或微粉化孕酮 200mg/d，10~14 天 / 月	25~75pg/ml	
14~30 岁	标准量雌孕激素至 30 岁		参考正常育龄期女性	监测子宫内膜厚度
30~50 岁	标准量雌激素预防骨质疏松		参考正常同龄女性	骨质疏松筛查；乳腺筛查
>50 岁	同其他女性 MHT			

3. 维持骨健康，增加骨量，预防骨折。包括合理的饮食和运动，如规律补充钙和维生素（终生），以及初潮时的激素水平（青春期激素诱导），长期的激素替代治疗和合适的抗骨质疏松治疗，其中可早期应用抗骨吸收的双膦酸盐，具体药物有每天或每周口服的，也有间隔 1 个月、3 个月、6 个月注射用的，可根据具体情况选择，并定期监测骨密度。

4. 个别嵌合体患者可能有一定卵巢储备功能，建议患者尽早生育或辅助生殖。有条件的可借卵，行辅助生育治疗。

（二）45，X/46，XY 性腺发育不全

【诊断要点】

1. 染色体核型为 45，X/46，XY。
2. 个矮，有特纳综合征的多种畸形表现。
3. 原发性闭经，1/2 以上患者可有外生殖器性别不明。
4. 血 LH、FSH、E_2 水平相当于绝经后妇女，睾酮可轻度升高（高于正常女性）。
5. 腹腔镜检查性腺，常见为一侧是条索状性腺，另一侧为发育不良的睾丸。也可以双侧均是发育不全的睾丸或卵巢或条索状性腺。

【治疗原则】

1. 切除条索状性腺或发育不全的睾丸，外生殖器有异常的行外阴整形术。
2. 余处理同 Turner 综合征。

（三）超雌

【诊断要点】

1. 女性有 2 个以上的 X 染色体，常见的染色体核型为 47，XXX。
2. 偏瘦，身高高于正常女性，智力水平正常或低下。
3. 可有正常月经，也有继发闭经或早绝经的表现。

【治疗原则】

按卵巢性闭经原则处理。

二、常见性腺发育异常的疾病

（一）单纯性腺发育不全

【诊断要点】

1. 按女性生活，原发性闭经，第二性征不发育，外阴为女性，有阴道、宫颈，子宫幼稚型，个高，人工周期可来月经。

2. 染色体核型为 46，XY 或 46，XX

3. 血 LH、FSH 水平相当于绝经后妇女，E_2、睾酮水平低于正常。

【治疗原则】

1. 46，XY 的患者需切除条索状性腺，46，XX 的患者不需手术。
2. 终生性激素补充治疗，原则同特纳综合征。
3. 因患者多数身高偏高，如不愿过高，需短时间内加量雌激素，刺激骨骺愈合。

（二）睾丸退化

【诊断要点】

1. 多按女性生活，外生殖器性别模糊，多表现为阴唇不同程度融合和阴蒂不同程度

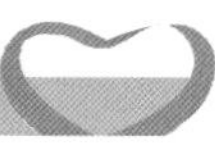

增大，个别患者可表现为发育幼稚的女性外阴，但阴道呈盲端。

2. 性染色体核型为 46，XY。

3. 青春期后呈现“高促低雌”表现，性腺为发育不良的睾丸，无子宫。

【治疗原则】

1. 切除性腺 + 外阴整形。

2. 激素治疗同特纳综合征。

三、常见性激素量与功能异常的疾病

（一）雄激素过多

【诊断要点】

1. 最常见的是先天性肾上腺皮质增生（congenital adrenal hyperplasia），其中 21- 羟化酶缺乏，其次是 11- 羟化酶缺乏，分为单纯男性化型和失盐型。

2. 外生殖器性别不明，出生后阴蒂增大，大阴唇部分融合，阴道与尿道可为一个开口或有各自的开口。子宫呈幼稚型。

3. 男性第二性征提早出现，如多毛、喉结、声粗、痤疮等。

4. 乳腺可有发育，多数为原发性闭经。少数患者发病可迟至月经初潮后，称为迟发型或不典型型。

5. 曾有生长过速史，骨骼提前愈合，最终身高较矮。皮肤色素较深，抵抗力较差。

6. 血 FSH、LH、PRL、E_2 为正常女性水平，P、T 显著升高。17- 羟孕酮、ACTH 显著升高，地塞米松可抑制。

7. 染色体核型为 46，XX。也可有 46，XY 患者，内分泌就诊。

8. 失盐型的婴幼儿可有血钠、氯低下，血钾增高，恶心、呕吐。

【治疗原则】

1. 请内分泌科会诊，明确诊断，补充皮质醇激素，并维持最低有效剂量，须终生服药。

2. 睾酮水平控制正常后，行保留血管神经的阴蒂整形与外阴整形术。

3. 治疗适当时，月经可来潮并可妊娠。早期治疗生长发育亦可正常。

（二）雄激素不足

最常见的为 17α- 羟化酶缺乏症（17 alpha-hydroxylase/17，20-lyase deficiency），又分为完全型与不完全型（部分型）。

1. 完全型

【诊断要点】

（1）亦是肾上腺皮质增生的一种，但雄激素、雌激素缺乏。

（2）原发闭经，第二性征不发育，类宦官体型，无男性化表现。

（3）早发、难治的高血压、低血钾。

（4）染色体核型为 46，XX 或 46，XY，后者常见。

（5）血 LH、FSH 水平显著升高，E_2、睾酮、17- 羟孕酮浓度显著降低，ACTH、孕酮水平增高。

（6）染色体核型为 46，XY 的，无宫颈、子宫，阴道呈盲端。染色体核型为 46，XX

的，有宫颈、子宫和阴道，人工周期可来月经。

【治疗原则】

（1）请内分泌科会诊，终生补充皮质醇激素、控制血压、低血钾。

（2）46，XY 个体应切除性腺。

（3）性激素补充治疗。

2. 不完全型 更加罕见。

【诊断要点】

（1）染色体核型为 46，XX 或 46，XY，前者相对常见。

（2）46，XX 患者常有月经稀发、量少，或继发闭经，可有轻度乳房发育，常有反复发作的卵巢囊肿。

（3）46，XY 患者常有外生殖器性别不明，无宫颈、子宫，阴道呈盲端；可有乳房发育。

（4）高血压、低血钾不明显。

（5）血 LH、FSH 水平轻度升高，E_2 及睾酮浓度显著降低，孕酮增高。17- 羟孕酮可升高。

【治疗原则】

（1）46，XY 患者行性腺切除和外生殖器整形。术后性激素补充治疗。

（2）46，XX 患者定期口服避孕药治疗，控制卵巢囊肿的发作。

（三）雄激素不敏感综合征

雄激素不敏感综合征（androgen insensitivity syndrome，AIS）临床相对常见，占原发闭经的 6%~10%，发病率为出生男孩的 1/（20 000~64 000）在儿科有腹股沟疝而手术的“女孩”中，AIS 的发生率约为 1.2%。患者的染色体为 46，XY，性腺为睾丸，但由于雄激素受体障碍使雄激素作用不能发挥而表现为女性外观。AIS 是一种 X 连锁隐性遗传病，雄激素受体基因位于 X 染色体长臂上，它是一单拷贝基因，由于在 46，XY 个体无同源染色体，其微小的突变也可以表现出明显的异常。AIS 中的基因突变可表现为：缺失型、点突变型、碱基插入型、外显子中相关序列扩增或缩短等。

1. 完全型

【诊断要点】

（1）女性表现型，阴腋毛缺如或稀少，乳房发育好，但乳头发育差。原发性闭经。

（2）腹股沟或大阴唇内可有肿块。外阴女性型。阴道为盲端。无宫颈和子宫。

（3）血睾酮水平相当于男性，系雄激素受体异常导致雄激素不能发挥作用。

【治疗原则】

切除双侧睾丸。手术时机根据患者情况选择在明确诊断后或等待观察至青春发育期后。术后雌激素补充治疗。

2. 不完全型

【诊断要点】

外生殖器及体型有不同程度的男性化，其他同完全型睾丸女性化。

【治疗原则】

根据社会性别及患者要求。进行外生殖器整形。按女性生活的，尽早切除双侧睾丸。

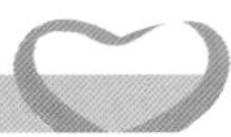

术后雌激素补充治疗。

四、真两性畸形

真两性畸形是指同一个体内存在卵巢（含卵泡）和睾丸（有曲细精管）两种组织，而且两种性腺均有功能，2006 年后也称为卵巢睾丸性 DSD（OT-DSD）。绝大多数在出生时即发现外生殖器模糊，少数青春期后出现变化。多数能来月经，按男性生活者表现为“周期性尿血”。乳房通常发育良好，腹股沟常有包块或“疝”。在真两性畸形的患者中，大约 73% 按男性抚养，27% 按女性抚养，但其中半数的性别认定并非根据其染色体核型结果。真两性畸形是一种罕见且复杂的性分化异常疾病，从性腺类型到内外生殖器的表型均有多种可能性，鉴别诊断上需要考虑的问题更复杂。以睾丸功能占优势的个体内，如果卵巢功能不全或是合并后天功能衰竭，理论上都会出现子宫或卵巢性闭经。

小结

DSD 通常与遗传异常相关，诊断要点是对第二性征和内外生殖器解剖异常进行评估。缺乏第二性征者合并高促性腺激素者需做染色体和（或）基因检测。含有 Y 染色体或 SRY 阳性的患者应行性腺切除，以避免肿瘤发生。雌孕激素替代治疗是治疗各类卵巢性闭经的核心方法。有子宫的患者存在通过赠卵辅助生育的可能性。而以先天性酶缺乏导致外阴性别模糊不清的情况，最理想的是在出生后就及早诊断，在恰当的性别鉴定和规范治疗的情况下，通常可以控制良好，而不出现青春期闭经和影响日后生育的情况。DSD 是闭经鉴别诊断中相对复杂的疾病，鉴于总体发病率低，建议及早转往有经验的医院予以诊治，恰当的处理对减轻患者及家属的心理负担具有重要的意义。

附：正常性分化过程

正常性分化包括两个过程：性腺的分化，内外生殖器的分化。也可分为：生殖腺形成，生殖管道分化，外生殖器生长，第二性征发育四部分。

1. 性腺的分化由性染色体决定　由于 Y 染色体短臂上存在睾丸决定因子（TDF），所以当合子染色体为 XY 时，性腺发育为睾丸，而合子染色体为 XX 时，性腺发育为卵巢。受精后约 3 周，原始生殖细胞从卵黄囊沿后肠移行至泌尿生殖嵴，最后形成性腺。在分化为睾丸或卵巢之前均经过一段未分化期。

2. 生殖管道分化　约 5 周，睾丸内支持细胞产生米勒管抑制因子（MIF），MIF 只对同侧副中肾管有效，可抑制同侧副中肾管上皮增殖，从而使副中肾管退化。约 7 周，睾丸内出现间质细胞，约 8 周时产生睾酮。中肾管在睾酮的作用下分化为附睾、输精管和精囊。睾酮也只对同侧中肾管有效。没有睾丸分泌的 MIF 抑制，副中肾管不退化而发育为输卵管、子宫和阴道上段。

3. 外生殖器生长　男性外生殖器与前列腺的分化发育依赖于睾丸在局部经 5α 还原酶Ⅱ转化为双氢睾酮（DHT）。DHT 使生殖结节增大形成阴茎龟头，尿道褶增大融合为阴茎体，生殖隆起增大融合为阴囊，泌尿生殖窦分化为前列腺。DHT 在 70 天时起作用，使尿道褶融合而关闭为中缝，74 天时尿道沟已完全闭合。孕

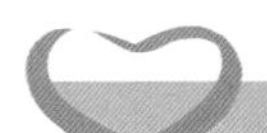

18~20 周时外生殖器的分化已全部完成。

没有 DHT 的影响，外生殖器将发育为女性，生殖结节稍增大形成阴蒂，尿道褶发育为小阴唇，生殖隆起发育为大阴唇。泌尿生殖窦形成阴道下段，与上段相通。条索样性腺，无论性染色体如何，出生时外生殖器均为女性。若女性胎儿在孕 10~12 周曾接触内源性或外源性雄激素影响，外阴将发生不同程度的男性化表现。孕 20 周后外生殖器已经完成分化，受到雄激素影响，女性仅表现为阴蒂增大。

4. 第二性征发育 到达青春发育期，男性在雄激素作用下，面部及体毛增多，阴毛达脐下，呈菱形分布，出现痤疮、喉结，嗓音变低，肌肉发达，阴茎及睾丸发育至成人大小，阴囊皱褶增多并有色素沉着。女性在雌激素作用下乳房发育，皮下脂肪堆积（尤其是臀部和大腿），女性外生殖器发育，月经来潮。

（邓姗 田秦杰）

参考文献

1. 田秦杰，葛秦生 . 实用女性生殖内分泌学 . 第 2 版 . 北京：人民卫生出版社，2018.
2. 田秦杰 . 性发育异常 – 田秦杰 2016 观点 . 北京：科学技术文献出版社，2016
3. Lee P.A., Nordenström A., Houk C.P., et al.Global Disorders of Sex Development Update since 2006 : Perceptions, Approach and Care.Horm Res Paediatr 2016 ;85 :158–180.
4. Lee P.A., Houk C.P., Ahmed S.F., Hughes I.A.Consensus Statement on Management of Intersex Disorders. PEDIATRICS 2006, 118(2):e488–500.

第八节 其他内分泌腺疾病与闭经

女性生殖系统与内分泌系统功能的平衡是多种因素共同作用的结果，与机体其他系统相互联系、相互影响。下丘脑 – 垂体 – 卵巢性腺轴外的内分泌腺体功能紊乱可以影响性激素代谢，引起月经失调或闭经，在其他内分泌腺疾病中甲状腺、肾上腺疾病是最常见的原因，此外，胰腺功能异常导致的糖尿病也与闭经有一定关系。

一、甲状腺

甲状腺是重要的内分泌器官，其功能异常在女性生育年龄人群中并不少见，发病率约为男性的 4~5 倍。下丘脑 – 垂体 – 甲状腺轴和下丘脑 – 垂体 – 卵巢轴是相互作用、相互影响的，甲状腺激素不仅参与机体各种物质的新陈代谢，而且通过对下丘脑 – 垂体 – 卵巢轴的调节，对性腺的发育以及维持女性正常生殖内分泌功能也起着重要的作用。甲状腺激素直接或间接参与调节女性生殖功能，正常的甲状腺功能是维持女性生殖能力的一个重要因素，甲状腺功能障碍可影响性激素结合球蛋白（sex hormone binding globulin，SHBG）和催乳素（prolactin，PRL）水平，从而改变类固醇激素代谢和下丘脑 – 垂体 – 卵巢轴的功能，无论甲状腺功能亢进还是减退均可导致女性激素的分泌异常，最终引起

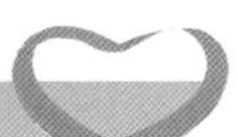

月经稀发、月经频发以及闭经等疾病。

（一）甲状腺与卵巢功能

甲状腺通过分泌甲状腺激素发挥生物学作用，甲状腺激素包括四碘甲腺原氨酸（tetraiodothyronine，T_4）和三碘甲腺原氨酸（triiodothyronine，T_3），T_4 需要转化成 T_3 才能发挥作用。甲状腺激素的分泌由下丘脑－垂体－甲状腺轴相互调节而实现，甲状腺素可通过以下途径影响卵巢功能：①直接参与和影响卵巢雌激素的代谢。②调节垂体促性腺激素的分泌。少量甲状腺激素促进黄体生成素（luteinizing hormone，LH）的分泌，适量的甲状腺激素维持 LH 的分泌，而大量的甲状腺激素则抑制 LH 的分泌。③直接抑制卵巢功能，降低卵巢对促性腺激素的反应。④增加 SHBG 的水平，调节循环血液中性激素的活性。⑤甲状腺功能异常女性存在不同程度的体液和细胞免疫功能异常，伴随其他抗自身抗体的存在，卵巢功能也会下降。

（二）甲状腺功能亢进与闭经

甲状腺功能亢进简称“甲亢”，是由于甲状腺合成释放过多的甲状腺激素，造成机体代谢亢进和交感神经兴奋，引起心悸、出汗、排便次数增多和体重减少等表现，女性的发病率约为 1.5%~2%。甲亢通过以下方面影响月经：①甲状腺激素分泌的增加导致患者 SHBG 水平升高，与之结合的雌二醇（estradiol，E_2）增加，引起 E_2 的清除率下降；②睾酮和雄烯二酮合成增加，进一步引起血液中 E_2 水平升高；③甲状腺激素可协同诱导颗粒细胞芳香化酶的合成，并对此酶具有激活作用；④部分患者出现 LH 和卵泡刺激素（folliclestimulating hormone，FSH）分泌增加，但其机制尚不清楚，可能是因为甲状腺毒症增强了垂体对促性腺激素释放激素（gonadotrophin releasing hormone，GnRH）的反应。甲亢女性月经周期各个阶段的雌激素水平比正常女性高 2~3 倍。

1. 病因　甲亢病因包括弥漫性毒性甲状腺肿（也称 Graves 病）、炎性甲亢（亚急性甲状腺炎、无痛性甲状腺炎、产后甲状腺炎和桥本甲亢）、药物致甲亢（左甲状腺素钠和碘致甲亢）、人绒毛膜促性腺激素（human chorionic gonadotropin，hCG）相关性甲亢（妊娠呕吐性暂时性甲亢）和垂体促甲状腺激素分泌瘤甲亢。临床上 80% 以上甲亢是 Graves 病引起的。Graves 病的病因目前并不清楚，可能和发热、睡眠不足、精神压力大等因素有关，但临床上绝大多数患者并不能找到明确的发病原因。Graves 病常常合并其他自身免疫病，如白癜风、脱发、1 型糖尿病等。

2. 临床表现　患者可表现为代谢亢进，包括食欲增加、腹泻、体重减轻、出汗、怕热、心悸、心动过速、失眠、情绪易激动等，部分甲亢患者如长期没有得到合适治疗，可引起甲亢性心脏病。轻度甲亢在起病之初，FSH 及 LH 水平与正常女性相比较差异不显著，大多数患者月经周期无明显改变。中、重度甲亢时由于腺体内非靶腺激素浓度增加，对下丘脑甲状腺素释放激素（thyroxine releases hormones，TRH）、垂体 TSH 分泌功能的反馈性抑制，血中睾酮、双氢睾酮与 E_2 均增高，导致无排卵性月经，主要表现为月经稀发或闭经、不孕症、流产等。

3. 辅助检查　甲状腺功能检测：血清总甲状腺素（total thyroxine，TT_4）、总三碘甲腺原氨酸（total triiodothyronine，TT_3）、游离甲状腺素（free thyroxine，FT_4）、游离三碘甲腺原氨酸（freetriiodothyroxine，FT_3）常高于正常值，伴有 TSH 降低。Graves 病患者常伴随甲状腺自身抗体升高，甲状腺球蛋白抗体和甲状腺过氧化物酶抗体升高。

4. 治疗 甲状腺功能亢进患者应针对病因进行治疗，甲亢并发闭经的治疗以纠正甲亢为主，甲状腺功能控制后闭经患者月经可恢复，治疗包括以下方法：

（1）抗甲状腺药物治疗：为最常用的治疗方法，包括咪唑类和硫氧嘧啶类，常用药物为甲巯咪唑和丙基硫氧嘧啶。药物治疗需要根据甲状腺功能情况增减药物剂量，一般从较大剂量开始，症状控制后逐渐减量至维持剂量。治疗初期需要严密监测药物的副作用，尤其是粒细胞缺乏，需要告诫患者一旦出现发热和（或）咽痛，需要立即检查粒细胞以便明确是否出现粒细胞缺乏，一旦出现，立即停药急诊。

（2）放射碘治疗：适合甲状腺中度肿大或甲亢复发的患者，根据患者甲状腺对放射碘的摄取率计算每个患者需要的放射剂量。由于放射碘的作用有一个延迟作用，随着时间随诊，甲减发生率每年增加 3%~5%。

（3）手术治疗：适合甲状腺肿大显著、高度怀疑甲状腺恶性肿瘤或甲状腺肿大有压迫气管引起呼吸困难者。手术前需要用药物将甲状腺功能控制在正常范围，术后需要服用左甲状腺素钠片。

（三）甲状腺功能减退与闭经

甲状腺功能减退症简称“甲减”，是较常见的女性内分泌疾病，由于甲状腺激素合成及分泌减少，或其生理效应不足所致机体代谢降低的一种疾病。按其病因分为原发性甲减、继发性甲减及周围性甲减三类。甲状腺功能减退时，可解除甲状腺激素对下丘脑－垂体的抑制作用，使得 TRH–TSH 分泌增加，进而从两种途径影响月经：①早期可能在散射作用下 FSH 分泌增加，促进卵泡发育，使子宫内膜在较高雌激素水平下发生增生过长，表现为子宫异常出血，之后随着 TRH–TSH 散射作用的减弱，FSH 分泌减少，卵泡发育迟缓或停滞，出现月经不规律或闭经；② TRH 的分泌增加导致 PRL 的分泌增加，部分患者可出现溢乳或闭经－溢乳。

1. 病因 甲状腺功能减退症病因较复杂，包括：①先天性因素：先天性甲状腺发育异常、甲状腺激素合成缺陷、甲状腺激素转运缺陷等；②后天性因素：碘缺乏、地方性甲状腺肿大，抗甲状腺药物所致的甲减、手术和放射性损伤甲状腺、甲状腺炎等。

2. 临床表现 甲状腺功能减退患者表现为面色苍白、眼睑和颊部虚肿、表情淡漠、嗜睡、反应迟钝等，青春期前发生的甲状腺功能减退可导致原发性闭经、青春发育延迟、性发育障碍等，成年后则表现为月经过少、月经稀发甚至闭经，部分患者出现泌乳或继发性垂体增大。甲减患者有 80% 致性腺功能发育迟缓，有规律月经周期者，其妊娠率仅为正常人的 2%~10%，甲状腺功能低下病情越严重，闭经、不育、流产等发生率越高。

3. 辅助检查 对于月经不规律或闭经的患者，有必要检查甲状腺，包括：

（1）甲状腺功能检测：血清 TT_4、TT_3、FT_4、FT_3 常低于正常值。原发性甲减症 TSH 明显升高同时伴 FT_4 下降。亚临床型甲减症血清 TT_4、TT_3 值可正常，而血清 TSH 轻度升高，血清 TSH 水平在 TRH 兴奋剂试验后，反应比正常人高。

（2）X 线检查：长期患者可表现为心脏扩大，心包积液。

（3）垂体 CT 或 MRI 检查：部分患者可表现为继发性垂体增大。

4. 治疗 临床上对于甲减患者建议应用甲状腺素治疗，多采用左甲状腺素钠片，根据甲状腺功能检测指标调整药物剂量，一般从 25~50μg/d 开始，可每隔 2~4 周增加 25~50μg/d，直至甲状腺功能达到正常范围。需要明确的是，甲减患者需要终生服药治疗。

二、肾上腺

肾上腺皮质与卵巢有许多相似之处，均由泌尿生殖嵴上皮发育而来，控制肾上腺与卵巢功能的下丘脑激素释放激素间产生交叉作用。因此，肾上腺皮质与卵巢功能关系密切，其相关疾病可以影响卵巢功能，可出现月经紊乱或闭经。

（一）先天性肾上腺皮质增生

先天性肾上腺皮质增生（congenital adrenal hyperplasia，CAH）临床较为少见，部分成年女性患者因青春期后无月经来潮而就诊。

1. 病因 CAH 是一组由编码皮质激素合成必需酶基因突变致肾上腺类固醇类激素合成障碍的常染色体隐性遗传病，常见的有 21- 羟化酶和 11- 羟化酶缺陷，而临床以 21 羟化酶缺乏最为常见，患者皮质醇合成减少，垂体代偿性地增加促肾上腺皮质激素（adren-cortic-tropic hormone，ACTH）的分泌，刺激肾上腺皮质增生和肾上腺合成的雄激素增加。

2. 临床表现 表现为雄激素过多症，如女性患者男性化、闭经及外生殖器不同程度的男性化。女性胚胎期雄激素过多使其阴蒂增大如小阴茎状，阴唇部分融合，外观类似男婴。以上情况如出现在儿童期，则仅引起阴蒂肥大，至青春期则出现明显男性体征、骨髓过早愈合、身材较矮、乳房不发育、原发性或继发性闭经、子宫不发育或发育差、肌肉发达、喉结大或出现胡须。部分患者同时伴有以下表现：①高血压，低血钾；②皮肤色素沉着，肤色偏黑；③幼年期生长加速，成年后身高低于正常人。对于以原发性闭经为主诉就诊，幼稚型外生殖器或外生殖器不同程度男性化，均应考虑 CAH 可能。

3. 辅助检查 基础血皮质醇、ACTH、孕酮、17α- 羟孕酮、睾酮、24h-17- 羟类固醇、17- 酮类固醇测定。ACTH 刺激试验或基因筛查有助于明确诊断。

4. 治疗 尽早应用糖皮质激素治疗是 CAH 致原发性闭经的治疗原则，治疗目的是抑制下丘脑 - 垂体分泌过多的促肾上腺皮质激素释放激素（corticotropin-releasing hormone，CRH），解除 ACTH 对肾上腺的过度刺激。青春期前患者推荐使用半衰期短、对骨骼生长抑制较弱的氢化可的松，成年期可使用半衰期较长的泼尼松或地塞米松。初始剂量宜偏大，约 1~2 个月后下丘脑 - 垂体 - 肾上腺（HPA）轴得到有效抑制后逐步减至维持量。治疗期间根据血 ACTH、17α- 羟孕酮及 24 小时尿 17- 酮类固醇水平调整剂量。其中血浆 ACTH 水平恢复正常是说明激素治疗合适的重要实验室指标。对部分女性 21- 羟化酶缺陷患者单用糖皮质激素治疗可望恢复月经，17α- 羟化酶缺陷患者应该在青春发育年龄后进行雌激素替代治疗，以促使乳房和外生殖器发育。心理治疗是本病的辅助手段，有助于增进女性患者的性心理健康。对外生殖器男性化明显的患者可辅以外生殖器手术矫形治疗。

（二）肾上腺功能亢进

1932 年，Cushing 首先描述了患者月经不调、闭经、不育、肥胖、多毛、痤疮、男性化现象，实验室检查皮质醇与睾酮水平增高，即库欣综合征（Cushing syndrome）。

1. 病因 本病可由原发性肾上腺皮质束状带增生引起，也可能继发于垂体前叶嗜碱细胞瘤分泌过多的 ACTH，刺激皮质束状带使该区组织增生。后来发现很多疾病如分泌 ACTH 的异位肿瘤、肾上腺腺瘤等引起血中皮质激素升高的疾病均可引起 Cushing 综合征。

2. 临床表现 Cushing 综合征患者典型的临床表现为肥胖、高血压、近端肌无力、向心性肥胖、“满月”脸和腹壁紫纹，部分患者还伴随着妇科内分泌变化，表现为月经稀发或闭经、多毛和不育等。大多数患者舒张压和收缩压可升高，与钠、钾分布改变有关。患者臀部和腹部周围，前肩部和乳房外上部由于皮质醇分解代谢引起皮下组织薄弱，皮肤变薄。条纹较宽，呈紫色，反映红细胞增多。另外，由于皮质醇诱导的肌肉氨基酸动员和肌肉蛋白质丢失，最终导致肌肉量减少，伴有低血钾时，肌无力明显加重。患者还会出现由于皮质醇长期对中枢神经系统的大脑边缘系统的反馈作用所造成的精神障碍，常见有抑郁、易激惹、失眠、情绪不稳定等。

3. 辅助检查 实验室检查血或尿肾上腺皮质醇可明显升高，CT 或 MRI 可诊断肾上腺肿瘤。

4. 治疗 对于由肿瘤引起者主要是手术切除肿瘤，在 Cushing 综合征治疗控制后，高皮质醇水平消除，月经可恢复。

（三）先天性肾上腺功能不全

先天性肾上腺功能不全以原发性肾上腺功能不足和低促性腺激素性性功能减退为特征，由于与肾上腺功能相关的性腺功能延迟出现，患者可表现为原发性闭经。

1. 病因 主要原因是自身免疫性疾病、Addison 病。感染破坏双侧肾上腺，如结核、梅毒。肾上腺组织破坏严重时将缺乏糖皮质激素、盐皮质激素与雄激素而出现典型表现。此外，肾上腺功能不足还可出现由于类固醇激素合成过程中的酶缺乏导致的先天性肾上腺发育不全。

2. 临床表现 主要有乏力、厌食、恶心、呕吐、便秘、腹泻、体位性头晕、肌肉关节痛、消瘦、色素沉着、血压低等。先天性肾上腺功能不全女性可表现为原发或继发性闭经、无排卵月经、毛发变稀脱落、性欲减退。此外，闭经妇女常表现为卵巢早衰，可能与免疫功能障碍有关。

3. 辅助检查 实验室检查表现为电解质失调、高血钙、高血钾、氮质血症、贫血。

4. 治疗 先天性肾上腺功能不全治疗原则为积极改善皮质功能状态和辅以雌、孕激素治疗，以防止性腺功能继发性损害。患者需补充肾上腺激素，应激时需加大剂量，应激过后维持原量。

三、糖尿病

糖尿病是胰岛功能低下所致胰岛素缺乏或外周组织对胰岛素敏感性下降而引起的一种疾病，有关胰岛功能与性腺功能之间关系目前还不十分清楚。糖尿病患者由于代谢作用对下丘脑 – 垂体 – 卵巢轴的影响，可引起月经不调、原发及继发性闭经。1 型糖尿病与 2 型糖尿病在病因及自然病程上属于两种不同的疾病，它们对 HPO 轴的影响也不同。1 型糖尿病患者在月经初潮时月经可不规律，尤其是那些在青春期前便出现 1 型糖尿病的患者。与 1 型糖尿病有关的月经不调症状包括初潮延迟，周期不规律，如闭经、月经稀发、月经频发，以及早绝经、低体重。1 型糖尿病如果在 10 岁前发病，初潮较正常女童延迟，原发性闭经率较非糖尿病患者高 4~6 倍。

目前 1 型糖尿病患者闭经机制尚不明确，可能的原因为：①体重减轻导致 GnRH 脉冲频率和振幅显著减少；②高糖血症导致的微血管病变，对卵巢表面的受体以及子宫内膜均有影响。高糖环境可加快 GnRH 分泌细胞凋亡，进而影响 GnRH、基础促性腺激素水平，而 GnRH 分泌减少会影响卵巢功能。同时高血糖可诱导颗粒细胞凋亡，改变卵母细胞线粒

体增长结构、分布和代谢，进而导致卵泡发育异常。

综上所述，在对闭经患者进行病因诊断时，需考虑到甲状腺、肾上腺功能异常疾病及糖尿病引起的闭经。目前的研究尚不能完全揭示这些内分泌系统异常引起闭经的确切机制，治疗上主要还是针对原发病进行内分泌治疗，在原发病控制后，月经一般可恢复正常。

（吕淑兰）

参考文献

1. 田秦杰．内科内分泌疾病与闭经．实用妇产科杂志，2014，30(5)：321-323.
2. 王亚茹，张洁，吴隆琦，等．甲状腺疾病与女性生殖．生殖与避孕，2014，34(3)：232-236.
3. Krassas GE，Poppe K，Glinoer D.Thyroid function and human reproductive health.Endocr Rev，2010，31(5)：702-755.
4. Mansourian AR.Female reproduction physiology adversely manipulated by thyroid disorders：a review of literature.Pak J Biol Sci，2013，16(3)：112-120.
5. Kim NY，Cho HJ，Kim HY，et al.Thyroidautoimmunity andits association with cellular and humoral immunity in women with reproductive failures.Am J Reprod Immunol，2011，65(1)：78-87.
6. Dunn D，Turner C.Hypothyroidism in Women.Nurs Womens Health，2016，20(1)：93-98.
7. Urmi SJ，Begum SR，Fariduddin M，et al.Hypothyroidism and its effect on menstrual pattern and fertility Mymensingh Med J，2015，24(4)：765-769.
8. Ajmani NS，Sarbhai V，Yadav N，et al.Role of thyroid dysfunction in patients with menstrual disorders in tertiary care center of Walled city of Delhi.J Obstet Gynaecol India，2016，66(2)：115-119.
9. Mocanu V，Luca V，CStoica AR，et al.The influence of body weight up on the function of ovarian axis.Rev Med Chir Soc Med Nat Iasi，2001，105(3)：469-474.
10. Codner E，Merino PM，Tena-Sempere M.Female reproduction and type 1 diabetes：from mechanisms to clinical findings.Hum Reprod Update，2012，18(5)：568-585.

第九节　闭经治疗原则

一、病因治疗

闭经的治疗应根据病因针对性治疗，具体包括：

1. 手术治疗　一些肿瘤引起的闭经如颅咽管瘤、垂体肿瘤（包括一些分泌催乳素的腺瘤，若药物治疗欠佳）以及卵巢肿瘤，应手术去除肿瘤；宫腔粘连或宫颈粘连可选择粘连松解术；宫颈狭窄考虑宫颈扩张术；含 Y 染色体的高 Gn 性闭经，因其性腺具有恶性潜能，应切除；对于生殖道畸形引起闭经，需行手术矫正；部分甲亢患者可行手术治疗。

2. 药物治疗　PCOS 患者可给予二甲双胍改善胰岛素抵抗，黄体酮撤退保护内膜及口服避孕药调整周期；高催乳素血症患者可选择溴隐亭、卡麦角林等降低催乳素水平；甲状腺功能减退导致闭经需甲状腺素替代治疗；CAH 患者需长期服用糖皮质激素。

3. 认知行为疗法与生活方式调整　PCOS 患者需考虑减重；对于下丘脑功能异常导致闭经，需改变生活方式，如闭经由于营养异常导致，需调整饮食；对于神经性厌食症与压

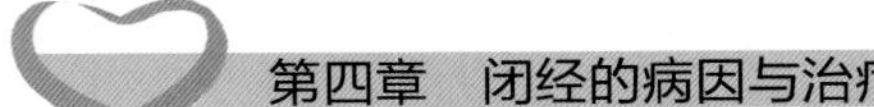

力导致的闭经，可通过心理治疗：认知行为疗法纠正。

二、雌激素和（或）孕激素治疗

对于青春期性幼稚及成人低雌激素血症所致的闭经，应采用雌激素治疗，可以诱导第二性征发育、促进生殖器官发育以及骨骼生长与成熟、预防心血管疾病及骨质流失。

对于性幼稚患者，一般在 12~13 岁时开始使用雌激素，治疗可选择经皮雌激素或口服雌激素；从小剂量开始，起始剂量可为成人剂量的 1/4~1/8，如 17β– 雌二醇，经皮给药 6.25μg/d，或者口服 0.25mg/d。每 6~12 个月逐渐增加雌激素剂量，预计 2~3 年后性成熟。在月经初潮之前，不建议添加孕激素；当发生撤退性出血后，需添加孕激素。

对于成人需雌激素替代治疗患者，若无子宫，可单纯雌激素治疗；若有子宫，则需雌激素序贯治疗。

（赵伟娥　梁晓燕）

第五章

异常子宫出血的病因与治疗

第一节　青春期前月经异常的病因与治疗

性　早　熟

性早熟（precocious puberty）指任何一个性征出现的年龄早于正常人群平均年龄的2个标准差。女性性早熟定义为女孩在8岁前出现第二性征发育（乳房发育）或10岁前月经来潮。性早熟的发生率约为1/5000，女孩约为男孩的5~10倍。根据下丘脑－垂体－性腺轴（HPGA）功能是否提前启动通常将女性性早熟分为中枢性性早熟（central precocious puberty，CPP）、外周性性早熟（peripheral precocious puberty，PPP）和不完全性性早熟；其中不完全性性早熟包括单纯性乳房早发育（premature thelarche）、肾上腺功能早现（premature adrenarche）、单纯性阴毛早现（premature pubarche）和单纯性早初潮（premature menarche）。

由于性早熟女童受体内性激素影响，体格增长过早加速，骨骺融合提前，使最终的成人身高低于按正常青春期发育的同龄正常儿童的身高，且性早熟儿童性征发育提前，但心理、智力发育水平仍为实际年龄水平，即过早的性征出现和生殖器官发育会导致未成熟孩子心理障碍，对女性性早熟的诊治日益引起临床医师的重视。

一、病因与分类

（一）中枢性性早熟（CPP，促性腺激素释放激素依赖性，真性性早熟）

指由于下丘脑－垂体－卵巢轴提前激活，引起卵巢内卵泡过早发育而致性早熟，除第二性征过早出现外，患者有排卵并且具有生殖能力。可能与中枢神经系统器质性病变，如下丘脑、垂体肿瘤或其他中枢神经系统病变有关。也可由外周性性早熟转化而来。未能发现器质性病变的，称为特发性中枢性性早熟（idiopathic CPP，ICPP）。

（二）外周性性早熟（PPP，非促性腺激素释放激素依赖性，假性性早熟）

指并非由下丘脑－垂体－性腺轴的激活而是由其他来源的雌激素刺激而引起，仅有部分性征发育而无性功能的成熟，其性早熟症状是某种基础疾病的临床表现之一。

（三）不完全性性早熟

是CPP的特殊类型，指患儿有第二性征的早现，其控制机制也在于下丘脑－垂体－性腺轴的发动，但性征发育呈自限性（包括乳房早熟、阴毛早熟）及单纯月经初潮提前而无其他青春期发育的表现。

（四）女性同性性早熟

指提前发育的性征与本身性别一致，包括遗传性卵巢功能异常如McCune-Albright综合征、卵巢良性占位病变如卵巢囊肿；分泌雌激素的肾上腺皮质肿瘤或卵巢肿瘤；异位分泌人绒毛膜促性腺激素（hCG）的肿瘤；外源性雌激素摄入等。

（五）女性异性性早熟

指发育的性征与其本身性别相对立，如女性男性化，青春期之前女性患者体内雄激素分泌增加造成。包括先天性肾上腺皮质增生症、分泌雄激素的肾上腺肿瘤或卵巢肿瘤及外源性雄激素摄入。

二、治疗

治疗目的使性早熟患者的第二性征消退，性激素恢复至青春期前水平，延缓骨骼过快成熟和改善最终成人身高，避免心理行为问题。首先应诊断明确，并针对病因进行治疗，如切除肿瘤、切断外源性雌激素接触，使提前出现的性征消退。有中枢神经系统病变的 CPP 患者可考虑手术或放疗，对非进行性损害的颅内肿瘤或先天异常，如下丘脑错构瘤等，则宜谨慎处理，但伴有难治性癫痫或颅内高压等神经系统症状的大错构瘤或如出现神经系统症状的肿瘤多需手术。其次是药物治疗，常用药物包括：

（一）促性腺激素释放激素类似物（GnRH-a）的应用

为治疗 CPP 的一线药物。治疗指征：骨龄大于年龄 2 岁或以上，但骨龄≤ 11.5 岁；预测成年身高：女孩 <150cm；或以骨龄判断的身高 SD<-2SD（按正常人群参照值或遗传靶身高判断）；发育进程迅速，骨龄增长 / 年龄增长 >1。治疗剂量：首剂 80~100μg/kg，最大量 3.75mg；其后每 4 周注射 1 次；体重≥ 30kg 者，曲普瑞林每 4 周肌注 3.75mg；已有初潮者，首剂后 2 周宜强化 1 次；维持剂量个体化；对以上处理性腺轴功能的抑制作用仍不佳者可酌情缩短注射时间或增量。

治疗有效性的评估为：生长速率正常或下降；乳腺组织回缩或未继续增大；骨龄进展延缓；HPGA 处于抑制状态。有研究结果显示，GnRH-a 治疗对青春期提前女性的成年最终身高有明显的改善作用，并且与生长激素联合使用效果更显著。国内学者研究发现，与 GnRH-a 单独治疗相比，联合治疗可以显著改善患者身高增长值、预期成人身高及骨龄身高标准差。有研究指出，曲普瑞林肌注 24 小时后雌二醇水平 <14pg/ml 可作为 CPP 治疗中一种可靠及简便的监测卵巢功能抑制状况的指标。

GnRH-a 治疗过程中，应每 3 个月监测性发育情况、生长速度及身高，每 6 个月监测一次骨龄，监测任意或激发后的激素水平以评估性腺轴抑制情况。剂量过大时会抑制生长，如生长速度每年 <4cm，应在不影响性腺抑制疗效前提下适当减量，年龄 <6 岁剂量可减半。由于骨骼发育至青春期完成，所以治疗至少应坚持到 12~13 岁。韩国有研究显示，应用 GnRH-a 治疗的 CPP 患儿的月经周期、怀孕率、活产率等长期生殖结局与正常人比较无明显差异。

（二）大剂量孕激素的治疗

甲羟孕酮（安宫黄体酮），用于女孩性早熟，每天口服剂量为 10~30mg，出现疗效后减量维持；环丙孕酮为 17- 羟孕酮衍生物，剂量每天 70~150mg/m^2。上述药物能缓解第二性征提前的症状，但并不能改善成人期身高。

（三）钙剂和维生素 D 的补充

对于骨含量及骨密度低于同龄儿的性早熟患者，应及时给予足够的钙剂及维生素 D 治疗。青春期每天需元素钙 1200mg，维生素 D 400~500U，因此对性早熟患儿每天应补充钙剂 500~600mg，维生素 D 200U。

值得提醒的是，性早熟进程缓慢（骨龄进展不超过年龄进展）而对成年身高影响不显著者；如骨龄虽然提前，但身高生长速度亦快，预测成年身高不受到影响者可不予以治疗。青春发育是一个动态的过程，故对个体的指标需动态观察，对于暂不需治疗者需进行定期复查和评估。

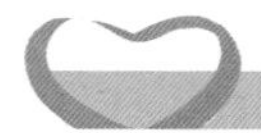

总之，重视女性性早熟患者病因诊断，并进行针对性治疗，掌握 GnRH-a 治疗指征，注重个体化治疗，给予心理咨询及营养膳食指导，密切关注疗效及不良反应。此外，需进一步探索 CPP 对患者健康状况的长期影响及 GnRH-a 治疗对生育力及后代健康的影响。

（吴洁）

参考文献

1. 曹泽毅 . 中华妇产科学 . 第 3 版 . 北京：人民卫生出版社，2014.
2. 田秦杰，葛秦生 . 实用女性生殖内分泌学 . 第 2 版 . 北京：人民卫生出版社，2018.
3. 中华预防医学会妇女保健分会青春期学组 . 女性性早熟的诊治共识 . 中国妇幼健康研究，2018，29（2）：135-138.
4. Kaplowitz P，Bloch C.Section on Endocrinology，American Academy of Pediatrics.Evaluation and referral of children with signs of early puberty.Pediatrics，2016，137（1）.
5. Fuqua JS.Treatment and outcomes of precocious puberty：an update.J Clin Endocrinol Metab，2013，98（6）：2198-2207.

第二节　育龄期异常子宫出血的病因与治疗

息肉引起的异常子宫出血（AUB-P）

一、概述

子宫内膜息肉是局灶性子宫内膜向宫腔内生长形成的赘生物，可位于宫腔内任何部位，由腺体、基质和血管组成，这些成分的相对含量不同使其在宫腔镜下具有不同的表现。有的为质软的囊性组织，有的是坚固的纤维状结构；有单个息肉，也有多发息肉；有些带蒂，有些无蒂；且大小不一，可从几毫米到几厘米。子宫内膜息肉主要经阴道超声（transvaginal ultrasound，TVS）或宫腔镜诊断，并通过组织学确诊。不同研究报道的子宫内膜息肉发病率不同，为 7.8%~34.9%，取决于息肉的定义、诊断方法以及研究人群。息肉的发生率可能随年龄的增长而增加，有研究报道在绝经后女性中的发生率是绝经前女性的 2 倍，但这项研究可能存在选择偏倚，因为在绝经后女性中，阴道出血更容易引起重视而接受 B 超与宫腔镜检查。异常子宫出血（abnormal uterine bleeding，AUB）患者，由于接受 B 超及宫腔镜检查，子宫内膜息肉检出率更高，达 20%~30%。由于子宫内膜息肉在育龄妇女中发生比例高以及与 AUB 存在高度相关性，国际妇产科联合会（FIGO）将其作为引起 AUB 的病因之一，即子宫内膜息肉引起的 AUB（AUB-P）。

二、子宫内膜息肉的临床表现

子宫内膜息肉可以不表现出任何临床症状，最常见的症状为各种类型的异常子宫出血，包括重度子宫出血（heavy menstrual bleeding，HMB）、经间期出血（intermenstrual bleeding，IMB）、绝经后出血（postmenstrual bleeding，PMB）以及性交后出血。AUB-P 被认为与息肉内基质充血导致静脉瘀滞和根尖坏死有关。但是，子宫内膜息肉有无临床症状

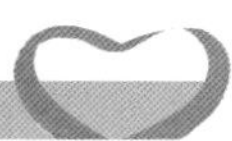

与息肉的数目、大小或部位无关；且子宫内膜息肉切除后，对治疗 AUB 的效果，还缺乏高质量的随机对照研究。

在不孕女性中，子宫内膜息肉的发生率可能增加。一大型前瞻性研究结果显示，1000 例行体外受精治疗的不孕女性，子宫内膜息肉的患病率为 32%；Pérez-Medina T 等人的随机对照实验则证实子宫内膜息肉与不孕之间存在因果关系：子宫内膜息肉患者在 IUI 之前，实验组行宫腔镜下子宫内膜息肉摘除术，而对照组仅行宫腔镜检查与息肉活检；3 个月后开始 IUI 治疗，共 4 个周期。妊娠率在实验组为 51.4%，对照组为 25.4%；且在实验组中，65% 的妊娠发生息肉摘除后 3 个月内（IUI 治疗前），对照组妊娠全部发生于 IUI 治疗期间。但也有研究提示在不孕女性中，子宫内膜息肉的发生比例并未增加（7.68%）。

子宫内膜息肉恶变比较罕见，研究报道的数据为 0~12.9%，取决于所研究的人群。恶变风险随着年龄的增加而增加，在绝经前妇女中的恶变风险较低；服用他莫昔芬也增加了子宫内膜息肉不典型增生和恶变的风险。另外，有无临床症状（如 AUB）、息肉大小、是否存在其他子宫内膜癌危险因素（如肥胖、糖尿病与高血压等）均为子宫内膜息肉恶变的危险指标。

三、诊断

1. 超声检查　超声检查是一种非侵入性诊断手段，可初步评估子宫内膜病变，子宫内膜息肉在超声下典型表现为宫腔内有规则轮廓的高回声病灶，周围围绕一层薄的高回声光晕。内膜增生期选择经阴道超声检查更准确。与宫腔镜引导下活检相比，TVS 诊断内膜息肉的敏感性为 19%~96%，特异性为 53%~100%，阳性预测值为 75%~100%，阴性预测值为 87%~97% 之间。超声检查时，应报告息肉的大小，以协助进一步诊治：一般来说，息肉越大，发生恶性肿瘤的风险越大，而小息肉自发消退的可能性更大。

彩色多普勒和能量多普勒能提高诊断准确性。彩色多普勒对显示子宫内膜息肉的单支供血血管非常有价值；对于有症状或无症状的息肉患者，能量多普勒的敏感性分别提高至 91% 和 97%。尽管如此，彩色与能量多普勒在息肉恶性或异常增生诊断方面的准确性，还需要更多的研究，因此，B 超诊断息肉后，需进一步经宫腔镜引导行病理诊断。生理盐水灌注后超声检查（saline infusion sonography，SIS）可提高子宫内膜的诊断准确性，液体能使宫腔内有更好的对比，勾画出息肉基底部或柄，提高小息肉检出率。与宫腔镜对比，SIS 的敏感性为 58%~100%，特异性为 35%~100%，阳性预测值为 70%~100%，阴性预测值为 83%~100%；多项病例对照研究提示 SIS 对内膜息肉的诊断准确性与宫腔镜检查没有显著性差异。SIS 的优点包括可同时评估子宫和盆腔结构，以及评估不孕症患者输卵管通畅情况，但无法最终确诊子宫内膜病变，且操作比经阴道 B 超难，检查过程中患者可因液体渗漏或疼痛引起不适。三维超声已被用于评估子宫内膜，有研究报道，与宫腔镜下活检比较，三维超声诊断子宫息肉的敏感性为 100%，特异性为 99%，阳性预测值为 99%，阴性预测值为 100%。

2. 诊断性刮宫术　盲刮或子宫内膜活检诊断子宫内膜息肉的敏感性（8%~46%）与阴性预测值（7%~58%）均低，且这一操作易导致息肉破碎，增加组织学诊断难度，因此不建议用于息肉的诊断。

3. 宫腔镜结合病理检查　诊断子宫内膜息肉的金标准是宫腔镜结合病理检查。宫腔镜的优点是允许医师直接观察宫腔情况，同时切除所有息肉并行组织学检查，同时进行评估与治疗。它还能诊断其他子宫内膜病变，如黏膜下肌瘤。门诊或住院治疗均能获得很好的效果，取决于医院的设备、患者的选择以及医师的技术水平。

四、子宫内膜息肉治疗

1. 定期观察　在一项横向研究中，无症状的子宫内膜息肉在 1 年内自然消退的比例为 27%，且较小的息肉自然消退的可能性更大，DeWaay DJ 等人的前瞻性研究显示，<1cm 的息肉自然消退可能性大，而 1cm 以上的息肉则可能持续存在并导致 AUB。但 M.Wong 等人认为，随访过程中，息肉增长速度与是否出现 AUB 无关，B 超观察子宫内膜息肉生长情况对预测是否出现临床症状没有实质性帮助，出现异常出血才是决定治疗的关键。

2. 药物治疗　药物治疗子宫内膜息肉效果有限，有研究将 GnRH-α 作为宫腔镜切除术前的辅助治疗，但目前这方面研究很少，且需综合评估费用与副作用等。孕激素可能对预防息肉以及促进息肉消退有一定作用，服用他莫昔芬女性，应用左炔诺孕酮宫内缓释系统能减少子宫内膜息肉的发生。Venturella R 等人研究结果提示在黄体期皮下注射 25mg 孕酮，3 个月经周期后，息肉消退比率显著高于自然观察组（47.5% vs. 12.5%）。

五、手术治疗

1. 盲刮　研究表明，盲刮在去除子宫内膜息肉中的成功率不到 50%，而且在很多情况下息肉切除并不完全，因此，不建议将盲刮术作为诊断及治疗子宫内膜的措施之一。

2. 宫腔镜下息肉切除　宫腔镜下息肉切除是一种有效和安全的诊断与治疗措施。宫腔镜引导下有多种方法可以切除息肉，包括宫腔镜下子宫内膜息肉摘除、宫腔镜下双极电切术、息肉钳夹术等，对于这些方法的疗效没有进行比较研究，可根据医院具备的条件、医师的经验、费用、息肉的大小与位置进行选择。手术宜在早卵泡期实施，此时子宫内膜薄，利于观察息肉位置、大小和数量，以及手术操作；对于无生育要求者，尽量切除基底部，也可切除周围部分内膜组织以减少复发；对于有生育要求者，应注意保护子宫内膜。虽然息肉切除术后子宫内粘连风险较低，但对于多发性子宫内膜息肉占据宫腔者，可考虑分次切除，减少粘连发生。

六、子宫内膜息肉治疗临床效果

1. AUB　子宫内膜息肉手术治疗能有效改善 AUB 症状，有研究报道，75%~100% 的病例术后异常子宫出血得到解决。在一项随机的临床试验中，150 名子宫内膜息肉患者采用宫腔镜下息肉切除术或单纯随访，虽然两组月经量没有显著差异，但月经间期出血在手术组明显改善。而另一项针对绝经后子宫出血的息肉患者的研究结果提示，宫腔镜手术并不能减少复发出血，但子宫内膜活检提示良性改变的患者中，6% 的患者在宫腔镜下发现为子宫内膜恶性肿瘤。

2. 妊娠结局　子宫内膜息肉影响妊娠的具体机制尚不完全明确，包括干扰精子运输及着床、促进着床抑制因子产生（如 glycodelin）、抑制自然杀伤细胞功能、减少胰岛素样生长因子结合蛋白 -1、肿瘤坏死因子和骨桥蛋白等促进种植因子的分泌。因此，理论上，息肉摘除可改善妊娠结局。但目前这方面的随机对照研究仍少，仅少数非随机研究提示息

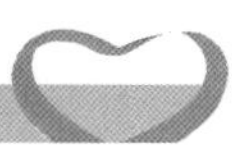

肉切除后能提高自然妊娠率，Shokeir 等人报道不孕女性行子宫内膜息肉切除后，自然妊娠率为 50%。Pérez-Medina T 等人的研究则提示 IUI 治疗前，息肉摘除能显著提高妊娠率，但 65% 的妊娠是在 IUI 治疗前。在 IVF 治疗前，若怀疑有息肉，很多临床医师都建议行宫腔镜检查及息肉摘除，但在 ART 周期中，不同处理方案的临床证据和获益并不统一，目前还缺少设计合理的随机对照实验来证实息肉处理有利于改善 ART 结局。

七、子宫内膜息肉复发及预防

息肉手术摘除的效果非常肯定，但存在一定的复发率，文献报道为 2.5%~43.6%，与随访时间以及息肉的性质有关，不典型增生性子宫内膜息肉术后复发的可能性更高（43.6%）；治疗前息肉的数目影响复发率，多发性子宫内膜息肉复发率更高，Yang JH 等人研究结果提示息肉数目与术后复发率存在相关性，延长随访时间，复发率增加。Gu 等人的研究结果则提示，多发子宫内膜息肉的复发率是单个子宫内膜息肉的 4.08 倍（13.4% vs. 45.5%），此外，子宫内膜异位症、既往息肉摘除病史均是复发的独立危险因素。

2015 年复方口服避孕药临床应用中国专家共识提出，复方口服避孕药（combined oral contraception）是子宫内膜息肉的保护性因素，息肉手术治疗后配合药物治疗可以减少术后出血、调整月经周期以及减少术后复发；建议术后联合 COC 治疗 3~6 个月。回顾性研究认为 LNG-IUS 可预防息肉术后复发，对于术中息肉形态提示无恶变可能患者，可在充分知情下术后立即放置，也可待病理结果后再行放置。需要提出的是，目前针对 COC 与 LNG-IUS 预防复发的研究，多为回顾性研究，且样本数不大，还需要更多的随机对照研究证实其临床价值。对一些高危或已出现息肉复发的患者，若无生育要求，可在息肉摘除手术的同时，行子宫内膜切除术，能有效降低复发，减少术后持续出血或再次出血的发生率。

（赵伟娥　梁晓燕）

子宫腺肌病引起的异常子宫出血（AUB-A）

子宫腺肌病（adenomyosis，AM）是指具有生长功能的子宫内膜腺体和间质侵入子宫肌层而引起的常见良性疾病。约 15% 同时合并子宫内膜异位症，约半数合并子宫肌瘤。主要分为弥漫型和局限型（即子宫腺肌瘤）。该病多发于 30~50 岁的育龄期妇女，其发病率在不同人群中存在差异，总体发病率为 8%~62%。

子宫腺肌病常以经量过多、经期延长、继发性进行性痛经、慢性盆腔疼痛、不孕为主要临床表现，严重影响女性的身心健康和生活质量。有 35% 患者无典型症状。约 40%~50% 的腺肌病患者有异常子宫出血，表现为连续数个月经周期中月经量过多。月经过多可能与子宫内膜面积增大，子宫内膜增生过长及子宫肌层纤维增生使子宫收缩不良有关。痛经的发生率为 15%~30%，疼痛位于中下腹，常于经前一周开始，直至月经结束。

一、病因及发病机制

子宫腺肌病的病因及发病机制尚未明确，目前主要有如下几个理论：

1. 子宫基底层内膜内陷学说　目前观点认为，AM 是子宫基底层内膜腺体浸润、子宫基底层内膜向下生长和内陷于子宫平滑肌层并增生的结果。类似于肿瘤的转移过程，包括子宫内膜侵袭黏附能力增强、基底层损伤、子宫平滑肌异常和异位内膜的增殖 – 凋亡失衡 4 个方面。

2. 化生学说　此假说认为子宫内膜和肌层都起源于胚胎期的米勒管，且米勒管组织具有多能性，推测 AM 的发生是由于肌层内组织化生为内膜组织所致。也有学者认为，异位的子宫内膜，是位于子宫体和子宫外的多功能外周细胞形成内膜间质细胞，进而诱导形成子宫内膜细胞的结果。研究表明雌激素在此转化过程中发挥了重要作用。

3. 淋巴及静脉播散学说　有学者认为血管生成是子宫内膜侵入肌层并生长的必备条件，不仅供给异位内膜生长所需的营养，还有可能是内膜细胞从正常在位内膜转移至子宫平滑肌的重要途径。

4. 遗传学说　研究发现遗传因素可能参与了 AM 的发生，但需与外界因素共同作用。

5. 免疫因素　AM 中的子宫内膜及间质细胞的黏附生长可能与免疫功能的失调有一定关系。

6. 激素因素　子宫腺肌病具有显著的雌激素依赖性。随着体内雌激素水平的下降，围绝经期女性的腺肌病灶会逐渐消退。研究发现，子宫腺肌病的病灶组织中常见雌激素受体的表达，而孕激素受体则较少表达。此外，还发现了芳香化酶，该酶通过将雄激素转化为雌激素，促进腺肌病灶的生长。

二、诊断

目前该病虽以病理诊断为金标准，但一些无创性检查手段经过多年研究及临床验证，其灵敏度及特异性已基本可用于本病的诊断。现阶段国内临床上仍多以盆腔 B 超检查结合 CA125 作为子宫腺肌病的诊断、治疗监测指标。

1. 症状和体征　月经过多史，继发性贫血，继发性痛经并进行性加重等。

2. 妇科检查　子宫呈均匀增大或有局限性隆起，质硬且有压痛。

3. 影像学检查　盆腔 B 超和磁共振（MRI）扫描有较高的诊断价值。MRI 诊断的特异性和灵敏性均优于超声检查，是目前诊断子宫腺肌病的最敏感的无创性检查，但因其价格昂贵，限制了临床推广应用。经腹部超声所使用探头频率低，较适用于病灶范围大、子宫体积明显增大，但也容易造成误诊和漏诊。经阴道超声在检查时紧贴盆腔组织，可清晰显示子宫及双附件组织，其分辨率、灵敏度及准确性均优于经腹部超声，且价格低廉、操作方便，是诊断子宫腺肌病最常用的手段。两者常相结合运用于临床。

4. 血清学诊断　主要是血清 CA125 的测定。内异症和子宫腺肌病患者血清 CA125 值均可升高，但非特异性。虽其灵敏性低于阴道 B 超及 MRI，但因其操作简便，且价格不高，故易被临床接受。

5. 病理检查　手术切除标本行病理检查是确诊的金标准。

三、治疗

子宫腺肌病的治疗较为棘手，目前根治子宫腺肌病的方法仍是手术治疗，包括切除子宫或全部病灶，药物治疗仅是抑制病灶的进展、缓解 / 消除症状。临床主要视患者年龄、症状、病变、生育要求和既往治疗这 5 项个体化指标来施行治疗。对年轻、有生育要求、

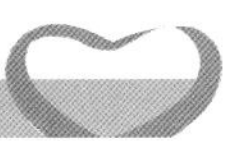

症状较轻、近绝经期或不愿手术者可试行保守药物治疗，但其存在疗效欠持久或不确切、停药后易复发、部分药物价格相对昂贵、药物副作用大等缺点；对年龄大、病变广泛或症状重、无生育要求、药物保守治疗无效者，建议手术治疗。

（一）药物治疗

1. 促性腺激素释放激素激动剂 a（GnRH-a） GnRH-a 是一种人工合成的十肽化合物，半衰期长，对 GnRH 受体的亲和力高效、持久。通过对垂体产生降调作用，使 LH 和 FSH 的分泌明显减少，从而使雌、孕激素水平下降至绝经水平，出现暂时性闭经。该疗法又称为“药物性卵巢切除”。经治疗后月经量减少，痛经症状也得到明显缓解，研究表明经注射 2~3 次后常可使子宫缩小 30%~50%，一般连续应用 3~6 个月。但长期应用 GnRH-a 易因雌激素过低出现围绝经期症状，如潮热、盗汗、情绪波动、阴道干燥、性欲下降以及骨质丢失、骨密度下降等副作用，临床上常推荐反向添加（add-back）缓解其副作用。此外，该药价格较为昂贵，停药后症状容易复发，一定程度上限制了其临床普遍应用。

2. 左炔诺孕酮宫内缓释系统（LNG-IUS） LNG-IUS 是一种 T 型宫内节育器，通过每天向子宫内定量释放 20μg 左旋 18- 甲基炔诺酮而发挥作用，有效期 5 年。其机制主要有：①左炔诺孕酮具有很强的孕激素活性，可直接抑制子宫内膜增生，使其萎缩，从而减少月经量；②降低子宫内膜腺体和间质中雌激素受体的表达，进一步抑制子宫内膜增生，使出血量减少甚至闭经；③通过凋亡途径拮抗子宫内膜增殖，使子宫内膜萎缩，进而减少出血量。放置 LNG-IUS 后全身血药浓度明显低于靶器官局部血药浓度，避免了全身用药的不良反应，副作用小，且不对垂体和卵巢产生抑制作用。LNG-IUS 疗效确切，研究表明放置一年后，月经量可减少约 95%，而需放置更长一段时间（2 年）后，子宫体积才会明显缩小。相比于其他传统药物，LNG-IUS 安全、可逆、方便、平均费用低，对于治疗经量过多具有明显优势，可作为首选治疗方法，值得临床推广应用。阴道不规则出血和点滴出血是常见的副作用，还包括闭经、脱环、环移位、乳房胀痛等。此外，中重度子宫腺肌病患者由于子宫体积明显增大，增加了 LNG-IUS 下移甚至脱落的概率，症状改善不明显。因此，对于近期无生育要求、子宫大小 < 孕 8 周大小者，可放置 LNG-IUS；对子宫大小 > 孕 8 周大小者，可考虑 GnRH-a 与放置 LNG-IUS 联合应用。

3. 口服避孕药（OC） 研究表明，口服避孕药，尤其是长期服用，可以有效地控制腺肌病的相关症状，延缓疾病的进展。是较为经济、安全、实用、可较长时间内控制内异症或腺肌病的方法。OC 也是 GnRH-a 注射 6 个月后，持续治疗时常用的方法。

4. 达那唑 达那唑是 17a- 乙炔睾酮的衍生物，为合成雄激素，具有弱雄激素活性。其作用机制是通过阻断垂体促性腺激素的合成和释放，使卵巢甾体激素的合成与分泌减少，同时可结合子宫内膜雌激素受体，使子宫内膜萎缩从而达到短暂绝经的目的。因此该疗法又称为“假绝经疗法”。但达那唑停药后复发者较多，且不良反应较多，包括雄激素效应表现和肝功能损害。由于其治疗子宫腺肌病的疗效不确切，目前临床上已较少应用。

5. 孕三烯酮 是 19- 去甲基睾酮的衍生物。该药作用机制类似达那唑，其具有较强的抗孕激素、中度抗雌激素活性和抗促性腺激素作用，并有轻度雄激素活性。既可抑制卵巢分泌雌、孕激素，也可下调在位及异位子宫内膜雌孕激素受体的表达，进而减少月经量、缓解痛经。该药的不良反应程度较轻，对肝功能的损害低于达那唑。但其治疗过程中仍有体质量增加、痤疮、多毛、潮热等不良反应出现，停药 6 个月后约 30%~50% 患者可能复发。

6. 米非司酮　米非司酮是一种高效抗孕激素药物，其与孕激素受体的亲和力为孕酮的5倍。研究发现，米非司酮可下调腺肌病组织的雌孕激素受体，抑制子宫腺肌病病灶的血管生成，诱导异位子宫内膜细胞凋亡，同时通过抑制卵巢排卵，使体内孕激素和雌激素水平下降，抑制子宫内膜的分泌反应。长期用药可促进异位内膜的逐渐萎缩，缩小病灶。副作用较轻，每天口服25~100mg，一般以3~6个月为一疗程，停药后易复发。可与LNG-IUS联合应用，使得疗效最大化。

（二）手术治疗

1. 子宫切除术　子宫切除术是目前常用的也是根治性的治疗子宫腺肌病的方法，也是唯一经循证医学证实有效的治疗手段。适用于年龄大、无生育要求、病变广泛或临床症状重的难治性子宫腺肌病患者。经腹子宫切除术是应用最广泛的手术途径，不仅可减少异位病灶残留，对于存在广泛盆腔粘连、肿瘤较大或诊断不明确时，也是最佳选择。经阴道子宫切除术由于相对较低的并发症发生率，应用日趋广泛。全子宫切除也可能导致卵巢功能降低，引起潮热、易怒、焦虑、阴道干燥等围绝经期症状，甚至引起继发子宫内膜异位症。

2. 子宫腺肌病病灶切除术　主要适用于年轻、要求保留生育功能的子宫腺肌瘤患者。磁共振成像（MRI）对子宫腺肌病的诊断价值较高，可准确定位病灶位置及范围。术前给予GnRH-a治疗3个月可缩小病灶体积、减轻子宫充血，有利于手术的操作。手术方式多选择腹腔镜手术切除，由于其创伤小、恢复速度快，对于局限性子宫腺肌病的治疗效果较好。

3. 子宫内膜切除术（TCRE）　该术式适用于无生育要求的患者，尤其适合子宫内膜和子宫肌层交界处的病灶或浸润肌层较浅的病灶清除。通过切除子宫内膜全层与内膜下2~3mm的肌层组织，使月经量减少甚至闭经。但研究发现此手术方式难以切除干净宫壁内的全部内膜腺体，术后容易出现复发。少部分患者可能仍有妊娠机会，但妊娠期间流产、胎盘植入的风险升高。

4. 腹腔镜下子宫动脉阻断术（UAB）　该术式通过腹腔镜下缝扎或电凝阻断双侧子宫动脉，以减少子宫的血供，使异位子宫内膜缺血、缺氧而坏死，从而达到缓解痛经和减少月经量的目的。但由于卵巢的血供部分来源于子宫动脉上行支，术后会一定程度上影响卵巢功能，严重者可导致卵巢早衰，故对于要求保留生育功能的年轻患者应谨慎选择此手术方式。

5. 子宫动脉介入栓塞治疗（UAE）　治疗机制是通过使用明胶海绵栓塞子宫动脉上行支，使腺肌病病灶缺血、坏死、吸收、萎缩。术后7~30天随着侧支循环的建立，正常肌层的血运可逐渐恢复，而异位病灶则绝大多数不能恢复，发生不可逆性坏死。但如果子宫病灶广泛，子宫动脉栓塞后病灶大面积坏死，可引起发热、腹痛等症状。多个研究表明短期疗效显著，可有效缓解月经过多和痛经，但中长期疗效不确切，2年后复发率通常较高。

6. 高强度聚焦超声消融治疗（HIFU）　HIFU是近年发展较快的新型非侵入性的热消融技术，其治疗原理是在超声或磁共振的实时监控下，将体外发射的超声波聚焦于体内的子宫位内膜病灶，通过瞬间在靶点产生高温使组织细胞变性坏死，从而达到治疗腺肌病的

目的。目前已有大量临床研究结果表明 HIFU 治疗子宫腺肌病具有较高的有效性和安全性，但由于临床应用时间尚短，其长期疗效及对生育功能的影响尚待进一步的多中心、大样本临床对照研究去证实。

（李敬　石玉华）

子宫肌瘤引起的异常子宫出血（AUB-L）

子宫肌瘤（uterine leiomyoma）是女性最常见的盆腔肿瘤，是子宫肌层的平滑肌细胞发生单克隆性增殖形成的良性肿瘤。肿瘤由平滑肌及结缔组织组成，常见于 30~50 岁妇女，20 岁以下少见。多数子宫肌瘤患者无临床症状，并不是引起异常子宫出血的常见原因。

一、发病相关因素

子宫肌瘤的确切病因尚未明了，目前认为：子宫肌瘤是单克隆平滑肌细胞增殖而成，多发性子宫肌瘤可能是由于在子宫肌层内多灶性潜伏的细胞所形成的多源性单克隆肿瘤；约 40% 的子宫肌瘤存在遗传学的异常，包括 12 号和 14 号染色体易位、12 号染色体长臂重排、7 号染色体长臂部分缺失等，剩余 60% 的肌瘤还有未检测到的基因突变；甾体激素对平滑肌瘤的发生有着重要影响，雌激素和孕激素之间通过自分泌和旁分泌作用相互调节，雌激素可增加肌瘤细胞的孕激素受体含量，孕激素反过来又可进一步促进和维持雌激素的变化，两者相互影响，共同促进肌瘤的生长。因此子宫肌瘤好发于育龄妇女，青春期前少见，绝经后萎缩；平滑肌瘤细胞和成纤维细胞产生的生长因子、蛋白质、多肽通过增加细胞外基质而促进子宫肌瘤的生长。

子宫平滑肌也可发生恶性肿瘤，如子宫平滑肌肉瘤。从与子宫肌瘤基因表达的差异来看，子宫平滑肌肉瘤不是起源于变性的子宫平滑肌瘤。

二、分类与病理

子宫肌瘤可发生在子宫的任何部位，目前常用下列分类方法：

（一）按肌瘤生长部位

分为宫体肌瘤（约占 90%）和宫颈肌瘤（约占 10%）。

（二）按肌瘤与子宫肌壁的关系

分为 3 类：

1. 肌壁间肌瘤（intramural leiomyoma）　约占 60%~70%，肌瘤位于子宫肌壁间，周围均被肌层包绕，肌瘤与肌壁间界限清楚，被子宫肌瘤挤压的子宫肌壁称为肌瘤的假包膜。

2. 浆膜下子宫肌瘤（subserosal leiomyoma）　约占 20%，子宫肌壁间肌瘤向子宫表面的浆膜层生长，并突出于子宫表面，肌瘤表面仅有少许肌壁及子宫浆膜层覆盖。

3. 黏膜下肌瘤（submucosal leiomyoma）　约占 10%~15%，肌瘤向宫腔方向生长，突出于宫腔，肌瘤表面仅为黏膜层覆盖。黏膜下肌瘤易形成蒂，在宫腔内生长犹如异物，常引起子宫收缩，肌瘤可被挤出宫颈外口而突入阴道。

（三）国际妇产科联盟肌瘤分型系统

国际妇产科联盟（International Federation of Gynecology and Obstetrics，FIGO）肌瘤分

型系统将黏膜下、壁内、浆膜下和跨壁肌瘤进行 9 型分类如下（图 5-1）：

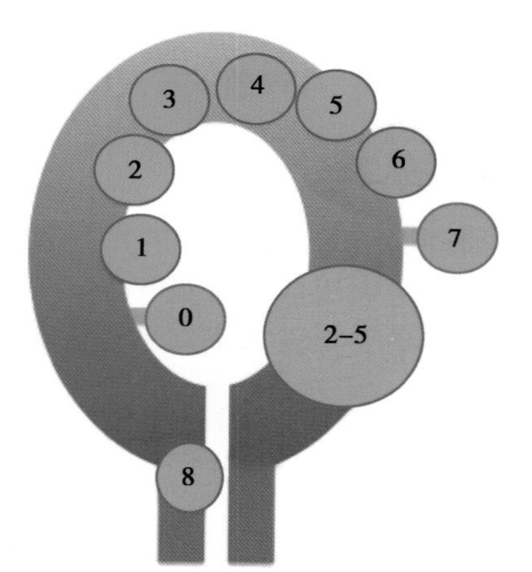

黏膜下	0	有蒂黏膜下肌瘤
	1	无蒂黏膜下肌瘤，<50%在肌层
	2	无蒂黏膜下肌瘤，≥50%在肌层
其他	3	贴附于子宫内膜，100%在肌层
	4	肌壁间肌瘤
	5	浆膜下肌瘤，≥50%在肌层
	6	浆膜下肌瘤，<50%在肌层
	7	有蒂浆膜下肌瘤
	8	其他（特殊类型，如宫颈肌瘤、寄生瘤）

混合型肌瘤（同时影响黏膜和浆膜）	两个独立数字被连字符相连，第一个数字代表肌瘤与子宫黏膜的关系，第二个数字代表与浆膜的关系，例如：	
	2–5	黏膜下和浆膜下混合型肌瘤，在宫腔和腹腔的直径均小于肌瘤的50%

图 5-1 FIGO 子宫肌瘤分型

（四）病理

大体观：肌瘤为实质性球型包块，表面光滑，呈灰白色或略带红色，质地较子宫肌层硬，肌瘤压迫周围的肌壁纤维形成假包膜。肌瘤切面可见排列致密的旋涡状或编织状结构。子宫肌瘤常见的变性有透明变性、黏液变性、囊性变、红色变性、脂肪变性和钙化等。

镜下：子宫肌瘤主要由梭形平滑肌细胞和不等量的纤维结缔组织构成，肌细胞大小均匀，呈长梭形或纺锤形排列成栅栏状或旋涡状结构，核为长杆状。

三、临床表现

（一）症状

多数无明显症状，仅在体检时偶然发现。有无症状与肌瘤数目关系不大，而与肌瘤部位、肌瘤大小、有无变性有关。常见症状有：

1. 经量增多及经期延长 子宫肌瘤是引起非妊娠女性异常子宫出血的最常见的结构性子宫病理改变，经量过多或经期延长是子宫肌瘤的典型出血形式，也是最常见的子宫肌瘤症状。是否有子宫出血及出血量多少主要取决于肌瘤的位置，其次是肌瘤的大小。当子宫肌瘤部分或完全突出于子宫腔时（如 FIGO 0 型和 Ⅰ 型），可导致月经量过多。黏膜下子宫肌瘤导致月经量过多或不规则阴道出血的可能原因是：子宫内膜表面积的增大；肌瘤导致了不正常的血管增生模式与邻近的子宫内膜的血管功能的异常，血管系统不稳定，不能像正常的子宫内膜的血管系统一样如期修复和愈合；子宫收缩不好，不能进一步挤压子宫内膜的血管。有 1/3 的出血患者有子宫内膜的增生。肌壁间肌瘤女性也常发生经量过多或经期延长，可能与肌瘤使宫腔增大，子宫内膜面积增加，并影响子宫收缩有关。浆膜下子宫肌瘤很少发生异常子宫出血；邻近宫颈管的宫颈肌瘤可能会导致异常子宫出血。月经间期出血和绝经后出血不是子宫肌瘤的特征性表现，应对其进行检查以排除子宫内膜病变。长期经量增多可导致继发贫血、乏力、心悸等症状。

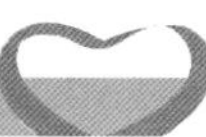

2. 腹部包块 子宫位于盆腔深部，肌瘤初起时腹部摸不到包块，当肌瘤逐渐增大使子宫超过了3个月妊娠大小较易从腹部触及，清晨膀胱充盈时更明显。包块多位于下腹正中部位，实性、可活动、无压痛。

3. 压迫症状 与妊娠子宫不同，子宫肌瘤的子宫形状不规则，可以由子宫肌瘤压迫特定部位引起特定的症状。子宫前壁下段肌瘤可压迫膀胱引起尿频、尿急；宫颈肌瘤向前生长可引起尿潴留、排尿困难；子宫后壁峡部肌瘤或宫颈后唇肌瘤向后压迫直肠可引起便秘、下腹坠胀不适等症状；阔韧带肌瘤或宫颈巨型肌瘤向侧方发展嵌入盆腔内压迫输尿管使上泌尿路受阻，形成输尿管扩张，甚至发生肾盂积水。

4. 疼痛 一般子宫肌瘤不产生疼痛症状，子宫肌瘤变性或带蒂肿瘤扭转可导致急性疼痛。疼痛可能伴有低度的发热、触诊子宫压痛、白细胞计数升高或腹膜刺激征。子宫肌瘤变性引起的不适具有自限性，持续数天到数周不等，通常对非甾体类抗炎药有反应。子宫黏膜下肌瘤由宫腔向外排出时也可引起腹痛。

5. 阴道分泌物增多、阴道排液 子宫黏膜下肌瘤或宫颈黏膜下肌瘤均可引起阴道分泌物增多，伴有肿瘤感染时可有大量脓性白带，如有溃烂、坏死出血感染时，可有血性、脓血性有恶臭的阴道溢液。

6. 影响生育 子宫肌瘤（黏膜下肌瘤或突向宫腔的肌壁间肌瘤）可影响宫腔形态、阻塞输卵管开口或压迫输卵管使之扭曲变形等均可能导致妊娠困难以及增加流产风险。此外，子宫肌瘤可导致不良的妊娠结局，如胎盘早剥、胎儿生长受限、先露异常以及早产等。

（二）体征

表现为子宫增大或于下腹部触及实质性不规则包块；妇科检查子宫增大，外形不规则，活动；FIGO 0型有蒂黏膜下肌瘤脱出宫颈外口，窥器检查即可见到宫颈口处有肿物，粉红色，表面光滑，宫颈四周边缘清楚，如伴感染时可有坏死、出血及脓性分泌物。

四、诊断及鉴别诊断

（一）诊断

绝大多数子宫肌瘤可以根据病史及妇科检查得到诊断。B型超声是常用的辅助检查，具有较高的敏感性和特异性。能区分子宫肌瘤与其他盆腔包块。但对于多发性小肌瘤（如直径0.5cm以下）的准确定位及计数还存在一定的误差。MRI具有软组织分辨率高、空间三维成像等优点，能清楚显示所有子宫肌瘤大小、位置及与宫腔的关系，可以区分子宫肌瘤、子宫腺肌病和子宫腺肌瘤，并对血管内平滑肌瘤、富于细胞平滑肌瘤等特殊类型子宫肌瘤，以及子宫肉瘤的鉴别诊断具有一定的意义。但MRI检查费用较高，多用于针对复杂操作的手术计划。CT对软组织的分辨能力相对较差，一般不用于子宫肌瘤的常规检查。如有需要还可选择宫腔镜、腹腔镜等协助诊断。

（二）鉴别诊断

子宫肌瘤的诊断一般并不困难，但应注意与下列疾病鉴别：

1. 子宫腺肌病 病史与子宫肌瘤有共同之处，如好发于中年女性，也可有子宫增大，月经量增多，但进行性加重的痛经是其突出的特点。B型超声检查有助于诊断，有时与子宫肌瘤并存。

2. 妊娠子宫　虽然妊娠子宫及子宫肌瘤均有子宫增大，但两者的病史及妇科查体各有不同，一般不易误诊。前者有停经史，早孕反应，借助尿或血 hCG、B 超可确诊。但对有月经不规律的更年期妇女，或婚后年久不育的妇女可有意想不到的妊娠，若忽视病史则易将增大的妊娠子宫误诊为子宫肌瘤。故对子宫增大的育龄期妇女首先要排除妊娠，注意问清相关月经史。

3. 子宫恶性肿瘤

（1）子宫肉瘤好发于老年妇女，中位诊断年龄为大约 60 岁。多有腹痛、增长迅速的腹部包块及不规则阴道出血，B 型超声及 MRI 有助于鉴别。

（2）子宫内膜癌常见症状是不规则阴道出血伴有子宫增大，多发于老年女性。应注意围绝经期妇女子宫肌瘤可合并子宫内膜癌，诊刮或宫腔镜有助于鉴别。

（3）宫颈癌有不规则阴道出血及阴道分泌物增多或不正常排液等症状，外生型较易鉴别，内生型宫颈癌应与宫颈黏膜下肌瘤鉴别。可借助于 B 型超声、宫颈脱落细胞学检查、宫颈活检、宫颈管搔刮及分段诊刮等鉴别。

此外，还应注意与卵巢肿瘤、卵巢巧克力囊肿、盆腔炎性包块等鉴别。

五、治疗

治疗应根据患者年龄、生育要求、症状及肌瘤的部位、大小、数目全面考虑，本章节主要探讨对子宫肌瘤所致的异常子宫出血的治疗。

（一）药物治疗

1. 激素治疗　子宫肌瘤是性激素依赖性肿瘤，采用对抗性激素的药物治疗对于短期内改善症状、纠正贫血、缩小肌瘤效果明显。

应用指征：①子宫肌瘤导致月经过多、贫血和压迫症状，不愿手术者；②子宫肌瘤患者孕前使用，缩小肌瘤以利于妊娠；③子宫肌瘤剔除术或子宫切除术前治疗控制症状，纠正贫血，缩小肌瘤和子宫体积，降低手术难度，使经阴道或经腹腔镜手术成为可能；④多发性子宫肌瘤剔除术后，预防肌瘤近期复发；⑤对近绝经期妇女，提前过渡到自然绝经，避免手术；⑥全身情况不佳不宜手术者或有手术治疗禁忌证者，常用药物如下：

（1）促性腺激素释放激素激动剂（gonadotropin-releasing hormone agonist，GnRH-a）是治疗子宫肌瘤最有效的药物。这类药物的作用机制是：最初增加促性腺激素的释放，随后引起 GnRH 受体脱敏、促性腺激素下调，达到低促性腺激素型性腺功能减退状态，此状态在临床上与绝经类似。大多数女性在开始该治疗 3 个月以内会出现闭经、贫血（如果存在）的改善及子宫明显缩小（35%~60%），从而实现与肌瘤相关的两大类症状的改善。但是停药后子宫又逐渐恢复到原来大小，且用药 6 个月以上可产生绝经综合征、骨质疏松等副作用，故长期用药受限。一般应用长效制剂，每月注射一次，自月经第 1~5 天开始应用。常用药物有亮丙瑞林（leuprorelin）每次 3.75mg，戈舍瑞林（goserelin）每次 3.6mg 皮下注射，曲普瑞林（triptorelin）3.75mg 肌内注射。在 GnRH-a 治疗出现 GnRH 受体初期下调之后，通过给予低剂量雌 - 孕激素的反加疗法可使 GnRH-a 中长期治疗的副作用减到最少。GnRH-a 治疗停止后 3~6 个月，随着卵巢功能的恢复子宫肌瘤往往会“反弹”到治疗前的大小，因此，要维持疗效需要持续用药。国外的少量经验表明，配合反向添加治疗可以较安全地延长 GnRH-a 的使用时间至 3~5 年甚至更长时间。

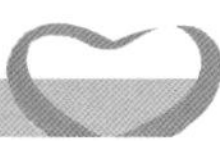

（2）孕酮受体调节剂（progesterone receptor modulator，PRM）：它们的优点是口服和相关的症状性副作用极少，主要顾虑在于长期使用是否会影响子宫内膜。

米非司酮（mifepristone）又称 RU-486，是 19- 去甲睾酮的衍生物，具有抗孕激素抗糖皮质激素的作用。其与孕酮受体的相对结合力是孕酮的 5 倍，可使肌瘤组织中的孕激素受体（PR）数量明显降低，影响肌瘤组织中表皮生长因子受体（EGFR）、血管内皮生长因子（VEGF）的表达，减少子宫动脉血流，使子宫肌瘤出血缺氧、变性坏死以致肌瘤体积缩小，可使子宫平滑肌瘤患者的子宫体积缩小 26%~74%，与使用 GnRH 激动剂导致的缩小效果相当，同时可以快速达到止血，提高血红蛋白含量的目的。因此，临床多用作术前预处理或围绝经期有症状的患者，停药后肌瘤再缓慢生长。12.5mg/d，作为术前用药或提前绝经使用 3~6 个月，不宜长期使用，以防其拮抗糖皮质激素的副作用及无对抗雌激素暴露导致的子宫内膜的增生。

醋酸乌利司他（ulipristal acetate）是一种选择性孕酮受体调节剂（selective progesterone receptor modulat，SPRM），结构与米非司酮相似，具有抗孕激素和抗糖皮质激素作用。对孕酮受体有拮抗和部分激动作用（孕酮激动药 / 拮抗药），可与孕酮受体结合并阻止孕酮结合其受体。可以抑制排卵，但对血清雌二醇水平的影响很小。可控制子宫肌瘤导致的出血过多，并可使子宫肌瘤体积缩小。其疗效不劣于每月一次的醋酸亮丙瑞林，并且引起潮热的可能性显著减少。美国以外的欧洲国家已批准该药用于 3 个月的术前治疗。口服 5mg/d 或 10mg/d，每天一次。

（3）左炔诺孕酮宫内缓释系统（the levonorgestrel-releasing intrauterine system，LNG-IUS）：LNG-IUS 是一种避孕药具，每天向宫腔内局部释放 20μg 的左炔诺孕酮，通过使子宫内膜萎缩，可以有效治疗子宫肌瘤相关的月经过多，提高血红蛋白含量，但缩小子宫肌瘤体积的作用不明显。适于子宫不超过孕 12 周大小，宫腔形态相对正常的子宫肌瘤患者，但脱环率也较无肌瘤者高。LNG-IUS 不适合黏膜下肌瘤。

（4）芳香化酶抑制剂（aromatase inhibitor）：芳香化酶是雌激素合成的限速酶，目前主要用于绝经后女性乳腺癌的治疗，主要药物包括来曲唑（letrozole）、阿那曲唑（anastrozole）、依西美坦（exemestane）。有研究显示，芳香化酶抑制剂能快速缩小子宫肌瘤体积并减轻其相关症状，但是它们在子宫肌瘤治疗中的潜在作用还需要进一步研究以确定疗效的持续时间、风险及成本 - 效益。

（5）复方口服避孕药（COC）：COC 不能缩小子宫肌瘤的体积，但可以减少月经量，控制月经周期，能治疗子宫肌瘤相关的点滴出血和月经过多。尚无证据表明低剂量 COC 促进肌瘤的生长，WHO 推荐子宫肌瘤患者可以使用 COC。

2. 非激素类辅助止血药物

（1）抗纤维蛋白溶解药物：子宫肌瘤所致的月经量过多与局部组织的纤溶活性升高有关，氨甲环酸能与纤溶酶和纤溶酶原上的纤维蛋白亲和部位的赖氨酸结合部位吸附，抑制纤溶酶、纤溶酶原与纤维蛋白结合，从而达到止血效果。氨甲环酸用于治疗月经过多疗效确切，也适用于子宫肌瘤合并月经过多。用法为静脉滴注，一般成人 1 次 0.25~0.50g，必要时可每天 1~2g，分 1~2 次给药。

（2）非甾体类抗炎药（non-steroidal anti-inflammatory drugs，NSAID）：子宫内膜的前列腺素受体可促进异常血管和新生血管形成，导致异常子宫出血；NSAID 抑制环氧合酶，在子宫内膜水平减少前列腺素的合成，减少月经出血，疗效优于安慰剂，同时能缓解痛经。

（二）手术治疗

手术是平滑肌瘤的主要治疗方式。

指征：子宫大于孕 10 周；月经过多，继发贫血；有盆腔直肠压迫症状；肌瘤生长较快；不孕或反复流产排除其他原因；保守治疗失败；子宫肌瘤患者准备妊娠时若肌瘤直径 ≥ 4cm 建议剔除。

手术路径可经腹、经阴道或宫、腹腔镜下手术。术式有：

1. 子宫肌瘤切除术（myomectomy）　适用于仍希望生育或由于其他原因希望保留子宫的女性。

（1）经腹手术（包括腹腔镜和开腹两种术式）：对于肌瘤数目较多、肌瘤直径大（如 >10cm）、特殊部位的肌瘤、盆腔严重粘连手术难度增大或可能增加未来妊娠时子宫破裂风险者宜行开腹手术。此外，对于可能存在不能确定恶性潜能的平滑肌肿瘤甚至平滑肌肉瘤者，肌瘤粉碎过程中可能存在肿瘤播散的风险（ⅢB 级证据），应选择开腹手术。子宫肌瘤的术后复发率接近 50%，约 1/3 的患者最终需要再次手术治疗。

（2）宫腔镜手术：宫腔镜切除术是治疗黏膜下肌瘤的最佳方式，适合于 FIGO 0 型黏膜下肌瘤；Ⅰ、Ⅱ型黏膜下肌瘤，肌瘤直径≤ 5.0cm；肌壁间内突肌瘤，肌瘤表面覆盖的肌层≤ 0.5cm；各类脱入阴道的子宫或子宫颈黏膜下肌瘤。黏膜下肌瘤可经阴道及宫腔镜摘除，术后有肌瘤复发的风险。

2. 子宫切除术（hysterectomy）　肌瘤大，个数多，症状明显，肌瘤复发，不要求保留生育功能或疑有恶变者，可行全子宫切除术。根据术者的手术操作技术和经验，以及患者自身的条件可选择开腹、腹腔镜或经阴道手术。术前应行宫颈细胞学检查，排除宫颈上皮内瘤变或宫颈癌。发生于围绝经期的患者应注意排除子宫内膜癌。

（三）其他治疗

1. 子宫动脉栓塞术（uterine artery embolization，UAE）　可减少子宫动脉血流，从而导致肌瘤梗死并减少肌瘤相关症状。适合于子宫肌瘤剔除术后复发、有多次腹部手术史、不能耐受或不愿意手术治疗者。但该方法可能引起卵巢功能减退，并增加潜在的妊娠并发症的风险，对有生育要求的妇女一般不建议采用。

2. 高强度超声聚焦消融（high intensity focused ultrasound ablation，HIFUA）　这种非侵入性热消融技术将多束超声波能量聚焦在小体积组织上，导致该组织的热破坏而达到治疗目的。适用于要求保留子宫者，尤其适合于不能耐受或不愿意手术治疗者。不适用于可经宫腔镜切除的肌瘤，或高度钙化的平滑肌瘤，或邻近的膀胱或肠道会因操作造成损伤的肌瘤。

3. 子宫内膜去除术（endometrial ablation）　主要是破坏或去除子宫内膜，可用于治疗无生育要求的子宫肌瘤合并月经过多。常用方法包括：①射频消融术（radiofrequency ablation，RFA）；②微波消融术（microwave ablation，MWA）；③子宫热球治疗（uterine balloon therapy）。宫腔过大、宫腔变形者不宜应用，术前尚需行子宫内膜取样除外子宫内膜增生和子宫内膜癌。

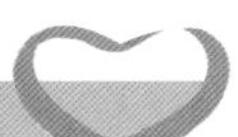

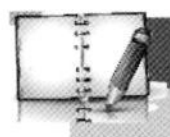

附：子宫肌瘤与妊娠

子宫肌瘤通常发生在育龄妇女，妊娠期子宫肌瘤的患病率介于0.1%~3.9%。由于小肌瘤无临床症状，产前未做B超等检查，不少患者在妊娠及分娩过程中被忽略，因此实际发生率要高于此。随着我国“二孩政策”的实施，估计妊娠合并子宫肌瘤的孕妇会越来越多。这些孕妇多数孕期平稳，但其中也有一些会出现并发症。

一、子宫肌瘤对妊娠与分娩的影响

黏膜下子宫肌瘤可使宫腔形态扭曲，可能会干扰胎盘形成及正常子宫胎盘循环的建立，从而影响胚胎的种植和发育。接近输卵管开口或接近宫颈的肌瘤可能会妨碍受精。而浆膜下肌瘤不会影响生育力，肌壁间肌瘤对不孕的影响有争议。但若肌瘤过大，因机械压迫，宫腔变形或内膜供血不足可引起流产。对使宫腔变形的无症状肌瘤（黏膜下或黏膜下与肌壁间共存的肌瘤），肌瘤切除术（开腹、腹腔镜或宫腔镜）可以改善妊娠率。对于无宫腔形态改变的无症状肌瘤不建议行肌瘤切除术来改善妊娠结局。对于肌瘤引起的盆腔结构的紊乱而致的拾卵异常应行肌瘤切除术。子宫肌瘤切除术不影响辅助生育技术（assisted reproductive technologies，ART）后的生殖结局（妊娠率、活产率）。妊娠期肌瘤快速生长，可能增加子宫的收缩性或改变胎盘催化酶的生成，这都可能干扰胎盘形成，导致自然流产。同时子宫肌瘤确实增加了难产率、剖宫产率和早产率。子宫肌瘤合并妊娠应按高危孕妇进行管理。绝大多数孕妇无需特殊处理，但应定期监测肌瘤大小、与胎盘的关系及母儿状况。

二、妊娠对肌瘤的影响

一般认为，妊娠期妊娠相关的雌激素及孕酮水平升高、子宫血流增加，子宫肌瘤也会随之生长。但实际结果是妊娠对肌瘤的影响似乎因个体差异（如肌瘤基因的表达，循环中生长因子的水平，肌瘤局部的受体等）而异，多数肌瘤在妊娠期并无明显增长。而部分患者可因妊娠、分娩及产后，肌瘤周围环境的变化，血流发生障碍，引起肌瘤变性，最常见的是肌瘤红色变性，其次还有透明变性和囊性变等。红色变性多发生于直径>6cm的肌瘤，表现为肌瘤迅速增大，腹部剧烈腹痛、发热和白细胞计数升高。此外，孕期肌瘤所致腹痛也可能是因子宫增大、子宫与纤维瘤的相对位置改变造成供应纤维瘤的血管部分阻塞所引起，抑或发生扭转所致，称为妊娠期肌瘤性疼痛综合征。对于子宫肌瘤红色变性，首选保守治疗，包括卧床休息、补液及一般支持治疗，应用抗生素预防感染，有宫缩者予宫缩抑制剂，必要时予镇静剂、止痛剂，多能缓解。妊娠期间除非存在：①肌瘤短期增长迅速，高度怀疑恶变者；②肌瘤红色变性，经保守治疗无效；③浆膜下子宫肌瘤发生蒂扭转、继发感染等，经保守治疗无效；④肌瘤压迫邻近器官，出现严重症状可考虑手术，否则都应避免在妊娠期间行子宫肌瘤切除术。关于在剖宫产术中是否同时行子宫肌瘤剔除术的问题，应根据肌瘤大小、部位、孕妇的情况、术者的技术熟练程度、医院的输血急救条件等而定。

（徐春琳）

恶性肿瘤与增生引起的异常子宫出血（AUB-M）

一、病因

1. 分类　子宫内膜不典型增生和恶变是AUB少见而重要的原因。子宫内膜增生（endometrial hyperplasia）是一种非生理性、非侵袭性的内膜增生，由于腺体结构（大小和形态）与腺体和间质比例的改变（>1∶1），导致子宫内膜量增多。内膜增生的分类尚不统一。中国目前采用2003年修正版的WHO分类，该分类将内膜增生按严重程度分为4个等级：①增生内膜：子宫内膜呈增殖期改变；②简单增生：由于间质与腺体同时增生而不表现出腺体拥挤，腺上皮细胞的形态与正常的晚增殖期相似，不具有异型性；③复杂增生：腺体成分的局灶性增生而不累及间质，病变区腺体拥挤，可以背靠背，或弯曲呈锯齿状，或形成腺腔内乳头，但无腺上皮的异型性；④不典型增生：内膜腺体增多，间质减少，增生腺体轮廓不规则，且具有腺上皮细胞的异型性。

2014年修改版的WHO分类根据是否存在细胞不典型性将子宫内膜增生分为两类：①子宫内膜增生不伴不典型增生（endometrial hyperplasia without atypia，EH）：是指子宫内膜腺体过度增生伴腺体大小和形态的不规则，腺体和间质比例增加，不伴有细胞的不典型性变化。EH进展为分化良好的子宫内膜癌的风险为1%~3%；②子宫内膜不典型增生（atypical hyperplasia，AH）：指过度增生的子宫内膜腺体存在细胞的异型性，但缺乏明确浸润的证据。约25%~40%子宫内膜不典型增生患者同时存在子宫内膜癌。子宫内膜不典型增生患者患子宫内膜癌的长期风险增加14~45倍。

2. 子宫内膜增生的高危因素　子宫内膜增生的主要原因是长期无拮抗的雌激素刺激，因此育龄期妇女的风险因素包括长期无排卵或稀发排卵，如多囊卵巢综合征、排卵障碍性异常子宫出血、分泌雌激素的卵巢肿瘤；肥胖女性来源于脂肪细胞的雌激素过多；长期外源性雌激素摄入，如雌激素治疗缺乏孕激素拮抗；乳腺癌术后接受长期他莫昔芬治疗等。肥胖、初潮过早、绝经晚、不孕、家族癌瘤（尤其是子宫内膜癌、结肠癌、卵巢癌和乳腺癌）史等也是内膜增生和子宫内膜癌的高危因素。

二、治疗

子宫内膜不典型增生的处理需根据内膜病变轻重、患者年龄及有无生育要求选择不同的治疗方案。

1. EH的治疗　EH在20年内发展为子宫内膜癌的风险<5%，通过观察随诊，超过80%患者可以自动转归正常。对存在长期异常子宫出血、肥胖、应用孕激素受体拮抗剂等高风险患者，建议长期、定期使用孕激素治疗，治疗目的是控制异常子宫出血、逆转子宫内膜及防止少数患者发展为子宫内膜癌。药物治疗为首选治疗方式，大部分患者可以通过药物治疗转化为正常内膜，单纯孕激素口服或局部治疗为首选。治疗过程中至少6个月一次内膜活检，在至少有连续2次间隔6个月的组织学检查结果为阴性后，可考虑终止随访；但对于内膜增生风险依然存在的患者，如长期无排卵或稀发排卵、肥胖、胰岛素抵抗、用孕激素拮抗剂等，建议2次转阴后改为每年活检随访一次。EH会显著影响患者的生育力，对于有生育要求的患者，需要在逆转子宫内膜厚积极促排卵受孕。

2. AH 的治疗　治疗分为手术治疗和药物治疗。采用何种治疗方案要依据患者是否有生育要求及年龄决定。

（1）无生育要求的患者：由于 AH 有 14%~30% 左右的几率发展为子宫内膜癌，同时合并子宫内膜癌的比例也很高，因此，如果患者没有生育要求，全子宫切除术是该病的治疗首选，不建议内膜切除术。绝经前女性是否同时切除双侧卵巢应个体化处理，但推荐双侧输卵管切除，可减少以后发生卵巢癌的风险。

（2）有生育要求的患者：对于有生育要求的患者或不能耐受手术的患者选择药物治疗，孕激素是其主要治疗方法。内膜完全逆转的中位时间是 6~9 个月，如果治疗 9~12 个月病灶持续存在或进展，应进行手术治疗。

1）保留生育治疗适应证：强烈要求保留生育能力，年龄 <45 岁，无药物禁忌证或妊娠禁忌证；有良好的依从性，能及时随访并进行定期病理检查。

对于希望保留生育功能的女性，应充分告知保留生育能力的治疗可能的获益及风险。AH 存在潜在恶性和进展为内膜癌的风险，活检病理诊断为 AH 的患者中同时合并子宫内膜癌的比例高达 19%~45%。在进行保守治疗之前，应进行全面评估，以除外子宫内膜浸润癌和可能合并存在的卵巢癌，并签署知情同意书。应进行多学科会诊，结合组织学、影像学特诊和肿瘤标志物表达情况，制订管理和随访方案。鉴于保守治疗较高的复发率，一旦患者放弃生育力的保留，应进行手术切除子宫。

2）保留生育治疗方法：采用药物治疗，首选大剂量孕激素治疗，可以选择如下方法：醋酸甲地孕酮（MA）：160mg，qd~bid，口服；醋酸甲羟孕酮：250mg，qd~bid，口服，或者 1000mg/ 周，肌注；含左炔诺孕酮的宫内缓释系统（LNG-IUS），有研究报道 LNG-IUS 对 AH 的逆转率 90%。

3）药物治疗的随访：治疗期间 3~6 个月进行一次内膜检查，可以在用药过程中或撤退性出血后进行诊刮或宫腔镜联合诊刮评估疗效，根据对药物的反应情况调整治疗剂量或方案，直到连续两次内膜活检阴性；对保留子宫、无症状、活检已经连续两次转阴的妇女，建议每 6~12 个月进行一次内膜活检。治疗期间应积极去除导致内膜增生的危险因素，如肥胖、胰岛素抵抗等。长期大剂量孕激素的应用可能发生体重增加、水肿、头痛、不规则阴道出血、肝肾功能受损及血栓风险，要定期随访并监测相应指标。

4）生育调节：内膜病变逆转后（至少一次内膜活检转阴）要尽快考虑妊娠。由于内膜增生患者很多存在排卵障碍，自然妊娠率较低，建议积极进行促排卵或辅助生育治疗。对于近期无生育要求的患者，建议孕激素保护内膜预防复发（可采用后半周期孕激素撤退或置入 LNG-IUS 的方法）。治愈后每 3~6 个月 B 超随访内膜情况，必要时内膜活检。完成生育的患者国外建议产后尽快手术切除子宫，国内对此处理尚有争议，建议长期随访、观察。

3. 子宫内膜腺癌的治疗（参照相关的临床指南）

（1）保留生育功能指征和方法：保留生育功能只适用于子宫内膜样腺癌，子宫内膜浆液性癌、透明细胞癌、癌肉瘤和子宫肉瘤不能保留生育功能。符合下列所有条件才能保留生育功能：①分段诊刮标本经病理专家核实，病理类型为子宫内膜样腺癌，G1 级；②MRI 检查（首选）或经阴道超声检查发现病灶局限于子宫内膜；③影像学检查未发现可疑的转移病灶；④无药物治疗或妊娠的禁忌证；⑤经充分解释，患者了解保留生育功能并非子宫内膜癌的标准治疗方式并在治疗前咨询生殖专家；⑥对合适的患者进行遗传咨询或基因检测。

可选择甲地孕酮、醋酸甲羟孕酮和 LNG-INS 治疗。治疗期间每 3~6 个月进行内膜取样检查；若患者暂无生育计划，予孕激素维持治疗及定期检测。完成生育后或内膜取样发现疾病进展，即行全子宫 + 双附件切除 + 手术分期。

（2）不保留生育功能患者的初始治疗：根据肿瘤侵犯范围制订治疗方案。

1）肿瘤局限于子宫体：能手术且不需保留生育功能者，行全子宫 + 双附件切除 + 手术分期。如果不适宜手术治疗，首选外照射放疗和（或）阴道近距离放疗，选择合适的患者行化疗或内分泌治疗。

2）肿瘤侵犯宫颈：能手术者选择全子宫双附件或根治性子宫切除 + 双附件切除 + 手术分期，或先行外照射放疗 + 阴道近距离放疗后再行全子宫 + 双附件切除 + 手术分期；不适宜立即手术者可先行外照射放疗 + 阴道近距离放疗 + 全身治疗，放疗后适合手术者再行手术治疗，或先行化疗后再行手术治疗，仍不适合手术的患者行外照射放疗 + 阴道近距离放疗。

3）肿瘤扩散到子宫外：病变已超出子宫但局限于腹腔内（包括腹水细胞学阳性、大网膜、淋巴结、卵巢、腹膜转移）时，行子宫 + 双附件切除 + 手术分期 + 减瘤术，手术目标是尽可能达到没有肉眼可测量的病灶；也可考虑新辅助化疗后再手术。病变超过子宫但局限在盆腔内（转移至阴道、膀胱、肠 / 直肠、宫旁、淋巴结）无法手术切除者，可行外照射放疗和（或）阴道近距离放疗 ± 全身治疗，也可单纯化疗后再次评估是否可以手术治疗，或者根据治疗效果选择放疗。病变超出腹腔或转移到肝脏者，可行化疗和（或）外照射放疗和（或）激素治疗，也可考虑姑息性子宫 + 双附件切除术。

（3）完成初始手术分期后的后续治疗：Ⅰ期患者的术后治疗需结合患者有无高危因素、浸润肌层深度和组织学分级。高危因素包括：年龄 >60 岁、淋巴脉管间歇浸润、肿瘤较大（直径 >2cm）、子宫下段或宫颈腺体浸润。补充治疗以放疗为主，阴道顶端愈合后尽早开始放疗，最好不超过术后 12 周。Ⅱ期患者的术后处理需结合手术方式和组织分化，Ⅲ期患者分期手术后的处理，只需按分期不需考虑组织分化程度，可行外照射放疗和（或）阴道近距离放疗 ± 全身治疗。ⅣA、ⅣB 期已行减瘤术并无肉眼残存病灶或显微镜下腹腔病灶时，行全身治疗 ± 外照射放疗 ± 阴道近距离放疗。

（李琳　杨冬梓）

凝血功能异常导致的异常子宫出血（AUB-C）

全身凝血相关疾病所致异常子宫出血（abnormal uterine bleeding-coagulopathy，AUB-C）是指由于凝血障碍、血小板数量及功能异常、长期抗凝药物使用及血管壁异常性疾病等导致的异常子宫出血，除原发疾病表现外，可表现为月经过多、经期延长及经间期出血。有研究表明，大约 13% 的月经过多女性伴有凝血功能障碍。长期异常出血不仅严重影响患者的健康状态，并可以造成部分患者情绪消极，性生活困难，社交活动障碍，同时对部分家庭带来经济负担，最终使患者生活质量严重下降。按照 2011 年 FIGO 对于 AUB 的分期，因全身凝血相关疾病所致异常子宫出血（AUB-C）归为非结构异常中的 AUB。

一、病因与分类

导致 AUB 的全身凝血相关疾病主要包括凝血障碍性疾病、血小板数量及功能异常性疾病、长期抗凝药物使用及血管壁异常性疾病四类。

1. 凝血障碍性疾病 凝血障碍性疾病是指凝血因子缺乏或功能异常所致的出血性疾病，临床上常见的如因Ⅷ子缺乏导致的血友病 A，Ⅸ因子缺乏导致的血友病 B，vWF 缺乏导致的血管性血友病（von Willebrand disease，vWD），低纤维蛋白原血症以及各种原因导致的凝血因子缺乏症（如Ⅱ、Ⅳ、Ⅶ、Ⅹ因子缺乏等）。凝血障碍性疾病在 AUB 患者中发病隐匿，发病率较正常人群高，这一特点在青少年中尤为明显。如血管性血友病在人群中发病率为 1%，在 AUB 女性中发病率为 13%（在 11 项研究中发病率范围为 5%~24%），而在青少年 AUB 患者中发病率为 3%~36%（在 10 项研究中的发病率范围）。凝血障碍性疾病主要通过实验室检查来确诊，凝血功能检测异常如凝血酶原时间（prothrombin time，PT）延长 3 秒，活化部分凝血酶原时间（activated partial thromboplastin time，APTT）延长 10 秒，纤维蛋白原（prothrombin）低于 200g/L，Ⅷ因子活性测定低于 30%，Ⅸ因子等凝血因子活性减低或缺乏。

2. 血小板数量与功能异常性疾病 由各种原因导致的血小板数量减少性疾病，临床上常见的如特发性血小板减少性紫癜、再生障碍性贫血、各类白血病（急性淋巴细胞白血病，急性髓系白血病）、骨髓异常增生综合征等，这类疾病除由正常造血细胞减少而引起出血表现外，还可以有贫血、感染等全身症状，较为严重的出血性疾病多在青春期以前有严重出血史，往往在血液科就诊治疗，因 AUB 就诊时多可获得既往诊治病史。实验室检查可表现为血细胞三系减少或仅血小板数量减少（WBC<3.5×10^9/L，HGB<120g/L，PLT<100×10^9/L，骨髓穿刺往往可以明确诊断。若筛查结果提示血小板数量、形态正常，vWD 检测结果正常，应行血小板聚集释放实验以排查血小板功能障碍性疾病如血小板无力症等。既往文献报道认为 vWD 是 AUB-C 的首要原因，且关于 AUB-C 的研究也多集中在 vWD 上。然而近年来许多学者发现血小板功能异常（23%~53%）是引起 AUB-C 的重要原因，甚至有些学者认为其发病率较 vWD 更高。其他凝血因子缺乏的发病率约为 8%~9%，血小板减少症约为 13%~20%。

3. 医源性使用抗凝药物所致的异常子宫出血 如血栓性疾病、肾透析或放置心脏支架术后需终生使用抗凝药物。

4. 血管壁异常性疾病 如遗传性毛细血管扩张症，此类原因较少见。

二、临床表现

AUB-C 除了有原发疾病症状外（见筛查），主要表现为月经过多，如为先天性凝血因子缺乏，多数患者月经过多症状从初潮开始。除了月经过多症状外，也可有经期延长及阴道不规则出血的表现。

三、诊断

由于月经过多是 AUB-C 的主要临床表现，在患者就诊时，应首先判断患者月经量是否已符合月经过多的诊断标准，然后结合患者病史、体征和实验室检查作出进一步诊断。

此外，临床上若女性患者查体发现 HGB<110g/L，应警惕月经过多的可能性。

1. 高度怀疑出血性疾病的人群（筛查）　详细的病史和全面的查体是筛查 AUB 患者是否患有凝血相关疾病的第一步（表 5-1）。患有先天性凝血功能障碍性疾病的女性，月经过多往往是第一个临床表现，许多患者第一次就医通常始于月经初潮。因此自月经初潮开始的月经过多以及青少年女性的月经过多常需要排查是否存在血液系统疾病。

多数患者在就诊前可能存在其他出血的表现如：①鼻出血（通常为双侧，持续时间大于 10 分钟，曾在过去的一年中被迫需要填塞或灼烧血管；②没有损伤的明显青紫（直径 >2cm）；③小伤口出血（见于细小切割伤，出血时间持续大于 5 分钟）；④口腔或胃肠道无明显解剖病变的出血；⑤拔牙后长时间或过量出血；⑥未预料到的术后出血；⑦卵巢囊肿或卵巢黄体出血，可能伴有排卵期疼痛（称为经间期疼痛）；⑧需要予输血治疗的出血；⑨产后出血，尤其是延迟性产后出血（发生于产后 24 小时）。此外，凝血障碍性疾病多数为遗传性，在问诊时需要注意患者是否存在家族史。

由凝血异常性疾病引起的月经过多通常没有妇科器质性病变相关的体征，部分患者可能发现青紫、瘀斑、瘀点及面色苍白等表现，但如果没有此类表现也不能排除凝血障碍存在的可能。

表 5-1　筛查 AUB-C 结构图

标准
1. 初潮起月经过多
2. 具备下述病史中一条 ● 既往产后出血史 ● 外科手术后出血 ● 口腔科操作后出血
3. 下述症状中具备两条或以上 ● 每月 1~2 次瘀伤 ● 每月 1~2 次鼻出血 ● 经常牙龈出血 ● 有出血倾向家族史

如果 1、2 或 3 中任 1 项是确定的，代表患者筛查结果阳性，考虑进一步进行实验室检查或血液科会诊，以确定是否存在凝血病。

2. 辅助检查　根据流行病学特点和既往研究对血小板功能障碍的忽视，在进行实验室检查时除了重视 vWD 的检测，更应加强对血小板功能障碍的检测。

需要进行的实验室检测通常包括出血初筛实验及确诊实验（笔者选取临床常见的凝血相关疾病的实验室检测方法）：

（1）筛选实验：可大体区分出血性疾病的原因。

1）全血细胞分析（血常规）：PLT<100×10^9/L，考虑血小板异常性疾病。

2）凝血分析：APTT 延长 10 秒、PT（凝血酶原时间）延长 3 秒、凝血酶时间（thrombin time，TT）延长 3 秒，纤维蛋白原等检测（FBI<200g/L），考虑凝血功能异常性疾病。凝

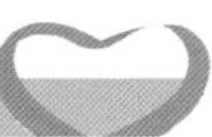

血酶原国际标准化比率测定：长期使用华法林抗凝的患者需检测凝血酶原国际标准化比率（thrombin officially standardized ratio，INR），若超出上限值（临床上一般建议控制于 2~3），需考虑凝血异常所致的异常出血。

3）出血时间（BT）：BT 延长 >6 分钟（Duke 法），考虑血管性疾病。

（2）确诊实验：可以明确诊断。

1）血管异常：血 vWF 检测 [血浆 vWF 抗原测定（vWF：Ag）] <30%；和（或）vWF 瑞斯托霉素辅因子（ristocetin cofactor）活性（vWF：Co）<30%。

2）血小板数量异常：PLT<100×10^9/L。

3）血小板功能异常：血小板聚集、黏附功能检测，直接血小板抗原（GP Ⅱb/ Ⅲa）检测。

4）凝血异常：各种凝血因子检测（常见的如Ⅷ因子活性测定低于 30%，Ⅸ、Ⅻ、Ⅺ、Ⅴ因子等抗原及活性减低或缺乏）、纤维蛋白原等检测（FBI<200g/L）。

四、治疗

针对 AUB-C 患者的治疗应与血液科和其他相关科室共同协商，目的是控制出血，预防或治疗可能存在的贫血，重建正常月经，并提高患者的生活质量。原发疾病应以血液科治疗措施为主，妇科协助控制异常子宫出血。针对 AUB-C 治疗主要包括药物治疗及手术治疗，一线治疗方案为药物治疗，手术治疗仅在药物治疗无效后考虑，并且应根据患者是否需要保留生育功能进行个体化选择。

（一）药物治疗

药物治疗为 AUB-C 的一线治疗方案，可用于控制急性出血，并长期调控月经。根据证据等级依次推荐为：氨甲环酸，口服避孕药，LNG-IUS，还可以使用一些特殊的治疗方法如治疗血管性血友病的去氨加压素。

1. 急性出血止血

（1）抗纤溶药物：研究证实，在月经过多女性的月经期内存在纤溶系统的激活，这一过程可加速纤维蛋白凝块的降解，从而造成止血障碍，在子宫内膜脱落时诱发出血。氨甲环酸 / 氨基已酸是目前常用的抗纤溶药物，可有效减少近 50% 的月经量。抗纤溶类药物仅需要在经期严重出血（0~5 天 / 月）时应用，对于急、慢性月经过多患者均有效，也可用于手术减少术中出血。对于激素副作用较重，或有妊娠愿望的患者也可尝试使用。其主要不良反应为胃肠道副作用。

（2）口服避孕药（combined oral contraceptives，COC）：COC 被认为是控制急性或慢性 AUB 的有效手段。尽管目前针对 AUB-C 患者应用 COC 的研究数据较匮乏，但从现有的文献来看，COC 用于 AUB-C 的止血效果显著。目前 COC 如炔雌醇去氧孕烯、炔雌醇醋酸环丙孕酮等在急性大出血推荐的剂量是 1 片 q8h 口服，最大剂量可用至 1 片 q6h，一般 72 小时内止血，止血后每 3 天减量 1/3，直至 1 片 qd 维持，建议用药 3 个周期。

（3）孕激素类药物：孕激素类药物通过抑制局部血管生成，促进子宫内膜萎缩，最终通过修复转化子宫内膜治疗 AUB。

1）口服孕激素：对于急性 AUB 患者，大剂量孕激素如：安宫黄体酮（醋酸甲羟孕酮）10~20mg/q8h，炔诺酮片 5mg/q8h 口服，血止后每 3 天减量 1/3，直至 1 片 /qd 维持 21 天，

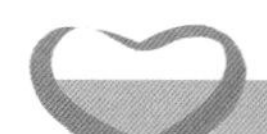

可显著减少月经量。

2）注射类孕激素：醋酸甲羟孕酮（depot medroxyprogesterone acetate，DMPA）有研究表明可显著减少月经量（87%），然而长期应用 DMPA 可以暂时性减少女性的骨密度，轻度增加骨折风险。

（4）去氨加压素（desmopressin）：DDVAP 是一种人工合成的血管加压素类似物，可刺激内皮细胞的 Weibel-Palade 小体通过 cAMP- 介导的信号转导通路释放 vWF，可增加Ⅷ因子及血管性血友病因子（VWF），对血友病 A 及超过 90% 的Ⅰ型 vWD 患者有效。DDVAP 通过两侧鼻孔内各 150mg［体质量 <50kg/300mg（体质量 >50kg）吸入剂或经皮下或静脉注射（0.3mg/kg）给药］，由于其鼻内应用的便捷性，易于在家里使用。因为其作用主要依赖于内皮的 vWF 储备，因而具有快速耐受性，仅在激素或其他药物治疗无效后，于月经周期严重出血的前三天应用。其单用或与激素类药物联用具有相同的有效性及安全性。常见的副作用有头痛、潮红、水潴留、恶心和相对少见的低钠血症及癫痫。

（5）凝血因子浓缩物及血小板浓缩物：主要适用于急性出血时药物治疗的辅助治疗或其他治疗无效时，也可用于大量出血时手术前准备。长期输血小板的患者，因体内可产生自身抗体而导致效果欠佳，对此类患者还可应用重组Ⅶ因子治疗，效果好，但价格昂贵。

2. 长期调控月经　用于长期调控月经的药物有氨甲环酸、口服避孕药、口服孕激素详见急性出血止血一节）及左炔诺孕酮宫内缓释系统（levonorgestrel intrauterine system，LNG-IUS）。

（1）LNG-IUS：LNG-IUS 可以每天持续地（5 年左右）释放 20μg 左炔诺孕酮，在子宫内膜局部发挥孕激素作用，拮抗内膜增生，使子宫内膜腺体萎缩，间质水肿，血管增生受到抑制，从而导致子宫内膜变薄，并使增生的内膜向分泌期转化，从而有效改善月经过多的症状。LNG-IUS 置入宫腔，全身不良反应小，子宫局部药物浓度高，对子宫内膜有较好的保护，并且对卵巢功能影响较小。多项研究发现对患有凝血障碍的月经过多患者应用 LNG-IUS 时，其疗效较传统治疗效果好，治疗中断可能性低，治疗失败率低。LNG-IUS 的主要副作用有不规则出血及脱环。其脱环的主要原因与月经量过大相关，在置入节育器前先行应用抗纤溶药物等减少经量，可有效降低脱环率。

（2）非甾体抗炎药（NSAIDs）：尽管研究证实 NSAIDs 类药物可使月经量下降约 40%，但对于出血性疾病或血小板异常性疾病，因其可影响血小板聚集，与其他药物互相作用而影响肝功能和凝血因子的生成，故禁用 NSAIDs 类药物。

（3）INR 的评估与调整：对于血栓性疾病、肾透析或放置心脏支架术后终生使用抗凝药物（华法林）的患者，推荐检查 INR 并且使其维持于正常水平，若 INR 水平正常而出现 AUB，需寻找子宫器质性病变的可能，治疗上氨甲环酸或口服避孕药是禁忌的，推荐使用 LNG-IUS。

（二）手术治疗

对于 AUB-C，手术治疗仅用于药物治疗无效后且对生育功能无要求的患者。主要包括子宫切除（推荐腹腔镜下或经阴道的子宫切除）及子宫内膜消融术如第二代子宫内膜消融技术（热球，微波，射频）或必要时的第一代子宫内膜消融技术（子宫内膜切除术，热球）。

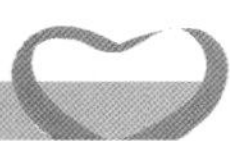

图 5-2 为 AUB-C 治疗流程图。

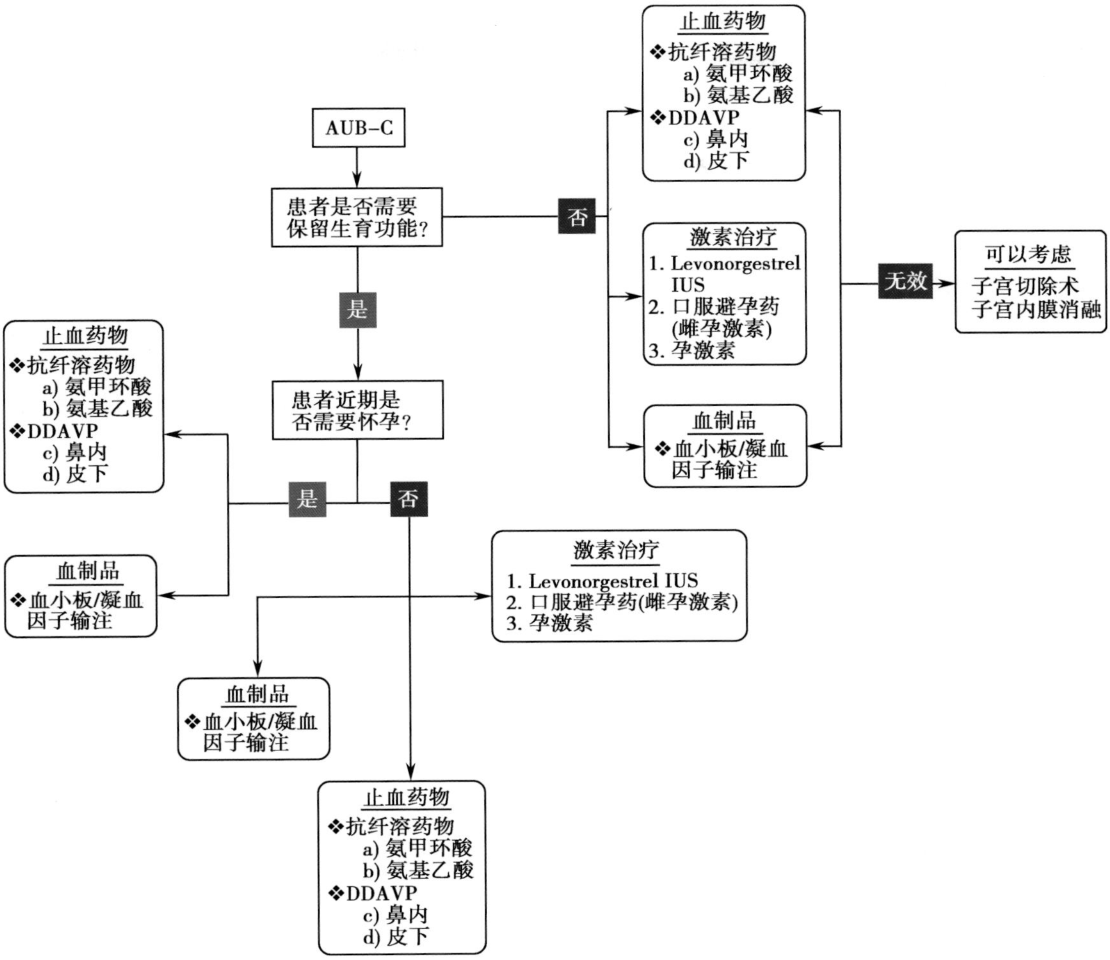

AUB-C

患者是否需要保留生育功能？

否

止血药物
❖抗纤溶药物
a) 氨甲环酸
b) 氨基乙酸
❖DDAVP
c) 鼻内
d) 皮下

激素治疗
1. Levonorgestrel IUS
2. 口服避孕药(雌孕激素)
3. 孕激素

血制品
❖血小板/凝血因子输注

无效

可以考虑
子宫切除术
子宫内膜消融

是

患者近期是否需要怀孕？

是

止血药物
❖抗纤溶药物
a) 氨甲环酸
b) 氨基乙酸
❖DDAVP
c) 鼻内
d) 皮下

血制品
❖血小板/凝血因子输注

否

激素治疗
1. Levonorgestrel IUS
2. 口服避孕药(雌孕激素)
3. 孕激素

血制品
❖血小板/凝血因子输注

止血药物
❖抗纤溶药物
a) 氨甲环酸
b) 氨基乙酸
❖DDAVP
c) 鼻内
d) 皮下

图 5-2　AUB-C 治疗流程图

（杨欣　陆美秋）

排卵障碍引起的异常子宫出血（AUB-O）

青春期 AUB-O

一、病因

由于促性腺激素或卵巢性激素在释放或调节方面的暂时性紊乱，机体内部和外界许多因素如精神过度紧张、情绪波动、环境气候骤变、营养不良、贫血及代谢紊乱等，可致下丘脑 - 垂体 - 卵巢轴功能失调导致排卵障碍。排卵障碍包括稀发排卵、无排卵及黄体功能不足，主要由于下丘脑 - 垂体 - 卵巢轴功能异常引起，常见于青春期、绝经过渡期，生育期也可因 PCOS、肥胖、高催乳素血症、甲状腺疾病等引起，不同年龄的女性 AUB-O 的发生机制不完全相同。

月经初潮虽然意味着开始排卵和具有生殖能力，但实际上可能是无排卵的周期，或者虽有排卵而无健全的黄体形成。初潮后垂体和下丘脑的正反馈尚不完善，卵巢的反应并不充分，或者尽管此时垂体已贮存足量促性腺激素可以随时释放，但不是长时间分泌大量雌激素，无法诱导正反馈刺激产生排卵所需要的月经中期 LH 峰。因而在初潮后月经常常是不规则、无排卵性的。

在无排卵的月经周期，增生的子宫内膜缺乏孕激素拮抗和周期性脱落的保护作用，子宫内膜增厚，血管和腺体增多，间质支架缺乏，组织变脆。当雌激素不足以维持增厚的内膜时，内膜表面可出现不同步、不规则脱落和出血。在雌激素作用下，出血处内膜被修复而止血，但另一处又可发生脱落而出血，因子宫内膜修复也不同步造成长期不规则子宫出血。血中雌激素浓度不代表内膜厚度，长期低雌激素水平也可引起子宫内膜不断增厚，因此 E_2 浓度与出血量多少不成比例。宫腔镜下可见内膜血管迂曲，血管壁变薄易破，螺旋动脉发育差，静脉血窦形成，则出血量增加。

二、治疗

排卵障碍造成的异常子宫出血的一线治疗是药物治疗，青春期患者治疗的近期目的是恢复或诱导正常月经周期，远期目的是预防子宫内膜增生及 AUB 复发。就像控制正常月经周期一样，孕激素是治疗青春期排卵障碍性异常子宫出血的主要药物。

1. 止血　需要根据出血量选择合适的制剂和使用方法，青春期患者大多数用孕激素可有效控制出血。治疗 96 小时以上仍不止血，应考虑进一步排查病因。

（1）性激素：

1）孕激素：也称“子宫内膜脱落法”或“药物刮宫”，停药后短期即有撤退性出血。止血作用机制是使雌激素作用下持续增生的子宫内膜转化为分泌期。停药后子宫内膜脱落较完全，达到止血效果，起到药物性刮宫作用。常用天然黄体酮（肌注或口服）或地屈孕酮：

a）黄体酮：20~40mg，肌内注射，qd，3~5 天左右。

b）地屈孕酮：10mg/ 次，1 天 2 次，连用 10 天。

c）口服微粒化孕酮：每天 200~300mg，5~7 天。

2）内膜萎缩法：使用合成孕激素，分两类，常用 17α- 羟孕酮衍生物（甲羟孕酮、甲地孕酮）和 19- 去甲基睾酮衍生物（炔诺酮等）。炔诺酮首剂量 5mg，每 8 小时 1 次，3 天血止后每隔 3 天递减 1/3 量，直至维持量每天 2.5~5mg，持续用至血止后 21 天停药，停药后 3~7 天发生撤药性出血。也可用左炔诺孕酮 1.5~2.25mg，血止后按同样原则减量。此法不推荐青春期常规使用，仅在其他方法止血无效时谨慎使用。

3）口服避孕药：长期而严重的排卵障碍性异常子宫出血采用口服避孕药是很好的选择。口服避孕药在治疗青春期和生育年龄无排卵性功血时均有效。目前使用的是第三代短效口服避孕药，如去氧孕烯炔雌醇片、复方孕二烯酮片或炔雌醇环丙孕酮片，用法为每次 1~2 片，每天 2 次，血止后继续用药至少 3~7 天，以后逐渐减量至每天 1 片，维持至 21 天，对于有贫血者为避免近期大量出血可以适当地延长治疗时间。

4）雌激素：间断性点滴阴道出血与雌激素刺激不足相关。此种情况下仅有很少自发内膜存在，孕激素治疗不能呈现效果，对这种情况雌激素是最好的治疗方法；如长期严重

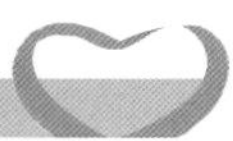

出血、呈现菲薄和裸露的子宫内膜，应用大剂量雌激素可迅速促使子宫内膜生长，短期内修复创面而止血；超声测量内膜厚度有助于指导治疗选择。目前主要应用的雌激素为戊酸雌二醇 2~6mg 口服，4~6 小时 1 次，血止后 3 天后按每 3 天减量 1/3。在血红蛋白增加至 90g/L 以上后均加用孕激素。有血液高凝或血栓性疾病史的患者，应禁忌应用大剂量雌激素止血。对间断性少量出血者，其雌激素水平常较低，可应用雌激素治疗，如戊酸雌二醇 2mg/d，共 21 天。所有雌激素治疗均必须序贯应用孕激素治疗，停药后出现撤退性出血。

（2）刮宫术：刮宫可迅速止血，并具有诊断价值，可了解内膜病理，排除恶性病变。对无性生活史青少年，仅适于影像学检查提示或怀疑有子宫内膜病变者且大量出血、药物治疗无效需立即止血或检查子宫内膜组织学者，同时需要充分知情同意并获得其法律监护人同意。

（3）辅助治疗：

1）止血药：可选择氨甲环酸 1g，2~3 次 /d 口服；卡巴克络 2.5~5.0g，3 次 /d 口服；氨基己酸 4~6g 与 5% 葡萄糖液静滴；去氨加压素 15μg 与生理盐水静滴；巴曲亭肌注或静脉注射；或酚磺乙胺、维生素 K 等。

2）纠正贫血：对中重度贫血患者在上述治疗的同时给予铁剂和叶酸治疗，必要时输血。

3）抗感染治疗：出血时间长，贫血严重，抵抗力差，或有合并感染的临床征象时应及时应用抗生素。

2. 调整月经周期 应用性激素止血后，必须调整月经周期。青春期排卵障碍引起的异常子宫出血患者，需要恢复正常的内分泌功能，以建立正常月经周期，预防子宫内膜增生症和 AUB 复发。

（1）孕激素后半周期法：可与月经周期后半周期（撤退性出血的第 16~25 天）口服用孕激素如地屈孕酮 10~20mg/d，微粒化黄体酮 200~300mg/d，口服醋酸甲羟孕酮 10mg/d，连用 10~14 天，或肌内注射黄体酮 20mg/d，连用 3~5 天，酌情应用 3~6 个周期。

（2）口服避孕药：短效口服避孕药，可以很好地控制周期，还可以有效地减少月经量。一般自血止周期撤药性出血第 5 天起，每天 1 片，连服 21~28 天（即一盒避孕药），连续 3 个周期为一个疗程，病情反复者可延至 6 个周期。应注意口服避孕药的潜在风险，血栓性疾病、心脑血管疾病高危因素及吸烟女性应慎重权衡利弊。

（3）雌、孕激素序贯疗法：即人工周期，模拟自然月经周期中卵巢的内分泌变化，序贯应用雌、孕激素，使子宫内膜发生相应变化，引起周期性脱落。适用于青春期 AUB 内源性雌激素水平较低者。从撤退性出血第 5 天起，戊酸雌二醇 2mg/d，连服 21 天，服雌激素第 11 天起加用孕激素，用法同上孕激素后半周期法，两药同时用完。连续 3 个周期为一疗程，部分患者可恢复自发排卵。若正常月经仍未建立，应重复上述序贯疗法。

3. 手术治疗 青春期功血患者手术治疗比较少用，刮宫术也应慎重，对出血过多而药物治疗无效或可疑宫内病变者必要时可进行诊断性刮宫和宫腔镜，但必须做到患者或家长知情同意，并在麻醉下进行。

4. 预防复发 青春期异常子宫出血是妇科内分泌门诊常见的疾病之一。患者年龄小，缺乏应有的生理卫生知识，又羞于就诊，往往出血多或持续时间长而造成贫血，影响青春期少女的健康和学习。尽管疾病的发生有它的生理因素，但其诱因可以是精神过度紧张、环境和气候的改变、过度疲劳、营养不良或代谢紊乱。通过大脑皮层的神经介质，干扰丘脑－垂体－卵巢轴的互相调节和制约的机制，使得本来就不太健全的轴更加紊乱。重视精神心理因素及其保健工作对预防本病发生及再次发作也是非常重要的。

另外，H–P–O 轴的成熟需 2~3 年，在初潮 3 年以上仍有排卵障碍者要注意筛查有无病理性排卵障碍的原因，如 PCOS 等。为此，在止血或周期调整一段时间仍需继续随诊。在一次治疗后患者或家属常认为出血已止，病已痊愈而不再就医，往往在下一次大出血又发生贫血再来诊。反复出血长达数年，得不到恰当的治疗，严重影响身心健康。因此，需强调长期治疗、观察的重要性，同时对自我监测手段和治疗方案进行宣教，有助于提高患者及其家属的依从性，主动参与治疗并及时随诊。

（李琳　杨冬梓）

育龄期 AUB–O

一、病因

1. 育龄期妇女的 AUB–O 最常见的原因是多囊卵巢综合征、低促性腺激素低性腺激素（HH）、高催乳素血症和高雄激素血症等内分泌和代谢异常。表现为持续性无排卵，月经稀发或频发，原发性或继发性闭经，检测 >2 个周期 BBT 单相、动态超声监测未观察到优势卵泡或成熟卵泡、周期中未检测到 *P* 值 >10ng/L，以及伴随的内分泌和代谢紊乱。

2. 育龄期妇女有排卵性 AUB，主要为黄体功能不足或黄体萎缩不全。

黄体功能不足临床表现为月经周期缩短，月经频发。有时月经周期虽在正常范围内，但卵泡期延长，黄体期缩短，以致患者不易受孕或易于妊娠早期流产。基础体温呈双相型，但高温相仅维持 9~10 天。

黄体萎缩不全者月经周期有排卵，但黄体期内膜持续受孕激素影响，以致不能如期完整脱落导致经期延长。临床表现为月经周期正常，但经期延长达 9~10 天，淋漓不净。基础体温双相型，但下降缓慢。在月经期第 5~6 天诊刮内膜，病理仍能见到呈分泌反应的内膜，且与出血期及增生期内膜并存。

目前临床上对黄体功能不足和黄体萎缩不全尚无确定的诊断依据和标准，且常为动态变化过程，因此不作为独立的临床诊断，考虑根据确切的原发病因进行诊治，例如高催乳素血症。

二、治疗

1. 无排卵性 AUB–O　育龄期妇女在出血阶段应采取有效的止血措施，同时纠正贫血和血容量不足；血止后以调整周期为主，对于有生育要求者采用促排卵治疗。

（1）止血：育龄期妇女首选激素止血，必要时手术（诊刮）止血。激素止血包括内膜萎缩法（孕激素／雌孕激素联合止血）和内膜脱落法（孕激素），根据患者出血程度（急性或慢性）、贫血状况，以及以往治疗效果来确定激素治疗方案。

①复方短效口服避孕药（COC）：建议服用每次 1 片，每 8~12 小时 1 次，血止后每 3 天递减 1/3 量直至维持量每天 1 片，连续服用 21 天，或持续服药至贫血纠正后，停药撤退性出血。处方前应甄别患者血栓风险，有高危血栓患者不建议选用此方案。②孕激素内膜

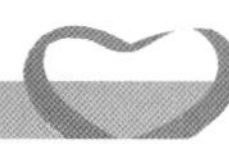

萎缩法：急性出血者，建议采用炔诺酮5mg，每6~8小时1次，血止后每隔3天递减1/3量，直至维持量每天2.5~5mg/d，血止后10~14天停药，停药后3~7天发生撤退性出血。也可以根据实际情况选择左炔诺孕酮、醋酸甲羟孕酮（MPA）。慢性出血、轻度贫血者，建议口服地屈孕酮20mg/d，或黄体酮胶囊200~300mg/d，或醋酸甲羟孕酮4~10mg/d，连续服用10天后停药撤退性出血。

手术：对于急性大量出血，不适宜用药物止血者，或高危内膜疾病者，或激素止血效果不佳者，应采取诊刮手术止血，手术止血迅速，术前应注意纠正血容量不足、重度贫血，术后依据内膜病理确定下一步治疗方案。

（2）调整月经周期：育龄期AUB-O患者建议血止后继续周期调节4~6个月，COC在调节月经周期同时，能够提供避孕作用，因此是育龄期妇女周期调整的首选，每天一片，周期服用。也可选用孕激素每月10~14天，定期撤退性出血。对于无生育要求的育龄期患者，建议放置左炔诺孕酮宫内缓释系统（LNG-IUS），可有效地保护内膜，避免内膜增生，且能减少月经量，缓解痛经。

（3）促排卵：经过周期调整治疗后，有生育要求的育龄期无排卵AUB患者，依据排卵障碍原因，采取相应的促排卵治疗方案，达到生育目的。

2. 有排卵性AUB-O的治疗

（1）无生育要求者：采用黄体刺激或黄体补充治疗。

黄体功能刺激疗法：于基础体温上升后开始，隔日肌注hCG 1000~2000U，共5次，恢复正常月经周期。

黄体功能替代疗法：自排卵后或预计下次月经前12~14天，开始每天口服微粒化黄体酮200~300mg/d，或地屈孕酮20mg/d，共10~14天，用以补充黄体分泌孕酮的不足。

无生育要求的患者，也可服用复方口服避孕药。

（2）有生育要求者：促排卵治疗，首选药物是氯米芬和来曲唑，适用于黄体功能不足者；单独或联用HMG-hCG。

（黄薇　刘嘉茵）

围绝经期AUB-O

围绝经期指绝经前的生育期过渡到绝经后的一段时间，是从临床特征、内分泌学及生物学上开始出现绝经趋势（如月经周期紊乱等）直至绝经后1年的时期。异常子宫出血（abnormal uterine bleeding，AUB）是围绝经期的标志性事件之一，最常见的原因为排卵障碍性子宫出血，即AUB-O，表现为月经周期不规则，或经量、经期异常。AUB-O症状分为三种模式：①慢性AUB：指近6个月来的大多数月经周期出现周期、经期、经量、持续时间的异常，不需要临床立即处理；②急性AUB：指需要立即处理的严重出血（heavy menstrual bleeding，HMB）；③经间期出血（intermenstrual bleeding，IMB）：是指出血发生于两次月经中间，可固定于周期的某一时间段，也可发生于任意时间段。

一、病因

围绝经期卵巢功能逐渐衰竭，卵巢中卵泡数目明显减少，对垂体激素反应差，卵泡发育延迟、不能发育成熟，因此卵巢无排卵，无黄体形成，孕激素处于相对缺乏的水平。由于卵巢内仍有卵泡在不断的发育和退化，体内的雌激素水平呈无规律的波动。当雌激素的刺激使子宫内膜增殖达到一定的厚度，此时如果卵泡闭锁使雌激素下降，内膜得不到雌激素支持，就会出现雌激素撤退性出血。无孕激素对抗的雌激素的持久作用使子宫内膜持续过度增殖出现不同程度的增生，而过度生长的内膜则需要更多的雌激素支持，此时即使雌激素水平未下降，仍然会有雌激素的相对不足而引起雌激素突破性出血。

二、诊断

AUB-O 的诊断应该强调是一个排除性诊断，需结合患者病史、体检、辅助检查，在治疗、缓解患者出血及相关症状的同时，逐步排除导致 AUB 的其他病因，直至确立诊断。如治疗效果不佳，需重新考虑诊断是否确切，进行进一步检查。

1. 诊断

（1）病史：详细询问月经史，月经改变的历史，是否有明显的诱因，既往是否有 AUB 病史及治疗经过、有无发现子宫肌瘤、子宫内膜息肉、子宫腺肌病或子宫内膜病变。若有手术治疗史，需详细询问手术方式及术后病理情况。有无短期内体重急剧改变或情绪波动，是否有痛经。了解家族史如潜在的出血性疾病，以及是否使用可能影响出血的药物，如华法林、肝素及其衍生物、避孕药、非甾体类抗炎药（NSAID）及某些活血中药。确认其特异的出血模式（量多、量少；不规律；持续时间过长、过短；周期频发、稀发）。应排除妊娠相关出血，尤其月经不规则的患者，注意询问性生活情况和避孕措施，必要时行尿妊娠试验或血 hCG 检查。应注意区别酷似正常月经的异常出血和月经，并以近 1~3 次出血的具体日期进行核对。详细询问既往服药治疗史及其效果，注意排除药物治疗引起的出血。

（2）体检：体格检查应包括全身检查和妇科检查。全身检查需注意生命体征情况、贫血程度，以及有无甲状腺肿大，是否肥胖、消瘦、多毛或毛发分布异常、挤压乳房有泌乳、皮肤瘀斑或色素沉着、盆腹腔包块等。即使在出血期也应该进行妇科检查，明确出血的来源。通过妇科检查了解子宫的大小和外形、附件有无包块，排除子宫颈或阴道病变导致的出血。对于无性生活者必要时经肛门直肠检查，或者经患者同意后行阴道检查，有助于发现子宫结构与盆腔的异常。

（3）辅助检查：行血常规检查评估出血严重程度，结合凝血功能检查除外凝血功能异常引起的出血。妊娠试验和甲状腺功能筛查也是必要的。B 超检查发现是否为器质性疾病如子宫肌瘤、子宫内膜息肉、子宫内膜病变、子宫腺肌病等导致出血。基础体温测定（BBT）、黄体中期血清孕酮测定，判断有无排卵。围绝经期长期无排卵、无孕激素保护可能引起子宫内膜病变，当疑有子宫内膜病变时，可行诊断性刮宫或宫腔镜检查取子宫内膜活检。诊断性刮宫或宫腔镜检查的适应证为：年龄≥ 45 岁、长期不规律子宫出血、有子宫内膜癌高危因素（如高血压、肥胖、糖尿病、未生育、多囊卵巢综合征病史、遗传性非息肉病性结直肠癌家族史等）。B 超提示子宫内膜增厚回声不均匀、药物治疗效果不显著者。有适应证者应行诊断性刮宫及病理检查，有条件的首选宫腔镜直视下活检。

2. 鉴别诊断　AUB-O 为排除性诊断，应与以下疾病鉴别：

（1）妊娠相关疾病：即使围绝经期，仍然有可能存在卵泡发育、排卵，从而受孕。对于任何以阴道出血为主诉就诊的患者，均应想到妊娠相关疾病的可能。怀疑或不能排除妊

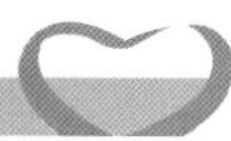

娠、流产、滋养细胞疾病时，建议查血或尿 β-hCG。

（2）引起异常子宫出血的其他疾病：疑有器质性疾病及凝血功能异常时酌情选择盆腔彩超、MRI、凝血功能检查，必要时行宫腔镜、腹腔镜检查，进行子宫内膜活检病理检查，怀疑子宫动静脉瘘时首选经阴道多普勒超声检查，行子宫动脉造影确诊，以明确诊断。

（3）甲状腺、肾上腺、全身疾患（肝肾功异常）：结合病史、体格检查情况，酌情选择相关内分泌功能测定与肝肾功检测。

三、治疗

AUB-O 的治疗原则是控制急性出血，调整周期，保护子宫内膜，并避免再次的异常出血和重度出血。治疗方法以药物治疗为主，药物控制不佳或疑有结构异常时，应及时手术治疗，了解子宫内膜病理。围绝经期 AUB-O 的主要原因是卵巢功能减退，导致稀发排卵或不排卵，直至卵巢功能衰竭。绝经过渡期持续时间平均约 4~5 年，AUB-O 易反复发生，子宫内膜增生、子宫内膜癌的风险增加，需要长期管理。同时，随着年龄增加，出现高血压、糖尿病、高血脂等的风险增加，选择用药时需考虑对全身影响较小的、更安全的治疗方案与药物。

出血期止血：

1. 止血　以激素治疗为主，主要为孕激素。常用孕激素包括地屈孕酮、炔诺酮（norethindrone）、醋酸甲羟孕酮（medroxyprogesteroneacetate，MPA）、左炔诺孕酮片和 LNG-IUS。

（1）慢性 AUB 治疗：后半周期孕激素止血，也称“子宫内膜脱落法”或“药物性刮宫”，适用于血红蛋白 >90g/L、生命体征稳定的患者，因停药后短期内有撤退性出血。为达到子宫内膜充分转化的目的，孕激素除每天需达一定剂量外，更强调用够一定的时长。具体用法如下：①黄体酮：20~40mg/ 次，肌内注射，每天 1 次，连用 3~5 天左右；②地屈孕酮：10mg/ 次，每天 2 次，连用 10~14 天；③口服微粒化孕酮：200~300mg/d，连用 10~14 天；④醋酸甲羟孕酮（MPA）：6~10mg/d，连用 10~14 天。停药后 1~7 天发生撤退出血，约一周内血止。

（2）急性 AUB 的治疗：针对需要立即处理的严重出血患者，血红蛋白 90g/L 以下，在超声检查初步排除器质性疾病后，多选择高效孕激素治疗的“子宫内膜萎缩法”，不推荐此年龄段首选大剂量短效复方口服避孕药。各种药物的每天剂量由患者的出血量、血红蛋白含量及是否合并疾病等因素决定。血止后一般按照每 3~7 天减量≤ 1/3 的原则，逐渐减量至维持量。周期性黄体期应用孕激素治疗不能有效减少出血量。

1）炔诺酮：根据出血量每天酌情使用炔诺酮 5~15mg，在出血多时每次 5mg，每 8 小时 1 次至血止；出血停止后 3~7 天减量至每次 5mg，每 12 小时 1 次；使用 3~7 天后，如无突破性出血减量至维持量 5mg/d，用药至 21~25 天。

2）MPA：10~20mg/ 次，每 8 小时 1 次，血止后减量至维持量 10mg/d，共服 22 天。

（3）AUB-O 经间出血的治疗：建议先对患者进行 1~2 个周期的观察，测量基础体温或性激素测定，明确出血类型，通过查体及影像学检查排除结构异常性疾病，再进行干预。可采取前述孕激素后半周期或全周期疗法控制月经，直至绝经。

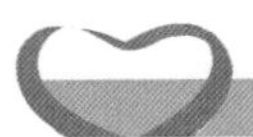

（4）手术止血：药物治疗无效，或有药物治疗禁忌证（如血栓性疾病），或出血严重危及生命时，可考虑手术治疗。

1）诊断性刮宫：围绝经期患者如发生严重出血，可以首选诊断性刮宫，既能止血，也能获得病理检查结果以除外器质性病变。此外，如病程较长，年龄≥45 岁，且近期未做过内膜检查，也推荐将诊断性刮宫作为急性 AUB 的治疗首选；对近期已做过内膜检查、除外了恶性情况者不必反复刮宫，应重视刮宫后的内分泌治疗。

2）子宫动脉栓塞术：仅在抢救生命时使用。

3）宫腔内球囊压迫术：用于急性大量出血、无明显子宫内膜器质性疾病的患者，根据宫腔大小，球囊内注入生理盐水 5~30ml 压迫止血。

4）宫腔镜手术：用于疑有子宫内膜器质性疾病所致出血。

2. 调整周期　上述治疗方法止血后，由于病因未能去除，多数患者在停药后症状复发，需要重视止血后的管理，防止异常出血的再次发生及子宫内膜病变。

（1）LNG–IUS：含 LNG 52mg，每天向宫腔释放 20μg，维持 5 年。左炔诺孕酮直接作用于子宫内膜，使腺体萎缩、间质蜕膜化，预防和治疗由于不排卵导致的子宫内膜增生，减少出血量。且由于其主要在宫腔内局部发挥疗效，全身血药浓度很低，对全身影响小，更安全，且 5 年的长效作用很符合围绝经期持续 4~5 年的治疗需求，长期使用还有降低子宫内膜癌、卵巢癌的作用，故可作为围绝经期 AUB 长期治疗的首选。LNG–IUS 在使用的最初 3 个月可以使出血量减少 82%。LNG–IUS 的应用过程中常见副作用为点滴出血等，放置前需要充分告知患者以增加放置后的依从性。

（2）孕激素定期撤退法：后半周期疗法，对于减少月经量的作用有限，不适合月经多的患者。具体方法为：撤退性出血第 15 天起连续使用孕激素 10~14 天，酌情用 3~6 个周期。推荐天然孕激素或地屈孕酮，不增加乳腺癌和血栓的风险。后半周期疗法效果不好时，可应用全周期疗法，自月经第 5 天起连续服用 20 天，建议剂量：地屈孕酮 10~30mg/d；或微粒化孕酮 200~300mg/d；或 MPA 4~10mg/d。

（3）围绝经期 AUB 伴有明显雌激素缺乏症状的患者，没有 MHT 禁忌证的，可启动 MHT，推荐补充雌激素加孕激素序贯治疗，规律来月经，同时缓解围绝经症状。

（4）复方短效口服避孕药：慎用，适用于有避孕需求、没有禁忌证、同时有月经紊乱的患者。1 片 /d，一般在止血用药撤退性出血第 3~5 天开始下一周期服药，使用 3~6 个周期。应注意口服避孕药的潜在风险。

3. 辅助治疗　可酌情同时进行。

（1）一般止血药，包括抗纤溶药物，如氨甲环酸 1g/ 次，2~3 次 /d，或酚磺乙胺等。

（2）雄激素：丙酸睾酮具有对抗雌激素的作用，可减少盆腔充血和增加子宫张力，减少子宫出血，并有协助止血作用，50mg/d，每个周期使用不超过 300mg，酌情平分为多天多次使用。

（3）出血严重时酌情补充凝血因子，如纤维蛋白原、血小板、新鲜冻干血浆或新鲜血。

（4）对中、重度贫血患者在上述治疗的同时，可给予铁剂和叶酸治疗，必要时输血。

（5）对出血时间长、贫血严重、抵抗力差或有合并感染临床征象者，应及时应用抗生素抗感染治疗。

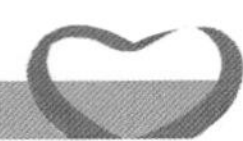

4. 不伴不典型性子宫内膜增生患者的治疗　子宫内膜病变是绝经过渡期的常见问题之一。建议给予口服孕激素全周期疗法或 LNG-IUS 至少 6 个月，其中 LNG-IUS 为英国指南推荐的一线治疗方案，因其在宫腔内的高浓度孕激素环境对内膜的抑制作用更强，对内膜逆转作用和预防复发作用均优于口服孕激素全周期疗法。子宫内膜增生逆转为正常后，子宫内膜组织病理学检查随诊应至少每 6 个月一次，直至连续 2 次病理结果均正常，方可考虑终止随访。如再次出现异常子宫出血，提示可能复发，需再次评估治疗。

5. 手术治疗　对于药物治疗效果不佳，有药物治疗禁忌证，或不能耐受药物治疗，且无生育要求的围绝经期患者，尤其是不易随访的年龄较大者，可考虑子宫内膜去除术。病理诊断为癌前病变或恶性肿瘤者，应考虑子宫切除术。

（林元　熊秀梅）

子宫内膜局部异常引起的异常子宫出血（AUB-E）

一、概述

如果子宫结构正常，当 AUB 发生在有规律且有排卵的月经周期，特别是经排查未发现其他原因可解释时，可能是原发于子宫内膜局部异常所致。子宫内膜局部凝血纤溶功能的机制异常可能导致经量增多或经期延长。子宫内膜炎症和子宫内膜血管生成异常时，同样可能导致 AUB。在有排卵月经的基础上排除其他明确异常后，需考虑可能是子宫内膜局部异常引起的 AUB。

二、临床表现

临床表现可分为两类，一类表现为月经过多［HMB：FIGO 采纳将月经失血量（MBL）≥ 80ml 定义为 HMB］，周期规律；另一类是子宫内膜修复的分子机制异常表现为经间期出血（IMB：指有规律、在可预期的月经之间发生的出血，包括随机出现和每个周期固定时间出现的出血）或经期延长。

三、病因

如果临床表现为 HMB（FIGO 分类诊断中：HMB 是指妇女感觉经量多，不管月经频率、持续时间和是否规律），可能与调节子宫内膜局部凝血纤溶功能的机制异常有关，包括缺乏血管收缩因子，如内皮素（endothelin，ET_1）和前列腺素 $PGF_{2\alpha}$（prostaglandin，PG）缺乏，和（或）纤溶酶原激活物过多引起纤溶亢进，和促血管扩张物质产生过多，如前列腺素 E_2（PGE_2）和前列环素 I_2（PGI_2）。此外，还可仅表现为 IMB 或经期延长，可能是子宫内膜修复的分子机制异常，包括子宫内膜炎症、感染、局部炎性反应异常和子宫内膜局部血管形成异常等。

1. 子宫血管异常　子宫内膜血管有其特殊构成，基底层血管直且不受性激素影响，功能层内膜的血供来自对性激素非常敏感的螺旋动脉，目前已确认月经期出血量与内膜血管系统中的止血机制缺陷有关。分泌晚期内膜的螺旋动脉弯曲度增加，在月经来潮前，螺旋动脉出现节律性收缩，随着收缩时间的延长及程度加强，血管壁局部缺血坏死，当血管再度扩张而充血时，引起血管破裂出血，螺旋动脉节律性的收缩带，控制最初的月经量，即在血栓形成之前的月经量起着重要的作用。如果子宫血管异常，内膜血管缺乏螺旋化，这种血管破裂后无节律性收缩止血作用，即可引起经量过多的 AUB。

2. 前列腺素代谢异常　与生殖内分泌有密切关系的前列腺素有：前列腺素 E_2（PGE_2）、前列腺素 $F_{2\alpha}$（$PGF_{2\alpha}$）、前列环素 I_2（PGI_2）和血栓素 A_2（thromboxane，TXA_2），它们均是由前体花生四烯酸转化而来。

PGE_2、$PGF_{2\alpha}$ 均存在于子宫内膜中。$PGF_{2\alpha}$ 是一种血管收缩剂，可使子宫平滑肌痉挛性收缩，导致子宫内膜缺血坏死和月经来潮，PGE_2 是一种血管舒张剂，可使非孕子宫平滑肌松弛，子宫内膜中 PGE_2 含量过多，会导致月经过多。PG 是在增殖期开始合成，在分泌期内膜中含量增加，在月经期内膜中含量达到最高。PGI_2 存在于血管内膜中，可使血小板内 cAMP 增多，因此有很强的抑制血小板聚集作用，也有很强的抑制血管收缩作用，PGI_2 很不稳定，半衰期仅 2~3 分钟，迅速变为无生物活性的，而存在于血小板质膜表面的 TXA_2 的作用，正好与 PGI_2 相反，可使血小板内 cAMP 减少，引起血管收缩和血小板聚集。TXA_2 也不稳定，半衰期更短，近 30 秒，迅速变为无活性的 TXB_2。有关 PGI_2、TXA_2 与 AUB 的关系，意见尚不一致，推测 PGI_2 相对优势的情况下，很可能因血管舒张，血小板凝集障碍，导致经期延长，经量增多。

由此可见，正常的 PG 代谢对维持正常的经期和经量有重要意义，任何因素导致 PG 代谢异常，使血管舒张的 PG 增加，或使血管收缩的 PG 减少，将引起血管舒张，血小板凝集障碍，子宫平滑肌松弛，可能使经量增多，而经期延长。

3. 子宫内膜局部凝血和纤溶异常　在正常月经周期的分泌期，子宫内膜间质细胞中含有纤溶酶原激活物的抑制物（plasminogen activator inhibitor，PAI-1）和组织因子（tissue factor，TF），PAI-1 可抑制子宫内膜血管周围的基质降解，保持子宫内膜血管稳定，PAI-1 还具有抑制纤溶酶原激活物的作用，从而抑制纤溶。TF 对血浆Ⅶ因子具有亲和力，与Ⅶ因子结合成复合物后可致使因子Ⅹ激活，从而启动凝血。可见 PAI-1 和 TF 在正常月经周期子宫内膜止血中的作用，子宫内膜纤溶激活物增加和抑制纤溶物质减少，可能是 AUB 的重要原因。

四、AUB-E 的治疗

AUB 有周期规律可循，证明正常排卵，又无其他明确病因，可能机制是子宫内膜局部止血机制异常引起，缺乏血管收缩因子（如内皮素 ET_1 和前列腺素 $PGF_{2\alpha}$），纤溶酶原激活物过多引起的纤溶亢进，促血管扩张物质产生过多（如前列腺素 PGE_2 和前列环素 PGI_2）等因素。目前尚无特异方法诊断子宫内膜局部异常，主要基于在有排卵月经的基础上排除其他明确异常后而确定。对此类非器质性疾病引起的月经过多，建议先行药物治疗，推荐的药物治疗顺序为：① LNG-IUS，适合于近 1 年内无生育要求者；②氨甲环酸抗纤溶治疗或非甾体类抗炎药（non-steroidalanti-inflammatory drugs，NSAID），可用于不愿或不能用性激素治疗或想尽快妊娠者；③短效口服避孕药；④孕激素子宫内膜萎缩治疗。刮宫术仅用于紧急止血及病理检查。对于无生育要求者，可以考虑保守性手术，如子宫内膜切除术。

五、月经过多的治疗

建议先行药物治疗，左炔诺孕酮在月经过多中的疗效已经越来越被广大临床医师认

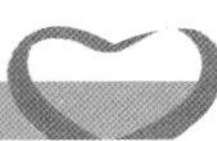

识和认可。英国国家健康与临床优化研究所（NICE）于 2007 年制定的“月经过多诊疗指南”中明确建议：月经过多的药物治疗首选左炔诺孕酮（其临床证据级别为 A 级），其次才考虑如口服止血药氨甲环酸或非甾体抗炎药（NSAIDs）（A）、COC（B）、口服孕激素（A）等方法。荟萃分析显示，治疗 AUB-E 的疗效，各种治疗方法约减少月经量：LNG-IUS 71%~95%、COC 35%~69%、黄体期使用口服孕激素 20%~67%、NSAIDs 10%~52%。

1. 激素治疗　推荐的药物治疗顺序为：

（1）LNG-IUS：适合于近 1 年内无生育要求者。

（2）短效复方口服避孕药（COC）：适用于有避孕需求的女性。于月经第 1~5 天开始，每天一片，周期服用口服避孕药 3 个周期观察疗效，无高危因素者可长期服用，兼顾避孕和 HMB。

（3）孕激素长周期治疗：常用于急性大出血时，月经周期第 5~26 天每天服用，如炔诺酮每天 5mg，每 8 小时一次，止血 3 天后，每 3 天递减 1/3 的量，直至维持量为每天 5mg，持续用至止血 20 天以上，HBG100g/L 以上停药，停药 7 天内可发生出血量不多的撤退性出血。或地屈孕酮每天 20~30mg，从周期第 5 天开始，连续服用 20~21 天，共计 3 个周期，月经量可减少 80%。注射长效孕激素及皮下埋植孕激素也有效。

2. 非激素治疗　在月经期用氨甲环酸抗纤溶治疗或 NSAIDs，可用于不愿或不能使用性激素治疗或想尽快妊娠者。

（1）非甾体类抗炎药（NSAIDs）：子宫内膜前列腺素受体促进异常血管和新生血管形成，导致异常子宫出血；NSAIDs 抑制环氧合酶，在子宫内膜水平减少前列腺素的合成，减少月经出血。Cochrane 系统评价报道，经 NSAIDs 治疗可减少 30% 患者的月经出血量，疗效优于对照的安慰剂组，可以作为治疗月经过多的一线药物，同时能缓解痛经。不同类型 NSAIDs 疗效无差异。多种非甾体抗炎药用于 AUB-HMB 患者，包括甲芬那酸（MFA）、萘普生、布洛芬、甲氯芬那酸、双氯芬酸、吲哚美辛和阿司匹林。常见的包括 MFA、萘普生和布洛芬。血小板异常为该药物的禁忌证。通常不建议患肾病、心衰、肝硬化或正在使用利尿剂的患者使用此类药物。最常见副作用为肠胃不适。

（2）氨甲环酸：推荐口服剂量 1.0g，tid，可减少经期失血 34%~59%；耐受性好，不影响其他凝血因子，不增加静脉血栓栓塞风险。氨甲环酸还可以减少出血性疾病（如血管性血友病）患者的月经失血量，但是 18 岁以下患者慎用。这种药物副作用极少，最常见的副作用为恶心和眩晕。

（3）中成药：如云南白药胶囊、宫血宁胶囊等。宫血宁胶囊可通过血小板数量的增加，同时增强血小板糖蛋白的表达，从而促进血小板聚集，缩短出血时间和凝血时间，宫血宁胶囊还具有抗炎功效，有助于出血时间长的患者，减少感染几率。推荐用法：口服，每次 1~2 粒，每天 3 次，血止停药。

3. 手术治疗　外科治疗常用于药物治疗无效的出血。需要考虑患者是否已经生育，或存在禁忌证。

（1）子宫内膜去除术：2013 年加拿大指南推荐在进行子宫内膜切除治疗前，应先考虑使用 LNG-IUS，应用 LNG-IUS 的治疗疗效，等同于子宫内膜切除术（I-A）。

（2）子宫切除术：其他方法治疗无效者，可以考虑子宫切除术。子宫切除术可有效治疗异常子宫出血，因为手术直接切除了出血的源头。子宫切除术能治疗各种原因导致的异常子宫出血，然而子宫切除术存在各种风险，包括尿失禁、性功能障碍，如果卵巢也被切除，则还会出现雌激素不足导致的各种症状，其他直接风险包括感染、出血。

六、月经周期间出血的治疗

建议先对患者进行 1~2 个周期的观察，测定基础体温，明确出血类型，排除器质性病变，出血继续者再进行干预。

1. 围排卵期出血　对症止血。

2. 经前出血　出血前补充孕激素或 hCG，早卵泡期氯米芬改善卵泡发育及黄体功能。

3. 非激素治疗　周期第 5~7 天开始小剂量雌激素帮助修复内膜，或氯米芬促卵泡正常发育，或前周期黄体期用孕激素促内膜脱落。

七、AUB-E 的中医治疗

中药治疗 AUB 是有据可循的，祖国医学将“功血”归入“崩漏”范畴，《妇人良方》中述：“经者，常候也，其乍多乍少，断绝不行，崩漏不止。皆因阴阳盛衰所致。”子宫异常出血的发病多因卵巢功能未臻完善所致，中医谓之“肾气应盛未盛，或因学习紧张，劳伤心肝乃至阴阳失衡。”或因“先天肾气不足，肾精匮乏，封藏失司、冲任不固。”

异常子宫出血，在中医妇科学中是月经疾病中的一个常见病症，而在西医妇科学中，仅仅是多种疾病的一个病症，因此，对异常子宫出血的治疗，临床应注意辨证与辨病相结合，中医各证型与西医各疾病引起的异常子宫出血有一定的关联性，但相互之间又有交互重合，临证时应根据患者的体质、症状、引起异常子宫出血的病因进行综合分析，继而进行中医辨证治疗，正确选用中医方药和中成药。

中医药止血治疗是急则治其标的一种方法，可有效地减少经量，但同时应针对引起异常子宫出血各疾病的病因治疗，包括药物治疗和手术治疗，以免延误病情。

（阮祥燕　蔡桂举）

医源性异常子宫出血（AUB-I）

AUB-I 指因药物或医疗器械等医源性因素引起的异常子宫出血，可导致 AUB-I 的药物包括：性激素类（如雌激素、孕激素、雄激素）、性腺类固醇相关治疗的制剂（如促性激素释放激素类似物、芳香化酶抑制剂、选择性雌激素受体调节剂、选择性孕酮受体调节剂）、抗凝药，引起排卵障碍的全身性药物（如干扰多巴胺代谢或引起高催乳素血症的药物）及宫内节育器等。

AUB-I 的子宫出血模式主要为突破性出血（breakthrough bleeding，BTB），此为激素治疗过程中非预期性子宫出血。引起 BTB 的原因可能与所用的雌、孕激素比例失调有关。

有关口服避孕药（combined oral contraceptive pill，COC）引起的 AUB-I，首先排除由于 COC 使用方法不当，如漏服导致的性激素撤退性出血，其次应了解近期是否服用其他药物导致药物相互作用而造成药物吸收不良等，必要时行妊娠试验以排除妊娠，并确认出血是来源于子宫。在避孕制剂使用的前 3 个月内出现 AUB 相当常见，患者如能继续坚持超过 3 个月后，AUB 情况可能可自然好转；对于 3 个月后的持续性出血，排除漏服，可换

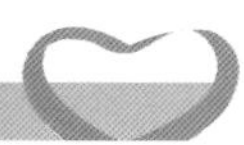

用含雌激素剂量更高的COC，或通过增加炔雌醇等雌激素剂量以改善出血。

目前有两种常用型的宫内节育器（intrauterine device，IUD），包括释放铜的IUD及释放左炔诺孕酮（LNG）的IUS。前者所致的AUB-I临床表现为经期延长，可能与局部前列腺素生成过多或纤溶亢进有关。应用左炔诺孕酮宫内缓释系统（LNG-IUS）或皮下埋置剂的妇女6个月内也常会发生BTB。在使用IUD的最初3~6个月，发生IUD相关不定期出血的患者可给予观察。必要时应用药物治疗，可首选抗纤溶药物，如氨甲环酸或中药。氨甲环酸可通过抗纤溶、增强血小板功能降低血管脆性、阻断凝血因子降解达到局部止血效果；中药治疗如宫血宁具有缩短出血和凝血时间及增加血小板凝集，抑制巨噬细胞和白细胞移动、增强子宫内膜抗炎的作用。具体用法：氨甲环酸0.5g，每天2次，连续服用5天，用药后1周明显有效；宫血宁2粒，每天3次，连续9天。

应用LNG-IUS或皮下埋置剂引起的出血往往出血量很少，一般不会导致贫血，无需特殊治疗，如果点滴出血、经期延长、月经频发或出血过多持续时间长，症状明显，给生活带来不便，且使用者迫切要求，可采取相应的治疗手段：①补充雌激素，修复子宫内膜。可选用COC或单一雌激素（炔雌醇、17β-雌二醇、戊酸雌二醇）进行短期治疗，连续使用21天，随后停药7天；炔雌醇50μg，每天1次，连续使用5~20天；17β-雌二醇/戊酸雌二醇1~2mg，每天1次。加用COC或雌激素可能会增加相关风险，不良反应增加，如恶心、呕吐、乳房胀痛、血栓风险等。②前列腺素合成酶抑制剂可调节前列腺素的平衡，收缩血管而止血。药物为布洛芬800mg，每天2次，使用5天，可减少出血、点滴出血天数及最长出血时间。

此外，临床上因治疗基础疾病使用利福平、抗惊厥药及抗生素等也易导致AUB-I的发生。诊断需要通过仔细询问用药历史、分析服药与出血时间的关系后确定，以采取相应的处理。必要时应用宫腔镜检查，排除其他AUB的病因。

（吴洁）

未分类的异常子宫出血（AUB-N）

异常子宫出血（abnormal uterine bleeding，AUB，即月经失调）是妇科临床常见症状，指不符合育龄妇女正常月经周期4要素（即月经频率、规律性、经期长度及失血量）正常参数范围、并源自子宫腔的出血。参照FIGO和国内指南，将AUB限定于育龄期非妊娠妇女，因此诊断该类疾病时须首先排除妊娠和产褥相关的出血；同时也不包含青春期前和绝经后出血。本节重点讨论异常子宫出血-未分类类型（AUB-N），AUB-N患者可能与其他少见病因有关，如：子宫动静脉畸形、剖宫产术后子宫瘢痕异常、子宫肥大症等，但目前尚缺乏完善的检查手段作为诊断依据；也可能存在某些尚未阐明的疾病病因，目前暂将这些疾病病因归于“未分类（AUB-N）”。

一、慢性子宫内膜炎

慢性子宫内膜炎（chronic endometritis，CE）因其诊断方法及诊断标准不同，CE发病率差异较大，CE发病率报道集中在有关异常子宫出血（abnormal uterine bleeding，AUB）、复发性流产、反复胚胎种植失败及不孕症等疾病研究中。有研究显示，用传统组织病理学HE染色，以子宫内膜间质浆细胞出现作为诊断CE的标准，发现CE发病率在AUB中为

6%~14.9%。也有研究显示，宫腔镜下诊断 CE 的病例中不同病种所占比例分别为：功能失调性子宫出血 42.9%，子宫内膜息肉 9.6%，不孕症 37.2%，黏膜下子宫肌瘤 6.2%，可疑米勒管畸形 4.1%。

（一）定义

慢性子宫内膜炎是一种持续存在的子宫内膜炎症，组织病理学诊断标准：子宫内膜间质浆细胞浸润。

（二）临床表现

具有多样性和非特异性，通常无症状或只表现为异常子宫出血、盆腔疼痛、性交困难、白带增多等轻微症状。

（三）诊断

1. 病史、症状和体征　典型病例经详细询问病史和观察临床表现即可诊断。

2. 组织病理学诊断标准　子宫内膜间质内浆细胞浸润，采用子宫内膜 CD138 免疫组化结果诊断 CE 简易有效，可提高诊断的准确性，减少偏倚。

3. 宫腔镜结合病理学检查　是诊断宫腔异常的最佳方法之一。目前公认的 CE 宫腔镜下特点为：子宫内膜间质水肿、局灶或弥漫性充血、子宫内膜微小息肉（直径 <1mm）。目前文献报道显示，宫腔镜检查诊断率高于诊刮后子宫内膜病理学检查。

（四）治疗

1. 依据病原学培养及药敏结果给予针对性治疗，对于革兰阴性菌给予环丙沙星；革兰阳性菌感染给予阿莫西林克拉维酸钾；支原体和脲原体感染给予交沙霉素等；病原体培养阴性给予头孢曲松钠及多西环素 + 甲硝唑等。注意药物过敏及不良反应监测。

2. 依据有关盆腔慢性炎症指南提供参考原则制定治疗措施，方案有多种抗生素应用：①氧氟沙星 + 甲硝唑；②多西环素；③多西环素 + 甲硝唑；④环丙沙星 + 甲硝唑等。

关键点：

（1）CE 是一种持续存在的子宫内膜炎症。

（2）宫腔镜检查结合宫内膜病理学检查是诊断 CE 的最佳方法。

（3）CE 治疗后能改善患者预后，但目前治疗方案差异较大。

二、动静脉畸形

动静脉畸形（uterus arteriovenous malformation，UAVM），常发生于 30 岁左右的女性，大多有手术操作史或滋养细胞疾病、妇科恶性肿瘤病史。属于少见病，占子宫出血 2%，包括血管腔径线异常增大和动静脉瘘管形成，可分为先天性的和获得性动静脉畸形。

（一）定义

先天性子宫动静脉瘘临床上少见，先天性 UAVM 起源于胎儿血管形成期原始毛细血管变异，由于胚胎期原始血管结构发育异常或停止发育，原始丛状血管结构持续存在所致。

获得性子宫动静脉瘘主要由宫腔搔刮术或子宫手术引起，其他原因有内膜癌、内膜异位症、肌瘤、子宫感染，胎儿时暴露于己烯雌酚，放置宫内节育器（IUD）、滋养细胞疾病、瘢痕妊娠等。先天性子宫动静脉畸形子宫肌壁常有多处异常血管连接，并侵入子宫周围邻近组织。获得性动静脉畸形多局限于子宫肌层和（或）子宫内膜，表现为子宫肌层内动静脉直接交通。

（二）临床表现

多数患者无任何症状，部分患者则以无痛性大量阴道鲜红色流血为主要表现，出血常呈汹涌状，无先兆，突然发生，突然停止，称为“开关式”，可反复发作。严重时出现休克甚至危及生命。约30%的患者需要输血治疗，出血发生可能与月经周期及妊娠时激素水平变化有关。

（三）发病机制

多数学者认为宫腔搔刮术、剖宫产、感染等损伤后在子宫局部组织愈合过程中发生异常的血管化，子宫动脉分支与子宫肌层静脉丛及盆腔动静脉直接交通，血液从压力高的动脉血管通过动静脉瘘道或短路血管直接流入压力低的静脉血管，使局部血液循环阻力显著下降，导致血流速度明显加速，血流量异常增大。这种病理损害随时间延长逐渐加重，在瘘口部位形成局部静脉显著曲张，引起继发性的出血、腹痛等临床症状。

（四）诊断

1. 病史、症状和体征　典型病例经详细询问病史和观察临床表现即可诊断，子宫动静脉瘘畸形血管的位置影响患者症状。

2. 血流动力学改变　动静脉直接交通导致局部血液循环阻力显著下降，血流速度明显加快，血流量异常增大。

3. 辅助检查

（1）子宫动脉造影：是诊断子宫动静脉畸形的金标准。造影的典型表现为单侧或双侧子宫动脉、髂内动脉增粗，供血动脉明显迂曲、增粗，造影剂积聚病变部位显示成簇的血管团，血管异常增多，呈管状或囊状扩张。迂曲扩张的引流静脉可引流至单侧或双侧髂内静脉，合并活动性出血时可见造影剂外溢。

（2）超声检查：临床最常用超声、尤其是经阴道彩色超声多普勒诊断异常子宫出血，但UAVM无特异性影像表现。普通灰阶B超表现为无回声或低回声的管状或囊状似海绵样结构，特异性不高。彩色多普勒超声显示血流方向各异和彩色混迭，呈五彩镶嵌血流信号。多普勒频谱显示低阻高速血流，静脉血流动脉化频谱。

（3）宫腔镜检查：能确诊超声下可疑的子宫动静脉畸形，宫腔镜下显示宫腔肌壁病灶有纤维变性，出现脉冲波动，Valsalva动作（令患者深吸气后屏气，目的是增加腹腔压力）可使脉冲波动增强。

（4）病理检查：多数子宫动静脉瘘可在子宫切除标本中发现。但并非所有的子宫动静脉畸形都可以通过病理检查证实；因此病理检查阴性并不能除外动静脉瘘的存在。

（五）治疗

对于有症状、获得性UAVM治疗以介入血管栓塞治疗和手术治疗为主。手术治疗主要是子宫切除术，主要用于无生育要求、介入治疗失败和无法定期随诊的患者。

经动脉栓塞治疗是一种治疗UAVM的有效手段，是年轻、需要保留生育功能患者首选治疗方式。

对急性严重的阴道出血UAVM患者超声监测下将球囊尿管或Foley球囊放入宫腔，注入适量生理盐水压迫止血，间歇减压，可作为紧急止血方法之一。

药物治疗：对于血流动力学稳定的子宫动静脉瘘患者，可尝试药物保守治疗，甚至期待治疗。包括复方口服避孕药、口服马来酸甲麦角新碱、前列腺素2α、达那唑及GnRH

激动剂等，这些药物降低雌激素水平、使子宫动静脉瘘病灶萎缩，但停药后月经恢复可能再次发作。

关键点：

（1）动静脉畸形大多有手术操作史，先天性很少见，获得性较多见。

（2）子宫动脉造影是诊断子宫动静脉畸形的金标准。

（3）血管栓塞技术是对有生育要求的获得性子宫动静脉畸形患者保守治疗的首选方法。

三、子宫肥大症

子宫肥大症（hypertrophy of uterus），发病年龄多在30~45岁之间，多孕、多产为该类患者的共同特征，至少有1~2次足月分娩史，部分患者有人工流产、绝育、放置宫内节育器等盆腔或宫腔操作史。

（一）定义

子宫肥大症是指子宫均匀增大，肌层厚度超过2.5cm以上，伴有不等程度子宫出血的一种疾病。子宫肥大基本病理改变是子宫肌层内平滑肌细胞及血管壁组织结构变化。

（二）临床表现

多有不同程度的月经改变，表现为月经紊乱、周期缩短、经量增多、经期延长，偶有突发性阴道大量流血、痛经、下腹痛或不适感、阴道流血淋漓不尽，头晕、乏力等继发贫血症状。

（三）发病机制

过去认为子宫肥大症基本病理改变是由于盆腔淤血，导致子宫结缔组织增生使子宫增大；或卵巢功能障碍，雌激素浓度持续升高，以致引起子宫肌层肥厚；或多产妇子宫肌层内弹性纤维组织在平滑肌间及血管周围增生或慢性附件炎、盆腔结缔组织炎及子宫实质炎症引起子宫纤维化等。现在认为子宫肌层增厚主要原因是因子宫肌细胞肥大引起，无结缔组织增生，子宫肌层增厚使得内膜面积增大，子宫肌层收缩异常导致子宫出血。

（四）诊断

1. 病史 典型病例经详细询问病史和观察临床表现即可诊断。

2. 妇科双合诊检查 子宫呈均匀性增大，如孕6~8周大小，质硬，表面光滑，无凹凸不平感。

3. B超检查提示子宫切面形态正常，呈均匀性增大，边缘轮廓清晰，表面如凸起，宫腔无变形，子宫切面无结节状低回声区或光团，肌层厚度≥2.5cm，三径之和≥15cm。

4. 诊刮 探宫腔偏大，诊刮时宫内无高低不平感，刮出宫内物组织可能正常或肥厚，病检大多为正常子宫内膜，少数呈增生期、分泌期改变或子宫内膜增生过长、内膜息肉样改变，均无恶变。

（五）治疗

1. 一般治疗 合理营养，纠正贫血。

2. 止血治疗 对症、诊断性刮宫、应用止血药物。

3. 抗感染治疗 合理应用抗生素。

4. 适量应用激素治疗 如丙酸睾酮25mg肌注，出血期每天1次，连用3天，以后每周2~3次，每月总量不超过300mg，注意排查用药禁忌证。

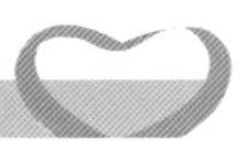

5. 经保守治疗无效，又不需要保留生育能力情况下，症状严重、明显影响生活质量，可以考虑行子宫切除术。

（六）预防

1. 宣传少生优育，住院分娩。人工流产时注意无菌操作，对产妇产褥期及引产、流产后感染及子宫复旧不全应给予高度重视。如发现子宫收缩不良，应及时应用子宫收缩剂，密切随访，有效干预。

2. 实行有效的避孕措施，减少、避免宫腔内操作、手术。

3. 积极防治发生宫颈炎、子宫内膜炎或子宫肌炎，可避免子宫肥大。

关键点：

（1）发病年龄多在 30~45 岁之间，多孕、多产为该类患者的共同特征。

（2）超声检查提示子宫切面形态正常，呈均匀性增大，子宫切面无结节状低回声区或光团，子宫肌层厚度≥ 2.5cm，子宫三径之和≥ 15cm。

（3）药物治疗为主，手术治疗为辅。

四、剖宫产瘢痕缺损

剖宫产术后子宫瘢痕缺损（previous cesarean scar defect，PCSD）是剖宫产术后最常见的远期并发症之一，实质是剖宫产术后子宫壁切口局部缺损和（或）瘢痕愈合不良。研究报道 1 次剖宫产可使 20% 左右患者出现剖宫产子宫切口憩室。

（一）定义

剖宫产术后子宫瘢痕缺损又称剖宫产子宫瘢痕憩室，是指子宫下段剖宫产术后子宫切口处形成一个与宫腔相通的憩室。由于憩室下端瘢痕的活瓣或窦道作用阻碍了经血引流，从而出现一系列临床相关症状。

（二）临床表现

剖宫产后月经期延长淋漓不尽、月经增多、下腹隐痛不适或继发不孕。内分泌药物治疗效果不佳，甚至发生切口妊娠或再次妊娠子宫破裂。

（三）发病机制

1. 切口缺血 宫壁肌层坏死变薄，或并发感染或切口缝合时针距过密、缝线张力过大致局部缺血，肌肉组织坏死溶解，从而形成穹隆样缺损，血管显露，引起异常子宫出血。

2. 切口位置过高。

3. 子宫内膜异位症 子宫内膜组织进入子宫肌层，形成切口部位的子宫内膜异位症，引起异常子宫出血。

4. 切口局部内膜对雌、孕激素缺乏反应 切口部位的内膜供血不足，局部内膜对雌、孕激素的反应与宫腔其他部位内膜不一致，导致异常子宫出血。

5. 宫腔感染。

（四）诊断

1. 病史、症状和体征 典型病例经详细询问病史和观察临床表现即可诊断。有剖宫产史、月经复潮后才逐渐出现异常子宫出血、盆腹腔痛或痛经，或表现为不孕，以 AUB 最常见。

2. 影像学检查

（1）超声检查具有无创、准确度高、简单方便可靠等优点，是目前最主要和常用的影像学检查。月经周期第 5~10 天检查时，图像较清晰。可见子宫下段剖宫产切口处有裂隙状、楔形、囊状的凸向肌层或子宫浆膜层、大小、深浅不等的液性暗区，与宫腔相通。

（2）子宫输卵管造影（hysterosalpingography，HSG）：有剖宫产史的不孕患者行 HSG 检查时，应常规观察子宫切口部位有无异常影像学改变。但 HSG 无法测量憩室残余肌层的厚度。

（3）盐水灌注宫腔声学造影（saline infusion-sonohysterography，SIS）在国内使用少。研究认为阴道超声和 SIS 在子宫憩室形状的诊断上无差异；但在憩室边界的清晰、深度、宽度及个数程度上，SIS 更具优势。

（4）超声造影：目前使用较少。即在常规超声检查的基础上，通过静脉注射超声造影剂，增强人体一些部位的血流信号，实时动态地观察组织的微血管灌注信息。PCSD 造影影像表现为：子宫肌壁部分子宫肌层、浆膜层灌注缺失；子宫壁完整者子宫肌层、浆膜层造影剂灌注后无缺失。

（5）磁共振成像（MRI）：具有无创、多方位成像、软组织分辨率高等优点，能清晰显示子宫各层解剖结构，且能多方位、多角度、任意层面扫描，有利于准确定位病变。注意选择在月经干净后 3~5 天、膀胱适度充盈下实施，理论上，MRI 是判断剖宫产切口愈合的最佳检查方法，但因价格贵、对设备及医技人员技术要求高，不作为常规检查。

（6）宫腔镜检查：宫腔镜是诊断剖宫产切口宫壁缺损的金标准。镜下见子宫前壁峡部切口瘢痕处凹陷形成憩室结构，内可见暗褐色黏液、积血滞留或子宫内膜漂浮，局部子宫内膜表面可见较多毛细血管分布。宫腔镜联合 B 超检查可有效避免因宫腔镜视野盲区而误诊，能确诊子宫切口处的憩室。

（五）治疗

剖宫产子宫切口憩室的药物治疗，主要适用于以异常子宫出血为表现、无生育要求、不愿意接受手术患者的短期治疗，一般建议口服避孕药物，宫腔内放置左炔诺孕酮宫内缓释系统或皮下埋植等治疗，可缩短出血时间；药物治疗效果不佳，可考虑手术治疗。对存在临床症状且有生育要求的 PCSD 患者，孕前应充分告知有妊娠期子宫破裂风险，必要时采用手术治疗。手术治疗包括：宫腔镜、腹腔镜、开腹或经阴道行剖宫产切口憩室及周围瘢痕切除和修补术。这些术式各有利弊，在临床决策中建议根据临床症状和需求及医院医疗条件、医护人员技术水平选择个体化治疗为宜。

1. 药物治疗

（1）口服避孕药（oral contraceptive，OC）：用药 3 个月经周期后再评估药效。其作用机制可能为：①雌孕激素的止血作用；②减缓局部微循环血流；③对子宫内膜修复作用；④内膜增生拮抗作用，憩室内子宫内膜也发生萎缩，使出血持续时间及出血量减少等。

（2）左炔诺孕酮宫内缓释系统：其作用机制：在宫腔内缓释高浓度左炔诺孕酮，下调子宫内膜雌孕激素受体，通过较强的内膜增生拮抗作用，子宫内膜萎缩，使月经出血持续时间及出血量减少，甚至闭经。有研究显示安置 LNG-IUS 后 12 个月后子宫切口憩室症状缓解率大约为 88.6%。

（3）皮下埋植：治疗可能机制为：高效孕激素在循环系统中被迅速吸收，1 天之内可达到有效浓度，对靶器官与孕激素受体有高度亲和力，对下丘脑 - 垂体 - 卵巢轴产生抑制

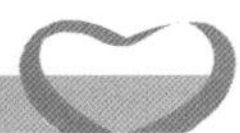

作用，抑制排卵，同时使子宫内膜萎缩。表现为月经稀发、经量减少、闭经等。

2. 手术治疗指征　经药物治疗无效、有典型症状者；PSCD 深度≥ 80% 子宫肌壁厚度，或憩室上方子宫肌壁厚度≤ 2.5mm。主要手术治疗方法有：①宫腔镜手术：属于较早期的治疗方法，宫腔镜直视下切除憩室周围组织，排出积存经血，电凝憩室周围血管丛及增生组织。对缓解不规则阴道流血疗效肯定，但宫腔镜手术可能未达到对 PCSD 的真正修补，相反电切过程可能使得原先瘢痕处更薄弱，经过宫腔镜治疗的患者再次妊娠后应作为高危妊娠人群进行产前筛查，防止瘢痕妊娠、子宫破裂等不良妊娠结局发生。②腹腔镜或开腹手术：对有生育要求且有明确影像学证据，子宫残存肌层厚度薄弱者，可获得较好的解剖学恢复，对再次妊娠发生子宫破裂可能具有保护意义，但与术者手术技巧等密切相关。③宫、腹腔镜联合手术：通过宫腔镜检查以明确 PCSD 的情况（大小、部位、内部息肉增生等），在腹腔镜辅助下对 PCSD 进行修整切除及重新缝合。④经阴道子宫切口憩室修补术：因其利用女性天然孔道的微创特点；此法禁忌证相对较少，适用于有生育需求且有手术指征者，其症状缓解率高，但术中对 PCSD 的正确定位十分关键。⑤子宫切除术：针对无生育要求，保守治疗无效，严重影响生活质量，年龄较大患者可以考虑实施。

关键点：

（1）有剖宫产史、月经复潮后才逐渐出现异常子宫出血等症状。

（2）阴道超声是目前最主要、常用的影像学检查，宫腔镜是诊断剖宫产切口宫壁缺损的金标准。

（3）无生育要求者使用口服短效避孕药、左炔诺孕酮宫内缓释系统和皮下埋植等治疗，有生育要求者多采用手术治疗。

（蔡惠芬　常青）

参考文献

1. Gu F, Zhang H, Ruan S, et al. High number of endometrial polyps is a strong predictor of recurrence: findings of a prospective cohort study in reproductive-age women. Fertility and Sterility, 2018, 109(3): 493-500.
2. Wong M, Crnobrnja B, Liberale V, et al. The natural history of endometrial polyps. Human Reproduction, 2017, 32(2): 340-345.
3. 郎景和．重视子宫腺肌病的多元化治疗．中华妇产科杂志, 2016, 51(9): 641-642.
4. Bazot M, Daraï E. Role of transvaginal sonography and magnetic resonance imaging in the diagnosis of uterine adenomyosis. Fertil Steril, 2018, 109(3): 389-397.
5. Abbott JA. Adenomyosis and Abnormal Uterine Bleeding (AUB-A)-Pathogenesis, diagnosis, and management. Best Pract Res Clin Obstet Gynaecol, 2017, 40: 68-81.
6. 子宫肌瘤的诊治中国专家共识．中华妇产科杂志, 2017, 52(12): 793-800.
7. Removal of myomas in asymptomaticpatients to improve fertility and/orreduce miscarriage rate: a guideline. Fertil Steril, 2017, 108(3): 416-425.
8. 全国卫生产业企业管理协会妇幼健康产业分会生殖内分泌学组．中国子宫内膜增生诊疗共识．生殖医学杂志, 2017, 26(10): 957-959.
9. 谢玲玲, 林荣春, 林仲秋．2018NCCN 子宫肿瘤临床实践指南．中国实用妇科与产科杂志, 2017, 11: 1167-1173.
10. Mills HL, Abdel-baki MS, Teruya J, et al. Platelet function defects in adolescents with heavy menstrual bleeding. Haemophilia: The Official Journal of the World Federation of Hemophilia, 2014, 20(2): 249-254.

11. H Marret, A Fauconnie, N Chabbert-Buffet, et al.Clinical practice guidelines on menorrhagia: management of abnormal uterine bleeding before menopause.European Journal of Obstetrics & Gynecology and Reproductive Biology, 2010, 152 (2010): 133-137.
12. American College Of Obstetricians And Gynecologists.ACOG committee opinion no.557 : Management of acute abnormal uterine bleeding in nonpregnant reproductive-aged women.Obstetrics and Gynecology, 2013, 121 (4): 891-896.
13. 中华医学会妇产科学分会绝经学组．围绝经期异常子宫出血诊断和治疗专家共识．中华妇产科杂志, 2018, 53 (6): 396-401.
14. Heikinheimo O, Fraser I.The current status of hormonal therapies for heavy menstrual bleeding (AUB-O and AUB-E).Best Practice&Research Clinical Obstetrics & Gynaecology, 2017, 40.
15. Management of Endometrial Hyperplasia.Grenn-top guideline No.67 RCOG/BSGE Joint guideline, February 2016.
16. Munro MG, Critchley HO, Fraser IS.FIGO Menstrual Disorders Working Group.The FIGO classification of causes of abnormal uterine bleeding in the reproductive years.Fertil Steril, 2011, 95 (7): 2204-2208.
17. 中华医学会妇产科分会妇科内分泌学组．异常子宫出血诊断与治疗指南．中华妇产科杂志, 2014, 49 (11): 801-806.
18. 国家中医药管理局 .24 个专业 105 个病种中医诊疗方案．北京：国家中医药管理局医政司, 2011 : 515-518.
19. 曹泽毅．中华妇产科学．第 3 版．北京：人民卫生出版社, 2014.
20. 田秦杰, 葛秦生．实用女性生殖内分泌学．第 2 版．北京：人民卫生出版社, 2018.
21. Munro MG, Critchley HO, Fraser IS.The FIGO classification of causes of abnormal uterine bleeding in the reproductive years.Fertil Steril, 2011.
22. 杨冬梓．生殖内分泌疾病检查项目选择及应用．第 2 版．北京：人民卫生出版社, 2016 : 21-28, 246-248.
23. 谢幸, 孔北华, 段涛．妇产科学．第 9 版．北京：人民卫生出版社, 2018 : 333-341.
24. 杨冬梓, 石一复．小儿与青春期妇科学．第 2 版．北京：人民卫生出版社, 2008 : 19-32.
25. Strauss III JF, Barbieri RL.Yen & Jaffe, 著．林守清, 主译．生殖内分泌学．第 5 版．北京：人民卫生出版社, 2006 : 193-250.
26. Leon Speroff, Marc A.Fritz: Clinical Gynecologic Endocrinology and Infertility.7th Ed.Lippincott Williams & Wilkins, USA, 2006 : 438-441.
27. American College of Obstetricians and Gynecologists.Long-acting reversible contraception: implants and intrauterine devices.Practice Bulletin No.186.Obstet Gynecol, 2017, 130 : e251-269.
28. 左坤, 刘青．获得性子宫动静脉畸形的诊治进展．中国妇幼健康研究, 2018, 29 (1): 131-134.
29. 陈子江．生殖内分泌学．北京：人民卫生出版社, 2016.
30. 李毓虹, 应豪．子宫切口憩室与妊娠关系研究进展．中国实用妇科与产科杂志, 2018, 34 (03): 331-334.

第三节　经间期出血

一、经间期出血

（一）定义

FIGO 异常子宫出血（AUB）术语系统中对“经间期出血（intermenstrual bleeding, IMB）”的定义为：在正常月经周期之间出现的出血，包括随机出现的出血和周期中可预计同一时间出现的出血。

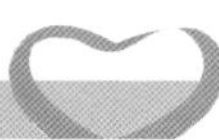

解读这个定义：

1. 出血发生在规律月经的 2 个周期之间；虽未明文限定有排卵周期，规律月经中无排卵周期毕竟少见。有报道为 3%~5%。

2. 出血时间在周期的哪个时期？可随机在卵泡期、围排卵期、黄体期 3 个时期中的任何 1 期，也可固定在某个期。也可间隔几个周期出现。

3. FIGO 对 AUB 的定义为来自子宫腔的出血，不包括来自外阴、阴道、宫颈的出血。但在临床实践中的病因鉴别时仍须将宫腔以外的疾病考虑在内。

4. 不包括使用外源性性激素过程中的撤退（漏服）或突破性出血（未漏服）。

经间期出血只代表 AUB 的一种出血模式（bleeding pattern），即一种症状；用以取代术语“metrorrhagia”。并非一种诊断。可由多种疾病引起。当然在未找到病因前，可以此症状作为初步印象。

（二）流行病学

相关报道很少。早年报道正常妇女中发生率为 9%。1944 年周期性经间期腹痛患者中“生理性 IMB”为 20%，23% 有显微镜下出血。

1956 年以色列学者采用联苯胺试剂（25μl 血显示阳性，维持 16 小时 ~2 周）测试 88 名 20~41 岁规律月经健康妇女全周期阴道分泌物共 120 周期。与 BBT 记录及内膜病理对照。总计无排卵占 8/88（9.1%）。结果 79/88（89.8%）有隐匿性 IMB，其中 75 例（95%）有排卵；9 例无 IMB 者中，5 例有排卵。有排卵者出血时间 76% 在 D15~17，19% 在 D16~28。无排卵者出血时间不规则。作者认为可能与月经中期雌激素下降，内膜上皮下血管内红细胞外渗有关。类似猴月经中期出血，是一种排卵的指标。

2012 年美国国立儿童和人类发育研究所“Biocycle Study”中，250 名平均 27.7 岁，近半年月经周期平均 28.8 天的健康妇女。BMI 平均 24.1。连续观察 2 个周期共 470 周期。结果 23 个周期无排卵，占 4.9%。经间期点滴出血发生率按人计 4.8%，按周期计 2.8%。

2013 年英国调查 2221 名围绝经期妇女经间期出血发生率 6 个月内为 7.4%，2 年内为 24%，其中 6 个月内自然消失率为 57%，2 年内为 37%。频发或持久经间出血的 785 例中仅 1 例子宫癌。

北京协和医院 1973 年 9 月 ~1981 年 12 月 624 例功血，青春期 42.8%，育龄期 9.3%，更年期 24.2%，经间出血 23.7%。

（三）临床上如何确认

常见的主诉为

1. 规律月经之间的经间期出血

应询问：月经干净几天后开始出血？持续天数？描述出血量（与正常月经量比较）。近 6 月内上述情况出现频率？有无诱因？

若一直持续到下次月经来潮，则应为“月经频发”，不属于经间期出血。

2. 经期延长

应询问：经期持续多少天？先多后少还是先少后多？近 6 月内上述情况出现频率？有无诱因？

对照 BBT 记录后，可分 3 种情况

（1）卵泡期出血：BBT 高温相结束后开始出血如月经量，约 7 天后持续少量不止。

（2）黄体期出血：BBT 高温未降即少量出血，持续数日后随 BBT 下降出血增多如月经，然后 7 天内血止。

（3）若 BBT 单相，则为“无排卵出血”（AUB-O）。

（四）鉴别诊断

（1）除外妊娠相关出血。

（2）阴道炎，阴道用杀菌剂后（为预防 AIDS），有孔阴道斜隔出血，阴道异物。

（3）宫颈病变。

（4）服避孕药或性激素过程中出血，放置避孕环后（包括 LNG-IUS）出血。

（5）子宫内膜炎，子宫内膜息肉、子宫内膜异位症（阴道直肠膈）、子宫腺肌病。

（6）剖宫产后瘢痕缺损：由于下段剖宫产后瘢痕缺损（裂孔、憩室），瘢痕组织纤维化阻碍经血引流，或周围血肿，引起月经后反复少量暗红或褐色出血（经期延长）。发病危险因素与多次剖宫产、切口位置不当、手术技巧有关。经阴道超声检查可发现子宫前壁肌层缺陷或无回声区。宫腔镜检查可证实诊断。处理方法有：①口服避孕药治疗 3~6 个月，有报道 11 例随诊 6 月症状消失。②宫腔镜或腹腔镜下止血或修补裂孔、憩室。有报道 24 例随诊 2 年 84% 症状消失。

（7）卵巢功能失调 - 黄体功能不足或稀发排卵：临床上也见到“经间期出血”前 BBT 为单相，但正式月经出血前 BBT 为双相，即一个卵泡群发育时中途夭折引起雌激素水平波动而出血（AUB-O），随后另一卵泡群募集选择排卵而引起月经出血 - 稀发排卵。

（8）生理性。

（五）诊断处理步骤

1. 询问病史　出血时机特点、诱因（性交、用药）、相关症状（痛经、不育）。

2. 盆腔检查　有无阴道病变、宫颈病变，子宫结构异常：肌瘤，子宫腺肌病，内膜异位（阴道直肠膈），盆腔炎、除外妊娠（hCG）

3. 测 BBT　至少测 1 个周期，与出血日对照，确定出血时期。选择适当时机抽血测定相关生殖激素，如中晚卵泡期雌二醇水平（与内膜修复有关），下次月经前 5~9 天孕酮浓度及 BBT 高温期曲线（了解有无排卵，黄体功能有无不足）。

4. 血象检查　除外血液病。

5. 白带衣原体检查　有报道 AUB 中 48% 衣原体膜蛋白阳性，33% 内膜病理“慢性炎症”。

6. 经阴道超声检查　有无宫腔异常、血管异常。

7. 必要时宫腔镜检查　国内有报道经间期出血患者宫腔镜检查发现子宫内膜息肉占约 45%。

（六）内分泌病因

北京协和医院 1996 年报道 40 例有排卵型经间期出血的临床分析（已除外肌瘤，子宫腺肌病，内膜异位症，宫颈病变）。92.5% 为育龄期妇女，已婚患者中不育占 51.5%，出血时间在卵泡期、围排卵期、黄体期各占 30%、35%、27.5%，另 7.5% 出血时间不定。

结果：12 例（30% ）为器质性疾病（轻度盆腔炎 4 例，宫腔息肉 6 例，盆腔动静脉瘘

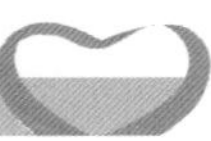

1例，血小板无力症1例)；28例(70%)为内分泌原因，其中稀发排卵(无排卵周期与排卵周期交替出现)14例(35%)，黄体功能不足14例(35%)，其中21例给氯底酚或黄体酮治疗皆有效；8例不孕者中5例妊娠。

二、黄体功能不足

本症常见、多病因、病变细微、诊断治疗争议甚多。

(一)病因

任何引起持续无排卵的病因在疾病的早期阶段皆可表现为黄体功能不足(luteal phase deficiency，LPD)。

1. 卵泡期异常　GnRH-LH脉冲频率异常：早卵泡期FSH/LH比值下降、或PRL过高/过低、或卵巢颗粒细胞缺陷，引起卵泡发育不充分。小卵泡分泌E_2不足、颗粒细胞LH受体不足、内膜雌激素准备不足，黄素化反应必然不足。

2. 黄体期异常　排卵前LH峰缺陷，或黄体期LH分泌不足，或PRL水平过高使黄体缺乏支持。或内膜孕激素受体不足。有研究报道晚卵泡期系列B超检查发现40%~46%优势卵泡正常、39%~52%为小卵泡、8%~15%为LUFS。

3. 盆腔生殖道异常(子宫内膜异位症)　引起免疫性溶黄体因子增多。

4. 药物或人为干预　如氯底酚、溴隐亭过量、助孕过程取卵及GnRHa降调等。

5. 其他　甲状腺功能异常、肝肾衰竭、慢性缺氧等。

(二)流行病学

因研究对象、诊断方法不同，结果差异大。抽样1~2个周期阳性，不等于LPD持续存在。正常生育人群患病率5%~8%，不育人群8%~65%，原因不明不育人群10%~20%，复发性流产人群20%~40%

(三)临床表现

大多数无症状。有时表现为黄体期出血，不育，反复早期流产。

(四)诊断

1. BBT高温期短于11天。

2. 黄体中期单次血孕酮水平低于10ng/ml或经前4~11天3次孕酮浓度之和低于15ng/ml。

3. 子宫内膜组织学Noyes法　定期较实际月经周期日(按下次月经周期来潮日计)延迟2天以上。并至少在2个周期中连续出现。正常育龄妇女单次阳性率31.4%，2次阳性率6.7%，不育人群8%~65%。本法有创、妊娠期操作流产率10%。不能与生育预后关联。

(五)治疗

1. 治疗不育及流产：

(1)促卵泡充分发育：氯底酚，Gn。

(2)支持黄体：孕酮、地屈孕酮。

(3)低Gn无排卵者HMG促排卵时用hCG。

(4)溴隐亭用于高PRL患者。

2. 治疗黄体期出血：后半期孕酮或其他孕激素。

(张以文)

参考文献

1. Munro MG, Critchley HO, Fraser IS.The FIGO classification of causes of abnormal uterine bleeding in the reproductive years.Fertil Steril, 2011, 95(7): 2204-2208, 2208.e2201-2203.
2. Bromberg YM, Bercovici B.Occult intermenstrual bleeding about the time of ovulation.Fertil Steril, 1956, 7 : 71-79.
3. Dasharathy SS, Mumford SL, Pollack AZ, et al.Menstrual bleeding patterns among regularly menstruating women. Am J Epidemiol, 2012, 175 : 536-545.
4. Shapley M, Blagojevic-Bucknall M, Jordan KP, et al.The epidemiology of self-reported intermenstrual and postcoital bleeding in the perimenopausal years.Bjog, 2013, 120 : 1348-1355.
5. Ceci O, Scioscia M, Vicino M, et al.Recurrent intermenstrual bleeding secondary to cesarean section scars ?.Fertil Steril, 2007, 88 : 757 ; author reply 757-758.
6. Toth M, Patton DL, Esquenazi B, et al.Association between Chlamydia trachomatis and abnormal uterine bleeding.Am J Reprod Immunol, 2007, 57 : 361-366.
7. 王树鹤，王丽梅，刘艳红．围排卵期子宫出血患者宫腔镜检查 236 例分析．中国妇产科临床　2008，9(6): 461.
8. 张以文，周京，王友芳．有排卵型经间子宫出血 40 例分析．中国实用妇科与产科杂志，1996，(5): 25-26, 60.
9. 张以文，王德智．黄体功能异常的诊治．中国妇产科专家经验文集．沈阳：沈阳出版社，1994 : 447-450.

第四节　月 经 过 少

“月经过少（hypomenorrhea）”是 2007 年 FIGO 关于异常子宫出血（AUB）术语共识中确认的一种出血模式。2009 年我国“功血”指南中确认单次经期失血量正常范围为 20~60ml。2014 年 WHO 基于 6375 份欧洲健康育龄妇女全年月经日记数据库的分析，以“碱性正铁血红蛋白法”客观测定单次经期失血量为 5~80ml。临床实践中主要根据患者主诉表述：指周期性子宫排出少量暗红、褐色或柏油色分泌物，持续短于 3~4 天。

（一）临床意义

月经过少是一个值得重视的临床问题吗？来中国讲学的西方专家们持否认态度。检索 hypomenorrhea 的英文文献极为罕见。

月经过少不是一种独立的疾病，仅是一种症状，其病因多元。单纯经量少如不伴有痛经、不孕不育、反复流产，并除外了可能潜在的疾病：例如无排卵、子宫内膜结核、Asherman 综合征等，可认为不足以构成一个健康问题，或许是妇女观念的误区。

然而在中国大陆妇科内分泌门诊却时常见到以“月经过少”为主诉的妇女来诊。在笔者的患者中约占 3%~5%。面对她们使我不得不考虑适当的医疗对策，以检出其中可能存在疾病的患者，个体化地对待。为此在 2014 年制订 AUB 指南时，笔者提出了以下的临床处理路径（图 5-3）：

（二）临床处理路径解读

月经出血是卵巢分泌雌、孕激素周期性波动，有序地作用于子宫内膜，引起增殖、分泌、脱落的结果。从逻辑上分析月经过少的病因可由于：

1. 内在因素或药物（氯底酚、口服避孕药、孕激素、环磷酰胺等）引起卵巢雌激素分泌不足、无排卵，子宫内膜不规则剥脱。

2. 因宫腔手术创伤、炎症（尤其是产后、流产后），破坏内膜基底层，导致纤维化、

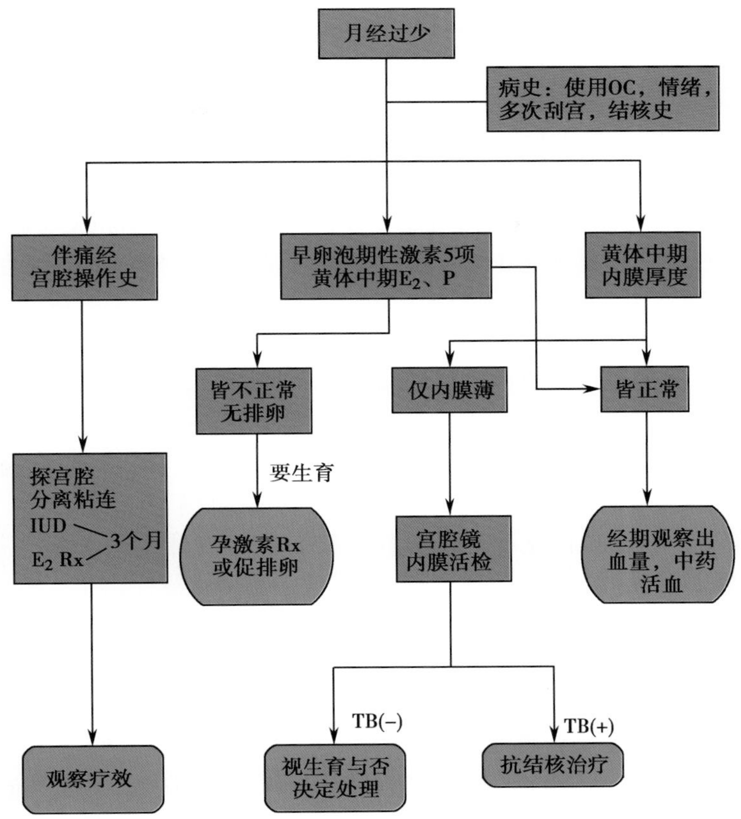

图 5-3　月经过少临床处理路径

粘连等，使子宫内膜对正常量的雌孕激素不反应，或子宫动脉栓塞引起子宫血运受损。

为鉴别以上两种情况，建议选择是：①抽样一个月经周期，选择早卵泡期查血 FSH、LH、PRL、E_2、T，黄体中期或下次月经前 5~9 天查 E_2、P。②同时选择月经周期中内膜最厚的时机（黄体中期）行经阴道盆腔超声检查测量内膜厚度。

（三）处理结果

2016 年 7 月 ~2017 年 12 月共 1.5 年中，从笔者门诊不完全的登记本上收集到主诉月经过少患者 48 例，占总例次 2.64%。其中 24 例按上述流程做了检查。结果：

1. 有排卵，内膜厚度≥ 0.8cm 有 12 例（50%），说明卵巢内分泌功能及子宫内膜反应性皆正常，可约患者在月经期来诊，亲自观察经血量，核实是否确实少还是患者误判？处理：解释安抚或服活血化瘀中药。

2. 无排卵 4 例（16.7%），为子宫内膜剥脱不规则导致月经量少，选用孕激素转化内膜后规则脱落，经量增多。此组可视为卵巢功能异常所致。

3. 卵巢激素相有排卵，但黄体中期内膜厚度 <0.8cm 有 8 例（33.3%），提示病变在子宫，可能为器质性疾病所致或“薄型子宫内膜”。行内膜活检或宫腔镜检查，发现子宫内膜结核 1 例（未再随诊）。

月经过少如伴有周期性盆腹腔疼痛，说明经血外流受阻，应考虑 Asherman 综合征。应在疼痛发作时探宫腔及宫腔镜检查，明确诊断及粘连的部位、范围、类型；分离粘连后放置避孕环 3 个月，并口服雌激素促使内膜生长，期待避免再粘连。如患者要求生育，则须行辅助生殖治疗。

（四）文献复习

1. 1973 年以色列学者 Polishuk WZ 等提出月经过少分为功能性与器质性两类：

功能性月经过少是可逆的。可由于激素过度刺激或不足引起，前者如长期服用孕激素类或氯米芬（CC）；后者如黄体功能不足。BBT、激素测定可显示卵巢功能异常。

器质性月经过少：卵巢功能正常，由于子宫内膜结核、Asherman 综合征、子宫内膜硬化或纤维化（指子宫内膜广泛受损但无粘连形成）、部分子宫切除术后。

Polishuk WZ 报道了 23 例器质性月经过少患者，主诉为原发或继发性不育、月经过少、反复流产。其中 8 例为子宫内膜或输卵管结核（病理诊断），6 例为 Asherman 综合征（有产褥期刮宫史、HSG 有充盈缺损），经分离粘连放置 IUD 5~8 周后 5 例月经量恢复正常，子宫输卵管造影充盈缺损消失。3 例妊娠 4 次，仅 1 次流产。10 例子宫内膜硬化（其中 1 例兼有 Asherman 综合征），末次妊娠皆有产褥期刮宫史，此后月经量变少。经前诊刮所得内膜呈分泌相但量少。HSG 仅显示宫腔缩小，无充盈缺损、粘连、外溢。曾用 E+P、CC、hMG+hCG 等激素刺激无效。经前刮宫 >2 次使基底层腺体裸露而再生，结果 5 例妊娠仅 1 例足月分娩。

点评：Polishuk WZ “功能性月经过少组” 相当于我报道的 “无排卵组”。而 “器质性月经过少组” 相当于我报道的 “子宫病变组”。

2. ART 过程中薄型子宫内膜研究

近年来为治疗不孕开展 ART，薄型子宫内膜的研究备受关注。除上述器质性疾病外有作者提出 “特发性薄型子宫内膜” 的概念，认为由于子宫结构或内膜内在的特点影响内膜的生长。日本 Miwa 研究了病理生理变化，薄型子宫内膜患者（hCG 注射日 <0.8cm）与正常内膜组（≥ 0.8cm）对照，发现两组黄体中期 E_2、P 浓度，内膜组织学黄体不足发现率皆无差异。但前组年龄较大，整个月经周期子宫螺旋动脉血流阻力指数高于对照，内膜腺上皮面积及血管数减少，VEGF 蛋白表达降低，结论是局部血管生成及血供不足引起内膜过薄。Alfer J 等支持这一观点。处理选择有维生素 E、西地那非、粒细胞集落刺激因子、雌激素、自体富含血小板血浆等。

3. 子宫内膜结核

Singh N 等、报道印度 70 例因输卵管阻塞行 IVF 患者中 34 例（48.5%）为结核，中月经过少 7 例，11 例有宫腔粘连。Sharma JB 报道女性生殖器结核患者的月经表现可多样，包括经量过多、过少、痛经、闭经、绝经后出血。11% 可无症状。发展中国家的不育患者中 16% 为结核。

Hassan WA 报道 429 例育龄女性肺结核患者 66% 月经异常，闭经 26.5%，月经过少 20%，功能性卵巢囊肿 19.8%。100 名健康育龄妇女中闭经、月经过少仅各为 2%，3%。

抗结核治疗后 76% 月经异常者恢复正常月经。1 年内要求生育者 68 例中只有 2 例卵管结核、1 例宫腔粘连占 0.7%。结论肺结核对月经有不良影响，但与卵管结核、不育相关小。

（张以文）

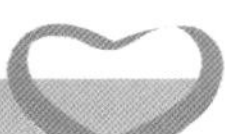

参考文献

1. Polishuk WZ, Sadovsky E, Aviad I.Clinical significance of organic hypomenorrhea.Am J Obstet Gynecol, 1973, 116 : 1058-1064.
2. 陈蓉, 郁琦 . 妇科内分泌讲座精要 . 北京: 中国协和医科大学出版社, 2018 : 225-234.
3. Mahajan N, Sharma S.The endometrium in assisted reproductive technology: How thin is thin ? .J Hum Reprod Sci, 2016, 9 : 3-8.
4. Strohmer H, Obruca A, Radner KM, et al.Relationship of the individual uterine size and the endometrial thickness in stimulated cycles.Fertil Steril, 1994, 61 : 972-975.
5. Scioscia M, Lamanna G, Lorusso F, et al.Characterization of endometrial growth in proliferative and early luteal phase in IVF cycles.Reprod Biomed Online, 2009, 18 : 73-78.
6. Miwa I, Tamura H, Takasaki A, et al.Pathophysiologic features of "thin" endometrium.Fertil Steril, 2009, 91 : 998-1004.
7. Alfer J, Happel L, Dittrich R, et al.Insufficient Angiogenesis: Cause of Abnormally Thin Endometrium in Subfertile Patients ?Geburtshilfe Frauenheilkd, 2017, 77 : 756-764.
8. Singh N, Sumana G, Mittal S.Genital tuberculosis: a leading cause for infertility in women seeking assisted conception in North India.Arch Gynecol Obstet, 2008, 278 : 325-327.
9. Sharma JB.Current Diagnosis and Management of Female Genital Tuberculosis.J Obstet Gynaecol India, 2015, 65 : 362-371.
10. Hassan WA, Darwish AM.Impact of pulmonary tuberculosis on menstrual pattern and fertility.Clin Respir J, 2010, 4 : 157-161.

第五节　月 经 过 多

月经过多（heavy menstrual Bleeding，HMB）是异常子宫出血的一种，根据国际妇产科联盟（FIGO）对 AUB 的分类，HMB 也可以分为急性与慢性。慢性 HMB 指近 6 个月中至少出现 3 次的 HMB。本文将主要介绍慢性 HMB 的诊治进展。

一、对 HMB 的认知误差

源于对 HMB 定义的分歧与文化的差异，进而影响患者的就诊和对 HMB 的研究。

HMB 临床较为常见，但目前仍缺乏关于受影响女性的确切数目与患病率。原因有多种，一是 HMB 的患病率取决于对“正常”月经的认知，它会随文化、社会和年龄不同而有所差异和变化；二是混杂且不一致的名称，导致缺乏标准化的病因和检查方法，从而造成 HMB 的检查和统计阻碍。目前认为比较合适、为绝大多数临床医生认可的 HMB 定义包括 FIGO 的客观定量标准和英国国家健康和最佳临床研究所（NICE）指南对 HMB 的主观标准。

FIGO 采纳将月经失血量（MBL）≥ 80ml 定义为 HMB，而正常妇女的平均 MBL 为 50~60ml。该定义的优点是可以通过特殊的检查方法客观测定出血量，准确，但缺点是繁琐、在临床实践中患者难以用具体的毫升数来进行评估、临床工作中难于操作。根据此客观标准，研究显示有 9% 和 14% 的女性患有 HMB。

英国 NICE 指南对 HMB 的定义为：女性月经期失血量过多，以致影响她的身体健康、情感生活、社会活动和物质生活等方面的生活质量（QOL）即可诊断为 HMB，月经过多可以单独出现，也可以合并其他症状。该诊断标准更为简单，以对 QOL 的影响为指标，更符合医学的最终诊治目标，即改善 QOL、减少患者的痛苦与不适。根据此标准，约有三分之一的女性在其一生中的某一时期受过 HMB 影响。另有研究报告显示，20%~52% 的女性根据月经期失血的自我评估显示有 HMB。

但令人不安的是，迄今女性和社会对 HMB 的了解和认识水平较低。其原因有多种，一是与女性对月经量的传统文化观念有关，二来也与女性不了解 HMB 的危害有关。月经忌讳仍然深深植根于许多文化中，患者不愿多谈或告知家长月经过多的现象。很多女性，尤其是中国女性，对月经量的关注更多是与月经量过少或闭经有关：月经量少了，担心是否影响将来的怀孕、是否是要绝经及衰老的征兆，从而反复就诊寻求增加月经量，以得到心理的安慰。但对 HMB，女性患者或其家属反而采纳一种习惯、接受、容忍、甚至是愉悦的态度，认为 HMB 是在“排毒”“排污”“毒素多”“不排出来会影响身体健康”等，是“正常”现象，患者本人或家属多采取适应、应付这一状况的生活方式改变，因而不常或不愿意就医。在一项对 15 个国家、年龄 18~55 岁的 6179 例妇女的问卷调查研究中，半数以上（59%）MBL 超过平均值的女性认为这是正常现象，41% 认为就诊也没有什么好办法治疗，仅有 35% 的 HMB 女性会与她们的初诊医生讨论这一问题。提示 HMB 是一全球性的问题，不仅仅存在于中国。除急性 HMB、患者出现不能行走、不能工作外，一般不去医院就诊。少数就医的，到了医院又可能由于医生本身的错误与陈旧观念，或者因为 HMB 诊断标准混乱，而被推辞或不予诊治。

临床医生缺乏对 HMB 的认识不足也导致了 HMB 患者不愿就诊。HMB 妇女在寻求治疗时，所能得到的治疗选择可能非常有限，因而治疗效果不佳。这可能与用药时医生和患者及家属考虑的因素过多有关，包括因年龄、合并症或家族病史所产生的治疗用药的禁忌证，药物的副作用（尤其是谈激素而色变），就诊医院缺乏可用的药物和治疗措施，医生对症状缓解与维持生育能力意愿的需求考虑，患者对医生所提供治疗方法的可接受性，包括对激素与非激素类治疗选择的观念与偏好，以及医生对 HMB 的误解，如无贫血、无药物可用、以及感觉不需要治疗等，因而没有提供帮助，仅仅是建议患者改变生活方式来适应 HMB，最终导致 HMB 患者不愿就诊或感觉即使就诊也帮助不大。

二、HMB 对女性健康有不良的影响

HMB 对于女性的生活质量具有深远的影响。HMB 会导致月经期间脏乱或不便、疼痛、不适以及经前期综合征症状，严重者会干扰生活质量，造成缺勤、缺课和工作效率降低。HMB 会影响女性的社会生活和人际关系，影响女性的工作和日常活动。大部分患 HMB 女性同时患有缺铁、甚至贫血，女性的贫血发生率比男性高两倍以上。一项 421 例中国妇女的研究显示，血红蛋白水平与 MBL 有关：MBL 少于 20 ml 时，没有贫血；MBL 在 60~80ml 时，贫血发生率为 17%；MBL 大于 100 ml，贫血发生率可达 26.1%。HMB 常常合并月经出血时间延长，长期的 HMB 及贫血有可能增加患者继发感染的风险，导致将来不育和对身体的其他不良影响，严重影响患者的 QOL。有限的数据也表明，HMB 与较高的直接和间接花费相关，花费主要是因为 HMB 所进行的手术费用，在英国 HMB 占门诊妇科转诊的 20%，超过一半的妇科手术是因为 HMB，其中 50% 进行子宫切除手术后的子宫病理发现是“正

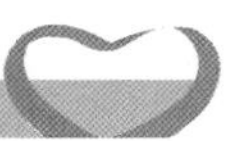

常”的，即没有发现明显的子宫病理改变。

HMB 可能是体内多种疾病的信号，值得重视并寻求、明确病因。HMB 的病因可能是子宫本身的病理性、器质性改变，如息肉、腺肌症、子宫肌瘤、子宫内膜恶变或不典型增生（FIGO 分期中的 PALM）；也可能是其他部位或其他原因引起的，如全身性凝血功能障碍（包括再生障碍性贫血、各类型白血病、各种凝血因子异常、各种原因造成的血小板减少等全身性凝血机制异常等）、排卵障碍（包括稀发排卵、无排卵与黄体功能不足）、子宫内膜局部异常（子宫内膜局部凝血、纤溶功能异常）、医源性原因（如放置宫内节育器、含左炔诺孕酮的宫内节育系统、皮下埋植含药的避孕器等，以及全身性或局部用药、治疗等）；还有一些尚难于分类的病因（如子宫动静脉畸形等）（属于 FIGO 分类中的 COEIN）。有些病因可能是属于自限性的，可以自己止血，而很多造成严重 HMB 的病因则可能是致命的，如血液病，需积极治疗。

HMB 的病因是混杂的，而且难以识别。HMB 的许多潜在原因往往是无症状的，且可以在一个个体内共存，HMB 可能会出现在排卵性周期和无排卵性周期，它可能在周期的任何时间发生。在与激素分泌失调相关的 HMB 女性患者中，通常没有可识别的器质性病理改变。因此，明确 HMB 的确切原因是有一定困难的，与医生的知识背景、经验以及医院的检查设施条件有一定关系，但这不应该影响对患者的初步对症治疗。

三、需积极、正确地治疗 HMB

HMB 作为一种严重影响妇女生活质量的疾病，引起了各国专业人士的关注，并制定了各国治疗 HMB 的指南。临床医师一般认为，诊治指南对指导临床实践是有用的，但他们却并不会始终遵循指南，因为按照指南去做，可能比较费事、过于专业、实施起来很昂贵，而且指南往往是以所有人群为基础制定的，并非是针对个人的具体情况、特定医院和特定条件，指南中推荐的方法和措施有时医生手头没有，不同的指南的治疗建议也不统一、不一致等等。

此外，HMB 的诊断也受到了一些临床因素的阻碍。临床存在混杂且应用不一致的名称和定义，如异常子宫出血、大出血、功能性子宫出血、“崩漏”，因而研究结果也不一致；缺乏标准化的检查方法和潜在原因分类；获得正确诊断检查（包括实验室检查、超声检查和子宫内膜活检）的可能性受限，且能够熟练开展检查的人员有限；单纯依据患者叙述、不检查就进行诊断或依赖于超声检查结果（“子宫内膜”的厚度）会导致频繁的经血高估或低估。

针对这些情况，为了从实际出发，简化繁琐流程，以解决出血多、改善 QOL 为目标，国际上成立了一个来自全球 12 个国家的专门评价和研究 HMB 的专家小组，在对大量现有数据、指南、循证证据进行分析、综合、简化后，提出了基于循证医学基础上的 HMB 最佳临床实践学习（HELP）计划，在全世界推广 HMB 的诊治规范。

为了简化和认识 HMB，HELP 小组从多个提问问题中推荐了三个强烈提示 HMB 的关键问题，其中存在任何一项，即可诊断 HMB：①你是否必须根据月经期来安排你的社会活动和（或）是否担心出现出血导致的意外？②你是否需要在夜间更换你的卫生防护用品和（或）你是否有过 2 小时内经血渗透卫生巾或卫生棉条的经历？③你经期是否有过大血块和（或）是否你在经期时出现过缺铁或贫血症状？

确立有 HMB 的同时，为尽快寻找和诊断常见的病因，HELP 小组推荐了三项用于寻找异常出血原因、指引进一步检查及指导治疗管理选择的关键措施：①获取病史；②体格检查：除非有很好的避免理由，如年轻女孩，或正在经期，应经阴道或直肠做盆腔检查，观察宫颈情况，同时注意观察一般情况，腹部触诊排除压痛、反跳痛；③血常规和超声（如果可能的话），只有在指定情况下才需要进行其他影像学及子宫内膜评估和活检。

通过病史询问，再考虑其他必要的检查。如果有怀孕的可能性，则应当进行尿液或血清妊娠检查。凝血功能障碍的检查仅在自月经初潮后即有 HMB 历史或具有 AUB 个人史或家族史的女性中进行。只有存在提示甲状腺疾病的临床发现时才有必要进行甲状腺功能检查。

对于有性交后出血、持续经间期出血、腹胀、腹部压痛等症状，年龄 >40 岁、药物治疗失败、有结构性病因的证据、有不良生活方式历史（糖尿病、肥胖、使用性激素、吸烟、有遗传病史等）的女性，需要排除子宫内膜恶变的风险，再做进一步影像学与病理学检查。

明确诊断 HMB 后，即可开始治疗，首选药物治疗。药物治疗又分激素治疗（包括左炔诺孕酮宫内节育系统、注射用孕激素、20 天以上长周期口服孕激素、复方口服避孕药、GnRH-a 等）和非激素（抗纤维蛋白溶解药物、非甾体类抗炎药）治疗。选择治疗方法时，应考虑治疗方法的有效性、安全性、副作用、可获得性等。药物治疗失败后，要分析原因。当首次药物治疗无效时，可以考虑进行第二次药物治疗，而不是立即转为手术治疗。必要时再采用手术治疗，包括诊断性刮宫送病理检查、子宫内膜切除术或切除子宫等。

总之，临床医生需要充分认识 HMB 对妇女生活质量的不良影响，宣传教育妇女认识 HMB，并对就诊的患者采用有效、安全、简便的治疗方法，改善 HMB 妇女的生活质量。

（田秦杰）

参考文献

1. Bitzer J，Serrani M，Lahav A.Women's attitudes towards heavy menstrual bleeding，and their impact on quality of life.OAJC 2013：4 21-28.
2. Munro MG，Critchley HO，Broder MS，et al.FIGO classification system（PALM-COEIN）for causes of abnormal uterine bleeding in nongravid women of reproductive age.Int J Gynecol Obstet，2011，113：3-13.
3. Fraser I S，Critchley HO，Broder M，et al.The FIGO recommendations on terminologies and definitions for normal and abnormal uterine bleeding.Semin Reprod Med，2011，29：383-390.
4. Fraser IS.Health-related quality of life and economic burden of abnormal uterine bleeding.Expert Rev Obstet Gynecol，2009，4：179-189.
5. 田秦杰，王春庆.FIGO 关于育龄期异常子宫出血的病因分类.生殖医学杂志，2013，22：963-966.
6. National Collaborating Centre for Women's and Children's Health.Commissioned by the National Institute for Health and Clinical Excellence Heavy Menstrual Bleeding Clinical Guideline 44.London：RCOG Press for NICE；2007.
7. Hurskainen R，Grenman S，Komi I，et al.Diagnosis and treatment of menorrhagia.Acta Obstet Gynecol Scand，2007，86：749-757.
8. Snowden R，Christian B.Patterns and perceptions of menstruation：a World Health Organization international collaborative study in Egypt，India，Indonesia，Jamaica，Mexico，Pakistan，Philippines，Republic of Korea，United Kingdom and Yugoslavia.1983：Croom Helm，London.

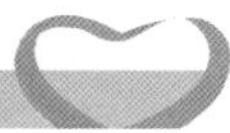

9. Delaney J, Lupton, M.J., & Toth, E.The Curse: A Cultural History of Menstruation.Illini Books 1988.
10. Thomas SL, Ellertson C.Nuisance or natural and healthy: should monthly menstruation be optional for women？ .Lancet, 2000, 355：922-924.
11. Gao J, Zeng S, Sun BL, et al.Menstrual blood loss and hematologic indices in healthy Chinese women.J Reprod Med, 1987, 32：822-826.
12. Roberts TE, Tsourapas A, Middleton LJ, et al.Hysterectomy, endometrial ablation, and levonorgestrel releasing intrauterine system (Mirena) for treatment of heavy menstrual bleeding: cost effectiveness analysis.BMJ, 2011, 342：d2202.
13. Munro MG, Critchley HO, Fraser IS, et al.The FIGO classification of causes of abnormal uterine bleeding in the reproductive years.Fertil Steril, 2011, 95：2204-2208, 2208.e1-3.
14. Philipp CS, Faiz A, Dowling NF, et al.Development of a screening tool for identifying women with menorrhagia for hemostatic evaluation.Am J Obstet Gynecol, 2008, 198：163.e1-8.
15. Bushnell DM, Martin ML, Moore KA, et al.Menorrhagia Impact Questionnaire: assessing the influence of heavy menstrual bleeding on quality of life.Curr Med Res Opin, 2010, 26：2745-2755.
16. Singh S, Best C, Dunn S, et al.SOGC Clinical Practice Guideline.Abnormal uterine bleeding in pre-menopausal women.J Obstet Gynaecol Can, 2013, 35 (5 eSuppl): S1-S28.
17. Marret H, Fauconnier A, Chabbert-Buffet N, et al.Clinical practice guidelines on menorrhagia: management of abnormal uterine bleeding before menopause.Eur J Obstet Gynecol Reprod Biol, 2010, 152：133-137.
18. ACOG Committee on Practice Bulletins-Gynecology.Practice bulletin no.136：management of abnormal uterine bleeding associated with ovulatory dysfunction.Obstet Gynecol, 2013, 122：176-185.

第六节　绝经后出血

绝经后出血（postmenopausal bleeding，PMB）顾名思义是指在绝经后出现的阴道流血。绝经的本义是指月经永久性停止，临床上诊断绝经的标准是 40 岁以上女性连续 12 个月无月经来潮，属于回顾性诊断。因此，当一名 40 岁以上女性在停经 12 个月以上（即临床诊断绝经后）再次出现阴道出血即可诊断 PMB。

虽然提起 PMB 会默认为来自女性生殖系统（外阴、阴道、宫颈及宫腔）的出血，但是女性非生殖系统，如尿道、肛门等部位的出血也常常以 PMB 为主诉到医院就诊。引起 PMB 最常见的原因是萎缩性阴道炎，但在引起 PMB 的所有病因中最值得警惕的是子宫内膜癌。因此，PMB 诊治的要点在于发现或排除子宫内膜癌和其他恶性疾病，明确导致 PMB 的原因，并积极治疗。

一、绝经后出血的流行病学资料

PMB 是所有妇科医师在门诊都可能会遇到的情况，非常常见。不同调查中 PMB 发病率差别很大。目前关于 PMB 的数据大部分来自医院，很少有固定区域固定人口中的调查数据。英国一个妇科肿瘤中心在一个相对固定的区域内随诊 39 个月，共计观察到 3047 例 PMB，人群发生率为 10.4 例 /1000 绝经后妇女 / 年，其中在 55~59 岁女性中发生率最高，达 25.9 例 /1000 绝经后妇女 / 年；此后，随年龄增长而下降，在 70 岁以上组发生率降至 8.3 例 /1000 绝经后妇女 / 年。丹麦曾进行一项前瞻性人群调查，所有志愿参加研究的女性均记录月经日记，前瞻观察一年，结果在 271 例绝经后女性中有 29 例（10.7%，95%*CI*

7.3%–15.0%）发生了PMB，该研究中PMB发生率明显高于前述的英国研究（约1%），可能与两项研究采用的方法不同有很大关系。

绝经年限对PMB发生率也有明显影响。虽然不同研究中的绝对发生率有较大差别，但可以明确的是，随着绝经年限延长，PMB发生率降低。前述的丹麦研究中，绝经1年后的那一年中PMB的出血率高达409例/（1000绝经后妇女·年），到绝经3年以后PMB出血率降至42例/（1000绝经后妇女·年）。

PMB最重要的病因是子宫内膜癌。不同调查中PMB患者中子宫内膜癌的占比差别非常大，从1%~24%不等，多数研究提示在5%左右。前述的那项英国妇科肿瘤中心的数据中，总体上子宫内膜癌占所有PMB的5.1%，但不同年龄段差别很大，60~64岁组最高（达12.6%），55~59岁组和65~69岁组次之（分别为11.1%和8.9%），50岁以下年龄组最低（为0）。因此寻找PMB病因时需考虑到年龄的影响。

目前尚缺乏中国女性PMB相关的可靠发病数据。非常有必要开展PMB的人群研究，尤其是前瞻观察研究。

二、绝经后出血的分类

（一）按照有无特殊用药史区分

1. 自然发生的绝经后出血 这类患者的特点是在出血前无特殊的用药史。其中常见的原因有萎缩性阴道炎、子宫内膜息肉、子宫内膜癌等，但也有少部分女性是因为卵巢功能没有完全衰竭。

根据世界卫生组织的定义，绝经为卵巢功能衰退引起的永久性停经。在绝经前，因卵巢功能减退导致无排卵周期比例增加，常因不排卵导致数月停经，但仍有可能在间隔数月后偶发排卵再次出现月经，或者出现无排卵状态下的突破性出血；随着停经时间延长，再出现自然月经的可能性将下降。因此前瞻定义“最终一次月经”有一定难度。目前所有的指南都是采用回顾性诊断，将距最终一次月经（final menstrual period，FMP）12个月不再行经定义为绝经。此处的“12个月”为人为定义。

TREMIN研究是一项对女性长期随诊观察其生殖衰老特征的研究，结果发现，绝大多数女性在停经12个月后确实不再行经，即永久性闭经；但有3%的女性在符合绝经临床诊断后（即停经12个月以上）又出现了一段时间月经，然后才真正步入绝经。北京协和医院从2005年起对北京某社区的中年女性进行前瞻队列研究，也获得与TREMIN研究类似的结果（待发表）。因此综合国内外的研究，停经12个月作为绝经界值是合理的，该标准适用于95%以上的女性。

对于年龄本身较轻、在停经12个月后不久就发生的出血，有可能是卵巢功能尚未完全衰退引起。通过病史、性激素化验及超声检查不难对其卵巢功能作出判断，但需要与卵巢来源分泌雌激素的肿瘤引起的PMB相鉴别。若判断为卵巢功能未完全衰退，在有随诊条件并与患者充分沟通的前提下，可以密切随诊观察出血情况，不一定急于处理。

2. 与绝经激素治疗相关的绝经后出血 使用绝经激素治疗（menopause hormone therapy，MHT）的女性出血并不少见。MHT应用时的出血有预期出血和非预期出血（unscheduled uterine bleeding）。预期出血见于采用雌孕激素序贯疗法或孕激素撤退治疗时发生在预期时间段内的出血，此为正常出血；而其他情况下的出血则为非预期出血，比如

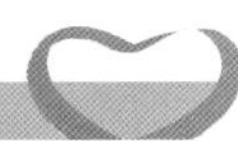

在应用雌孕激素连续联合方案本来是不应该有出血的，如果这期间发生出血则为非预期出血。通常意义上的、与 MHT 相关的 PMB 指的是 MHT 应用中的非预期出血。

2014 年，美国南加州关于异常子宫出血的工作小组发表了一篇关于女性绝经后出血的临床推荐，其中给出了接受 MHT 的女性判定为绝经后出血（PMB）的定义：①周期性单独使用孕激素或雌孕激素序贯治疗时：或者出血发生在非预期的时间段；或者出血虽然在预期时间段，但出血量多或时间超过正常范围；②雌孕激素连续联合治疗时：或者是出血发生在治疗后 6 个月以上，或者已经停经又出血者。大约有 50% 的接受雌孕激素连续联合治疗的女性在治疗的最初 6 个月会出现不规则的、少量的阴道流血，为常见现象，不包括在 MHT 相关的 PMB 中。

使用 MHT 导致 PMB 的常见原因包括：① MHT 的方案选择不恰当，比如给予围绝经期女性雌孕激素连续联合方案，因为患者本来就没有绝经，可能在治疗过程中还有月经来潮，被误以为 PMB；②雌孕激素的剂量或配伍不恰当，比如雌激素剂量过高、孕激素添加时机过晚等引起的出血；③患者未能正确服用药物，常见的有：药物漏服、雌孕激素序贯治疗未能按方案及时添加相应种类药物；④应用其他可能干扰性激素代谢的药物，或者合并可能导致性激素代谢的疾病。当然所有可能引起自然状态下 PMB 的原因在 MHT 时仍有可能是 PMB 的病因，比如子宫内膜息肉、子宫内膜癌等。

应用无拮抗的标准剂量雌激素所致子宫内膜癌的风险与雌激素剂量和应用时间有关，因此单用雌激素仅适用于无子宫女性。有子宫女性应用雌激素时，只要孕激素添加得当，MHT 并不增加子宫内膜癌风险。如果采用周期性添加孕激素方案，建议每周期应用孕激素 10~14 天，因为有证据表明，每周期应用孕激素少于 10 天时子宫内膜癌风险将增加（*OR*=2.9，95%*CI* 1.8~4.6）。目前的证据提示长周期添加孕激素在应用 5 年以上会增加发生子宫内膜癌的风险（*OR*=1.63），因此周期添加孕激素的方案建议以月为单位进行。当雌激素剂量增加时，需相应增加孕激素剂量方可充分保护子宫内膜。

3. 与选择性雌激素受体调节剂应用相关的绝经后出血　选择性雌激素受体调节剂（selective estrogen receptor modulators，SERM）是一类非甾体化合物，能与雌激素受体结合，依据靶组织和激素内环境的不同，在不同组织作用不同，呈现为雌激素激动剂和（或）雌激素拮抗剂：SERM 在乳腺组织起到抗雌激素作用，而在子宫内膜组织起类雌激素样作用。临床上 SERM 主要用于乳腺癌的辅助治疗，部分药物可用于抗骨质疏松症治疗。临床常用的 SERM 类药物有他莫昔芬、托瑞米芬、雷诺昔芬等。

SERM 制剂对子宫内膜的类雌激素样作用可以使内膜发生增生性病变，甚至子宫内膜癌，但风险增加主要见于绝经后患者。绝经前患者服用 SERM 制剂使子宫内膜增厚发生率升高，但子宫内膜增生性病变及子宫内膜癌的发生率并未明显升高。应用 SERM 的女性超声检查时常提示子宫内膜增厚，但宫腔镜检查往往发现内膜并不厚，实际上是子宫内膜下层广泛囊性改变引起超声的相应改变，并不是子宫内膜增殖、增生或癌变，这是他莫昔芬特有的、可逆的内膜改变。因此在应用他莫昔芬时超声监测子宫内膜厚度的意义有限，仅建议对于有异常出血的患者进一步检查。因 SERM 制剂在乳腺癌辅助内分泌治疗中给患者带来的获益明显大于其致使子宫内膜癌及癌前病变的风险，NCCN 建议 SERM 制剂广泛应用于绝经前患者初发乳腺癌、转移性乳腺癌的辅助治疗中；但绝经后患者中，标准剂量他莫昔芬可能与子宫内膜增生、子宫内膜不典型增生、息肉形成、浸润性癌及肉瘤有关，故如条件允许，绝经后的乳腺癌女性更推荐使用芳香化酶抑制剂。

综上，绝经前乳腺癌女性应用SERM制剂并不需过度紧张，正常监测就可以；而对绝经后仍在应用SERM制剂的女性，需要严密监测发生子宫内膜病变的风险，每6个月~1年行妇科检查及子宫内膜超声检查，必要时行内膜活检或宫腔镜检查。

4. 其他药物应用相关的绝经后出血 有使用保健品、植物性雌激素等病史，可因增加了外源性的雌激素而发生PMB。肝脏疾病或服用其他药物改变了体内的雌激素代谢或利用，亦可导致异常出血。

（二）按照出血部位区分

1. 来源于外阴、阴道的出血 最常见原因为外阴、阴道炎症，如萎缩性外阴阴道炎，因雌激素缺乏引起外阴和阴道萎缩、感染，约占15%。临床表现为外阴瘙痒及外阴烧灼感，分泌物增多、少许出血，或少许褐色分泌物。同时外阴的创伤、良恶性病变也是出血原因之一。需进行盆腔检查，排除其他部位来源出血后才能进行诊断。

2. 来源于宫颈的出血 常见于宫颈炎、宫颈息肉、宫颈上皮内病变及宫颈癌。典型临床表现为阴道排液增多、接触性出血，即性生活或妇科检查后有宫颈触血。盆腔检查或者进一步的辅助检查可以明确诊断。

3. 来源于子宫的出血 是最重要的绝经后出血的原因。可能是子宫内膜或子宫本身的问题，也有可能是因输卵管或卵巢来源的疾病，甚至是由转移癌造成。

子宫器质性病变：子宫内膜增生、子宫内膜息肉和黏膜下肌瘤是常见的病因。另外，子宫内膜增殖症、子宫内膜癌、子宫肉瘤也是绝经后出血的原因。绝经后无明显诱因子宫出血，需警惕子宫内膜癌，约5%的绝经后阴道出血女性患有子宫内膜癌。

输卵管或卵巢来源的疾病，如输卵管炎、少见的输卵管、分泌激素的卵巢肿瘤，部分患者可不同程度地表现为子宫来源的绝经后出血，同时有表现出类雌激素、类雄激素的体征及临床表现。分泌激素的卵巢肿瘤常见于卵巢性索间质肿瘤，一般在肿瘤较小时就表现出类雌激素、类雄激素的体征，使得该肿瘤容易被早期发现。绝经后雄激素增多大部分是卵巢来源肿瘤，还有少部分是来自肾上腺来源。

4. 其他部位来源的出血

（1）泌尿道：常见的尿道肉阜、泌尿系结石等疾病患者主诉为妇科来源而就诊妇科。

（2）消化道：常见的为内外痔、肛裂、消化道肿瘤等均可成为患者主诉就诊妇科。

（三）按照发生的频率区分

1. 单次发生 仅发生过一次的自发性PMB。

2. 重复发生 反复多次发生的自发性PMB。

一项前瞻性的研究随访观察了5年、共计1902名绝经后出血女性，其中单次PMB的人数为1517名（79.8%），重复PMB的人数为385名（20.2%）。绝经后出血重复发生的女性，患子宫内膜增生症和子宫内膜癌的发生人数为32人（8.3%），绝经后出血单次发生的女性，患子宫内膜增生症和子宫内膜癌的发生人数为159人（10.5%）。重复发生PMB者子宫内膜癌的风险并没有进一步增加。与单次出血相比较，重复出血者患子宫内膜息肉的可能性增加（*OR*=1.6，95%*CI* 1.2–2.1）。

（四）按照病因分

绝经后出血的最常见原因是生殖道萎缩（44.5%~59.0%）、子宫内膜息肉

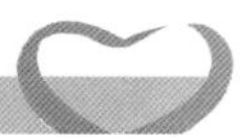

（9.2%~12.0%）、子宫内膜增生（2.0%~9.9%）和子宫内膜癌（5.0%~10.0%）；其他要考虑的原因包括：外阴、阴道、子宫颈的损伤，子宫内膜炎和激素的影响。

三、绝经后出血诊断与鉴别诊断

任何一种疾病的诊断都应遵循病史 – 体格检查 – 实验室检查、辅助检查的诊断思路，逐步明确病因，从而制订适宜的治疗方案，绝经后出血的诊断思路也不例外。

（一）病史

病史的询问应详细而全面。应详细询问既往月经的情况，异常出血的情况及药物服用史，并重点了解服用药物的时间和出血时间的相互关系。应从以下几方面的问题展开问诊：

1. 月经及出血情况　应了解既往月经情况、绝经时间，重点询问绝经后出血的详细情况，包括有无诱因、出血时间和出血量、出血与药物服用的相关性、服药后闭经的时间、节育器放置情况等。

2. 药物服用的情况　包括药物的种类、剂量、服药方法、是否规律正确服用、不良反应，是否漏服，症状改善情况等。

3. 既往病史　是否患有肝炎、肿瘤、血液系统、泌尿道等疾患，以及其他与出血有关的全身性疾病史。

（二）查体

包括全身检查及盆腔检查。

1. 全身检查　明确有无非妇科的疾病，有无恶性肿瘤的全身改变，遵照全身检查的流程进行，寻找阳性体征。

2. 盆腔检查　遵照盆腔检查的标准方式进行，可明确出血来源于尿道、外阴、阴道、宫颈、宫腔，为制定下一步的辅助检查以明确出血来源的部位，明确病因。所有的绝经后出血患者均应进行盆腔检查，不能以出血为理由而放弃盆腔检查。

3. 直肠肛门检查　必要时进行直肠肛门检查明确出血来源。

（三）实验室检查

1. 全血细胞计数　可初步评估是否有贫血、血小板数量，初步排除凝血系统是否异常，明确有无感染。

2. 性激素测定（FSH、LH、E_2、T、P、PRL）　通过性激素的结果判断卵巢功能是否衰竭，有无分泌性激素的肿瘤。

3. 肿瘤标志物检查（血清 CA125 等）　排除生殖道恶性肿瘤及转移癌可能。

4. 必要时血肝肾功能检测　了解肝肾功情况，有无全身性疾患导致的异常出血。

5. 必要时查 TCT、HPV　排除宫颈病变、宫颈恶性肿瘤。

（四）辅助检查

1. 影像学检查

（1）盆腔超声检查：盆腔超声检查是无创和最常用的检查手段，方式有经阴道超声和经腹超声。经阴道超声可识别结构性病变（如息肉、子宫黏膜下肌瘤），有效评估子宫内膜，只要有过性生活的女性，经阴道超声可作为评估绝经后出血的首选辅助检查方法。

若经阴道超声检查满意，子宫内膜厚度（双层）在 4mm 以下，可继续观察；子宫内膜厚度在 4mm 以上，建议进一步行子宫内膜活检。

使用 SERM 类药物发生 PMB 的女性，因子宫内膜下层广泛囊性改变，因此盆腔超声特异性和敏感性均差，则更建议积极应用子宫内膜活检术。

（2）磁共振成像：磁共振成像（MRI）对软组织分辨率高，能够多方位成像，在评估肿瘤的浸润深度方面有重要价值。根据病情酌情选择。

（3）对比超声造影检查：对比超声造影检查是指在宫腔内注入生理盐水或胶体等介质使超声检查的对比度增强从而增加准确性的一种超声检查。国外研究表明对宫腔内病变的检查准确性高于阴道超声，对于息肉的诊断准确性尤其高，和宫腔镜相似，但还没有证据说明能提高对恶性疾病的诊断。国内几乎未见报道应用。

2. 子宫内膜组织检查

（1）子宫内膜组织检查的方法：分为普通的子宫内膜活检术和宫腔镜下的子宫内膜活检术。

普通的子宫内膜活检术为盲法下取内膜活检。首选门诊进行、不需扩宫的内膜活检，患者痛苦小，但需采用特殊的取内膜器进行，国外文献报道较多，并建议把这种内膜活检作为首选。国内更多的是采用分段诊刮术，可以对于整个宫腔表面的病变进行取样，缺点是需扩宫患者痛苦大，易遗漏局灶性病变如息肉。

宫腔镜下的子宫内膜活检术：优点是直视下取样，可以直接切除病灶，对息肉、肌瘤等局灶性病变诊断准确率最高。单纯的检查并不能准确区分子宫内膜增生症或内膜癌，因此必须内膜取样送病理检查。早期曾担心宫腔镜可以引起子宫内膜癌患者癌细胞扩散，但后来研究证实，宫腔镜检查并不影响子宫内膜癌患者的近期和远期预后，宫腔镜并不是绝经后出血的禁忌，包括那些疑似子宫内膜癌的患者。宫腔镜检查 + 活检的适应证：①适用于反复流血但诊刮结果阴性者，尤其是年龄大、未用绝经激素治疗者；②取到的组织少，不足于解释出血的原因；③对于无法评价内膜厚度的患者推荐用宫腔镜检查 + 活检，效果优于盲检；④对于诊断内膜息肉和黏膜下肌瘤更加精确。

（2）子宫内膜活检的指征：究竟多厚的子宫内膜需要进行内膜病理检查，不同学会有不同的推荐（表 5–2），选择的依据是在敏感性和特异性之间作平衡。特殊情况下内膜活检的指征如下：

1）雌孕激素连续联合治疗：最初 6 个月内发生的突破性点滴出血，无需内膜活检；6 个月以后出现的需要内膜活检，尽管子宫内膜增生症和内膜癌发生率很低。

2）无孕激素拮抗的单独雌激素治疗出现了 PMB，需要进行内膜检查；如超声内膜厚度 >3 或 4mm，需要内膜活检。

3）雌孕激素序贯治疗：若子宫内膜厚度 >5mm，并在预期性撤退性出血以外的出血需要进行内膜活检。

4）乳腺癌患者服用他莫昔芬出现绝经后出血时，首选宫腔镜检查 + 内膜活检。

5）他莫昔芬治疗时，反复出现绝经后出血，内膜活检提示正常内膜和宫腔者，建议每年内膜活检。

6）绝经后出血也可能是宫颈管内宫颈癌的表现，如果宫腔内膜变化无法解释绝经后出血，应行颈管搔刮术。

7）一项设计良好的决策分析计算表明，绝经后无子宫出血女性中子宫内膜的厚度

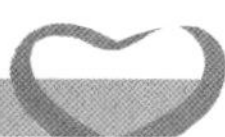

>11mm 的女性，其子宫内膜癌风险为 6.7%，与绝经后有出血且子宫内膜厚度 >5mm 女性的风险近似。基于此项分析，建议对绝经后无子宫出血但子宫内膜厚度 >11mm 的女性进行子宫内膜取样。

8）故如绝经后出血重复发生，应引起重视。宫腔镜检查是发生重复出血的首选检查，和单次出血比较，重复发生的绝经后出血患子宫内膜息肉的概率多于子宫内膜增生症和子宫内膜癌。

表 5-2　各协会对绝经后出血患者推荐的活检的内膜厚度的阈值

协会名	对象	内膜厚度阈值
SIGN	绝经后出血患者	
	1）无绝经激素治疗	>3mm
	2）停绝经激素治疗 1 年以上	>3mm
	3）用雌孕连续联合治疗	>3mm
	4）用雌孕序贯治疗	>5mm
美国妇产科联盟	绝经后出血患者	>4mm
欧洲妇产科联盟	绝经后出血患者	3 或 4mm

备注：SIGN：Scottish intercollegiate Guideline Network

四、PMB 的治疗

首先应寻找病因，对于年龄大、绝经时间长、反复阴道出血患者更应进行全面筛查，及时作出正确诊断。在明确病因的基础上采取适宜的治疗方案。临床上也常常发现有些绝经后出血的女性病因不明，需个体化观察随访治疗。

（一）生殖道恶性病变导致的绝经后出血

绝经后出血的病因可以为生殖道肿瘤，如子宫内膜癌、宫颈癌、分泌性激素的卵巢肿瘤等病因，有报道林奇综合征的患者因合并子宫内膜癌、卵巢癌导致绝经后出血。如明确诊断为生殖道恶性肿瘤，需要按照恶性肿瘤的诊治指南进行规范的治疗。

（二）生殖道良性器质性病变导致的绝经后出血

明确为生殖器官良性病变的患者，应进行相应的对症处理及消除诱发因素的治疗。例如宫颈管息肉需进行息肉摘除术，子宫内膜息肉行宫腔镜下的息肉切除术。目前对于绝经后息肉是否一定要切除，尚有一定争议。一项研究对无症状且彩色多普勒超声无异常图像的 65 例经宫腔镜诊断的息肉患者随访 3 年，仅 6 例因出血而切除子宫内膜息肉，另 59 例（90.8%）一直无症状而避免了手术治疗。

子宫内膜息肉多数为良性病变，但存在一定的恶变几率，其恶变的机制与基因、蛋白及细胞因子相关。目前认为，年龄及绝经状态、异常子宫出血、肥胖、PCOS 是内膜息肉恶变的高危因素，对存在围绝经期异常子宫出血、绝经后阴道流血、发病年龄 >60 岁患者，宜行宫腔镜手术及病理组织学检查排除恶变，对于内膜息肉直径较大，伴有高血压、糖尿病、服用他莫昔芬等的患者也应提高警惕。对病理报告为特殊类型的内膜息肉时，应进一步检查内膜息肉周边的子宫内膜病理类型，并积极随访。

（三）生殖道炎症导致的绝经后出血

生殖道炎症导致绝经后出血最常见的原因，其中萎缩性阴道炎最常见，治疗方案包括局部给予雌激素类软膏，阴道干涩者也可以局部使用润滑剂，合并感染的应给予对症的抗感染治疗药物。子宫内膜炎、宫颈炎、宫内节育器等也是原因之一，也需要根据感染情况给予对症处理，考虑节育器引起的 PMB 需行节育器取出术。

（四）与绝经激素治疗相关的绝经后出血

1. 如绝经后出血为药物服用不当、漏服等原因造成，需要指导正确服药方法，重新正确使用后再观察出血是否停止。

2. 接受雌孕序贯治疗的女性，按预期时间发生的撤退性出血无需检查；如为非预期性出血，当盆腔超声检查内膜厚度 >5mm，需要进行内膜检查排除器质性或恶性病变。

3. 雌孕连续联合治疗应用最初 6 个月内的突破性点滴出血无需内膜活检，6 个月以后出现的，内膜 >3mm，需要内膜活检。如在雌孕连续联合治疗过程中已经有一段时间无出血后再次出血，即使 6 个月之内的出血也需内膜检查。

4. 接受无孕激素拮抗、单用雌激素治疗导致绝经后出血的女性，均需进行详细检查，及时补充孕激素。

5. MHT 相关的绝经后出血，如反复出现，在排除了器质性、恶性病变后，应进行药物治疗方案调整：围绝经期女性绝经激素治疗首选雌孕激素序贯治疗，当撤退性出血逐渐减少甚至消失后再更改为雌孕激素连续联合治疗方案。如患者已使用雌孕激素连续联合治疗在 6 个月后仍反复出血，可更改回雌孕激素序贯治疗并观察疗效，或者根据患者个体情况，酌情调整雌孕激素的配比剂量。

（五）与 SERM 相关的绝经后出血

新的证据建议使用他莫昔芬治疗的女性，在开始治疗前应行盆腔超声检查以排除子宫内膜病变。在使用他莫昔芬过程中应该严密监测子宫内膜病变的症状，如阴道出血、阴道血性分泌物、点滴出血等。如果使用过程中出现绝经后出血，应首选宫腔镜检查 + 内膜活检。如反复出现绝经后出血，内膜活检提示正常内膜，建议每年内膜活检。

（六）重复发生的绝经后出血

重复发生的 PMB 应引起重视，宫腔镜检查是发生重复出血的首选检查。和单次发生的 PMB 比较，重复发生的 PMB 女性患子宫内膜息肉的概率多于子宫内膜增生症和子宫内膜癌。应行宫腔镜检查明确有无息肉，一旦确诊息肉，建议行息肉切除或去除术，而不推荐行子宫切除术。如果 6 个月内宫腔镜检查为阴性的，不需再次接受检查；如超过 6 个月，不论内膜厚或薄，需再次接受检查。

（陈蓉　易金玲　黄齐香）

参考文献

1. Burbos N, Musonda P, Giarenis I, et al. Age-related differential diagnosis of vaginal bleeding in postmenopausal women: a series of 3047 symptomatic postmenopausal women. Menopause Int, 2010, 16: 5-8.
2. Astrup K, de Olivariuse NF. Frequency of spontaneously occurring postmenopausal bleeding in the general population. Acta Obstet Gynecol Scand, 2004, 83: 203-207.
3. Bachmann LM, ter Riet G, Clark TJ, et al. Probability analysis for diagnosis of endometrial hyperplasia and cancer

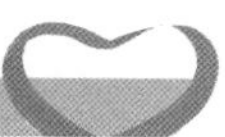

in postmenopausal bleeding: an approach for a rational diagnostic workup.Acta Obstet Gynecol Scand, 2003, 82: 564-569.

4. Iatrakis G, Diakakis I, Kourounis G, et al.Postmenopausal uterine bleeding.Clin Exp Obstet Gynecol, 1997, 24: 157.
5. de Villiers TJ, Hall JE, Pinkerton J V, et al.Revised Global Consensus Statement on Menopausal Hormone Therapy.Climacteric, 2016, 19(4): 313-315.
6. 中华医学会妇产科学分会绝经学组 . 绝经期管理与激素补充治疗临床应用指南(2012 版). 中华妇产科杂志, 2013, 48(10): 795-799.
7. Mansfield PK, Carey M, Anderson A, et al.Staging the menopausal transition: data from the TREMIN Research Program on Women's Health.Womens Health Issue, 2004, 14(6): 220-226.
8. Malcolm G Munro, MD, FRCS(c), FACOG.Investigation of Women with Postmenopausal Uterine Bleeding: Clinical Practice Recommendations.The Perm J, 2014, 18(1): 55-70.
9. Weiderpass E, Adami HO, Baron JA, et al.Risk of endometrial cancer following estrogen replacement with and without progestins.J Natl Cancer Inst, 1999, 91(13): 1131-1137.
10. Jaakkola S, Lyytinen HK, Dyba T, et al.Endometrial cancer associated with various forms of postmenopausal hormone therapy: a case control study.Int J Cancer, 2011, 128(7): 1644-1651.
11. Gradishar WJ, Anderson BO, Balassanian R, et al.NCCN Guidelines Insights Breast Cancer, Version1.2016.J Natl Compr Canc Netw, 2015, 13(12): 1475-1485.
12. McGonigle KF, Shaw SL, Vasilev SA, et al.Abnormalities detected on transvaginal ultrasonography in tamoxifen-treated postmenopausal breast cancer patients may represent endometrial cystic atrophy.Am J Obstet Gynecol, 1998, 178(6): 1145-1150.
13. A Ghoubara, S Sundar, AAA Ewies.Endometrial pathology in recurrent postmenopausal bleeding: observational study of 385 women.Climacteric, 2018, 21(4): 391-396.
14. Gredmark T, Kvint S, Havel G, et al.Histopathological findings in women with postmenopausal bleeding.Br J Obstet Gynaecol, 1995, 102: 133-136.
15. Karlsson B, Granberg S, Wikland M, et al.Transvaginal ultrasonography of the endometrium in women with postmenopausal bleeding: a Nordic multicenter study.Am J Obstet Gynecol, 1995, 172: 1488-1494.
16. ACOG Committee Opinion No.734.The Role of Transvaginal Ultrasonography in Evaluating the Endometrium of Women With Postmenopausal Bleeding.Obstet Gynecol, 2018, 131(5): e124-e129.
17. de Kroon CD, de Bock GH, Dieben SW, et al.Saline contrast hysteron-sonography in abnormal uterine bleeding: a systematic review and meta-analysis.BJOG, 2003, 110(10): 938-947.
18. Yi Y, Bryce CL, Adambekov S, et al.Cost-effectiveness analysis of biopsy strategies for endometrial cancer diagnosis in women with postmenopausal bleeding: Pipelle sampling curette versus dilatation & curettage. Gynecol Oncol, 2018, 150(1): 112-118.
19. Smith-Bindam R, Weiss E, Feldstein V.How thick is too thick? When endometrial thickness should prompt biopsy in postmenopausal women without vaginal bleeding.Ultrasound Obstet Gynecol, 2004, 24: 558.
20. Smith PP, O'Connor S, Gupta J, et al.Recurrent postmenopausal bleeding: a prospective cohort study.J Minim Invasive Gynecol, 2014, 21(5): 799-803.

第七节 其他疾病与异常子宫出血

其他内分泌疾病与异常子宫出血

一、甲状腺功能与异常子宫出血

甲状腺位于颈部甲状软骨下方，气管两旁，分泌甲状腺激素（thyroid hormone，TH）包括甲状腺素 T_4 和三碘甲腺原氨酸 T_3 两种。甲状腺激素有增进发育及促进物质代谢的功能，并与性激素的分泌及效应关系密切。甲状腺功能异常妇女可表现为甲状腺功能亢进或减退，或无明显临床症状，可发生月经紊乱、不孕、流产及妊娠期并发症等。

（一）甲状腺功能亢进与异常子宫出血

1. 甲状腺功能亢进的定义 甲状腺毒症（thyrotoxicosis）是指血液循环中甲状腺激素过多，引起以神经、循环、消化等系统兴奋性增高和代谢亢进为主要表现的一组临床综合征。其中由于甲状腺腺体本身功能亢进、合成和分泌甲状腺激素增加所导致的甲状腺毒症称为甲状腺功能亢进（hyperthyroidism），简称甲亢，其病因包括弥漫性毒性甲状腺肿（Graves disease）、结节性毒性甲状腺肿和甲状腺自主高功能腺瘤等。育龄期女性甲亢的发病率约为 1.3%，最常见的为 Graves 病。

2. 成人甲状腺功能亢进的临床表现

（1）血液系统：甲状腺功能亢进时红细胞量增加，但因血浆容量增加更多，导致正色素性正细胞性贫血。血清铁蛋白浓度可能很高。甲亢也可能促血栓形成，在一项评估过量甲状腺激素（外源性或内源性）对凝血系统影响的 51 项研究的荟萃分析中，过量甲状腺激素与血栓前因子升高有关，包括因子Ⅷ、Ⅸ、纤维蛋白原、vWF（von Willebrand factor）和纤溶酶原激活物抑制剂 -1。在有明显或亚临床甲状腺功能亢进的患者中都有类似的发现，凝血因子的增加也可能导致月经量减少。

（2）生殖泌尿系统：虽然机制尚不确定，但尿频和夜尿症在甲状腺功能亢进症中很常见，可能的原因包括原发性多饮和高钙尿症。在女性中，血清性激素结合球蛋白（SHBG）浓度较高，导致血清雌二醇浓度升高，血清游离（未结合）雌二醇浓度降低，血清促黄体激素（LH）浓度升高，出现月经过少和无排卵性不孕。严重甲状腺功能亢进症女性甚至可出现闭经。

在男性中，血清 SHBG 浓度的增加导致血清总睾酮浓度升高，但血清游离（未结合）睾酮浓度正常或低。血清 LH 浓度可能稍高。睾酮向雌二醇的性腺外转化增加，因此血清雌二醇浓度高。这些变化可能导致男性乳房发育症，性欲减退和勃起功能障碍。精子的发生常常减少或异常。

（3）骨组织：慢性甲状腺功能亢进症患者的骨质疏松症和骨折风险增加。

（4）其他系统相关临床症状：神经系统：甲状腺毒症患者可能会出现行为和人格改变，如精神病、情绪激动和抑郁症。失眠也比较常见。其他临床表现包括皮肤色素沉着、凝视及上睑迟落、血糖及脂质代谢紊乱、肾上腺功能异常、房颤、呼吸困难等。总的来说，甲亢患者的代谢速率增加。

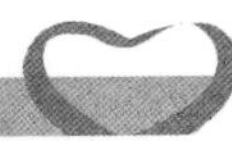

3. 甲状腺功能亢进导致异常子宫出血的机制和影响　甲状腺激素在生殖和胚胎发育中起到重要的作用。其影响着月经周期、性成熟和性行为、排卵、妊娠维持、胎儿及新生儿生长、哺乳等。但其对月经的影响因素尚复杂，以下方面是目前甲亢引起异常子宫出血的相关机制。

（1）甲亢对下丘脑－垂体系统的影响：甲状腺激素参与下丘脑－垂体－卵巢功能的调节，中重度的甲亢对促甲状腺激素释放激素（thyroid-stimulating hormone-releasing hormone，TRH）、促甲状腺激素（thyroid stimulating hormone，TSH）、促性腺激素释放激素（gonadotropin-releasing hormone，GnRH）等的反馈性抑制导致无排卵性月经或闭经、不孕。

（2）甲亢对性激素的影响：血液中的性激素浓度与性激素结合蛋白（sex hormone-binding globulin，SHBG）相关，而甲状腺激素能通过细胞核因子 4α（HNF4α）影响 SHBG 的浓度。甲亢时血清中 SHBG 水平的升高使循环的性激素（睾酮、二氢睾酮、雌二醇）水平也升高，代谢清除速率降低。除了对转运和清除速率的影响，甲状腺激素还与性激素的合成相关，甲亢时雄烯二酮和睾酮的合成增加，17β- 雌二醇清除减慢、雄烯二酮转换为雌酮和睾酮转换为雌二醇的速率加快都导致了血清雌激素、雄烯二酮、睾酮的浓度增高。

（3）甲亢对卵巢、子宫、输卵管的影响：卵母细胞、颗粒细胞、卵巢间质细胞、卵丘均表达甲状腺素受体，说明甲状腺素受体在卵巢组织中可起直接作用。小鼠的体外实验证明甲状腺激素和窦前卵泡生长、排卵率相关；T_3 能促进颗粒细胞增殖及减少凋亡。同时甲状腺激素还抑制膜细胞产生雄激素，促进芳香化酶的活性及雌激素的合成，甚至在动物实验中与小鼠的卵丘成熟相关。动物实验中，甲亢能引起次级卵泡发育增多、卵泡闭锁减少。对于子宫和输卵管，甲状腺激素通过受体作用调节器官对雌激素的敏感性。T_3 和 T_4 受体分泌高峰在分泌中期，此时孕激素正在升高。过多的甲状腺激素引起子宫内膜过度增生，肌层增厚临床上表现为月经过多、过频，甚至发生功能失调性子宫出血。

4. 甲亢的诊断

（1）病史、症状和体征：典型病例经详细病史和临床表现即可诊断，在临床上，遇有病程长的不明原因体重下降、低热、腹泻、心动过速、月经紊乱、闭经等均应考虑甲亢可能。

（2）辅助检查：

1）血清促甲状腺素（TSH）及甲状腺激素：血游离三碘甲状腺原氨酸（free triiodothyronine，FT_3）、游离甲状腺素（free thyroxine，FT_4）不受甲状腺素结合球蛋白（TBG）的影响，较总 T_4（TT_4），总 T_3（TT_3）更能准确反映甲状腺的功能状态，但若无 TBG 的影响，仍推荐测量后者。其中影响 TBG 的因素包括服用雌激素、肝病、肾病、低蛋白血症、服用糖皮质激素等。FT_3、FT_4 或 TT_3、TT_4 增高及 TSH 降低（<0.1mU/L）者符合甲亢；仅 FT_3 或 TT_3 增高而 FT_4、TT_4 正常可考虑为 T_3 型甲亢；仅 FT_4 或 TT_4 增高而 FT_3、TT_3 正常可考虑为 T_4 型甲亢；血 TSH 降低，FT_3、FT_4 正常称为亚临床性甲亢。

2）甲状腺自身抗体：甲状腺刺激抗体（TSAb）是 Graves 病的致病性抗体，但因检测复杂临床未能广泛应用，而 TSH 受体抗体（TRAb）可在临床开展，故一般将其作为 Graves 病预后和抗甲状腺药物停药的指标，未经治疗的甲亢患者，血 TSH 受体抗体的阳性检出率可达 80%~100%。此外，甲状腺过氧化物酶抗体（TPOAb）及甲状腺球蛋白抗体

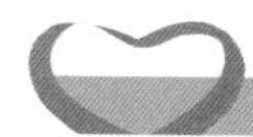

（TgAb）的阳性是自身免疫病因的佐证。

3）甲状腺摄 ^{131}I 率：诊断甲亢的符合率达 90%，缺碘性甲状腺肿也可升高，但一般无高峰前移。正常参考值：3 小时及 24 小时值分别为 5% ~25% 和 25% ~40%，高峰在 24 小时前出现。甲亢者：3 小时 >25%，24 小时 >45%，且高峰前移。但因甲状腺激素测定的普遍开展及 TSH 敏感性的提高，其也已不作为甲亢诊断的常规指标，但对甲亢病因的诊断仍有鉴别意义。

4）甲状腺核素静态显像：主要用于可触及的甲状腺结节性质的判定，对多结节性甲状腺肿伴甲亢和自主高功能腺瘤的诊断意义较大。

5）超声显像：可测定甲状腺体积，发现甲状腺结节数量、大小、性质，淋巴结是否病变等。

6）病理诊断：如 GD 与慢性淋巴细胞性甲状腺炎或甲状腺癌伴甲亢鉴别有困难时，可用细针穿刺活检鉴别。

临床甲亢的诊断：①临床高代谢的症状和体征；②甲状腺体征：甲状腺肿和（或）甲状腺结节，少数病例无甲状腺体征；③血清激素：TT_4、TT_3、FT_4、FT_3 增高，TSH 降低。

5. 甲亢导致异常子宫出血的治疗　治疗的目的是改善和维持甲状腺功能，甲亢控制后多数妇女的生殖生理功能恢复正常。

（1）一般治疗：甲亢妇女应予适当休息，补充足够热量和营养，精神紧张、失眠较重者，可予镇静药。

（2）药物治疗：不育症妇女甲亢的治疗首选抗甲状腺素药物（ATD）治疗，也可选用手术治疗，忌用放射性碘治疗。药物主要包括甲巯咪唑（MMI）、丙硫氧嘧啶（PTU）。一般用法为 MMI 30~45mg/d 或 PTU 300~450mg/d，分三次口服，MMI 可单次口服。ATD 开始发挥作用多在 4 周以后，减量时 2~4 周减药一次，每次 MMI 减 5~10mg，PTU 减 50~100mg，直至最低有效维持治疗（一般 MMI 约 5~10mg/d，PTU 约 50~100mg/d），总疗程一般为 1~1.5 年，治疗中应检测甲状腺素水平。用药期间应注意皮疹、白细胞减少、皮肤瘙痒、粒细胞减少症、中毒性肝病和血管炎等副作用。

（3）^{131}I 治疗：安全简便，治愈率高，已成为美国治疗甲亢患者的首选，但其禁用于妊娠期及哺乳期妇女。其主要的并发症为甲减。

（4）手术治疗：手术的治愈率为 95%，复发率 0.6%~9.8%，妊娠期甲亢控制不良者可在妊娠中期进行手术，手术并发症主要包括甲减、甲状旁腺功能减退、喉返神经损伤等。

（二）甲状腺功能减退与异常子宫出血

甲状腺功能减退症（hypothyroidism），简称甲减，是指多种原因引起的甲状腺激素合成、分泌或生物效应不足所致的一组内分泌疾病。仅有 TSH 升高而无临床表现者称为亚临床甲状腺功能减退症（subclinical hypothyroidism）。育龄期（20~40 岁）女性的患病率约为 2% ~4%。自身免疫性甲状腺病（autoimmune thyroid diseases，AITD）是引起甲状腺功能减退的最主要原因。女性 AITD 的患病率约为男性的 5~10 倍，这可能源于一些遗传因素、雌激素的影响和 X 染色体的缺陷。AITD 是女性最常见的自身免疫疾病，育龄期妇女的患病率约为 5% ~10%，而不孕妇女 AITD 的患病率显著高于年龄匹配的经产妇。

1. 甲状腺功能减退导致异常子宫出血的机制

（1）甲减时血清激素的变化：甲状腺功能低下者血清性激素水平下降，动物实验表明

血清瘦素、皮质酮、生长激素和胰岛素样因子 -1（IGF-1）也下降。部分研究表明甲减者血清催乳素水平升高，并且在予以左甲状腺素治疗后可恢复。高催乳素血症亦会导致无排卵、月经减少、生育力降低等，此类变化与过高的 PRL 抑制 LH 脉冲分泌，进而 GnRH 合成降低相关。同时，PRL 可通过影响 kisspeptin 的分泌进而影响 GnRH 的脉冲分泌，虽然甲状腺激素和 kisspeptin 的关系目前研究尚未明确，但仍有研究表明甲减患者中下丘脑产生 kisspeptin 减少，这也可能是影响甲减患者性激素异常的机制。

（2）甲减时卵巢、子宫、输卵管的变化：甲减对于卵泡生长发育的影响尚有争议。在动物模型研究中，甲减减少小鼠窦前卵泡颗粒细胞增殖，但对窦卵泡的增殖无影响。甲减中卵巢基质的胶原组织合成减少也是导致卵巢发育不佳的因素。此外，糖转运蛋白 GLU-1 合成减少、基质金属蛋白酶（MMP-2，3，14）合成增加也是导致排卵异常的因素。甲状腺功能减退的患者子宫对雌激素的反应性降低，导致子宫内膜和基质细胞增殖慢，故甲减患者的子宫内膜薄、腺体较小，这也是甲减患者月经减少的原因，但此都可以在使用左甲状腺素后改善。和甲亢相反，甲减者输卵管壶腹部上皮薄，这都和受精困难、胚胎种植异常相关，故甲减患者易流产。

2. 甲状腺功能减退的诊断

（1）临床表现：甲状腺功能减退症的临床表现不一，取决于发病年龄和甲状腺激素缺乏的持续时间和严重程度。常见症状包括疲劳、易冷、体重增加、便秘、皮肤干燥、肌痛和月经不规律。体格检查结果包括甲状腺肿［特别是碘缺乏病或甲状腺炎、慢性自身免疫性甲状腺炎（桥本甲状腺炎）］、心动过缓、舒张期高血压以及深度肌腱反射的延迟松弛。在大多数慢性自身免疫性甲状腺炎患者中，甲状腺过氧化物酶（TPO）抗体升高。甲减患者可能存在多种代谢异常，包括高胆固醇血症、巨细胞性贫血、肌酸激酶升高和低钠血症。甲减的女性可能出现月经减少、闭经，少部分会出现月经增多，这些月经改变导致生育力下降。如果怀孕，早期流产的可能性增加。高催乳素血症可伴随发生，严重导致闭经或溢乳。

（2）实验室检测：

1）原发性甲状腺功能减退症：血清 TSH 浓度高，血清游离 T_4 浓度低。血清 TSH 浓度高和血清游离 T_4 浓度正常的患者可能患有亚临床甲状腺功能减退症。原发性甲状腺疾病占甲状腺功能减退症病例的 95% 以上。在大多数症状或体征表现为甲状腺功能减退的患者中血清 TSH 应作为初始检测指标。如果血清 TSH 浓度升高，应与血清 FT_4 一起重复测量以诊断甲状腺功能减退症。

2）中枢性甲状腺功能减退症：若血清 T_4 浓度低，血清 TSH 浓度未适当升高时必须区分垂体（如垂体肿瘤、损伤、席汉综合征等）和下丘脑性（下丘脑浸润性疾病，包括结核、梅毒、真菌感染等以及下丘脑损伤）甲状腺功能减退。

由于临床表现缺乏特异性，甲状腺功能减退症的诊断主要基于实验室检测。

3. 甲减的治疗

（1）如果重复血清 TSH 值仍然较高且血清 FT_4 较低，与原发性甲状腺功能减退症一致，应开始 T_4 替代治疗。治疗的目标是：改善症状、血清 TSH 分泌正常化、减少甲状腺自身免疫性甲状腺炎（桥本病）患者的甲状腺肿大小、避免过度治疗（医源性甲状腺毒症）。目标是将血清 TSH 保持在正常参考范围内（约 0.5~5.0mU/L）。大约 50% 的患者会出现甲状

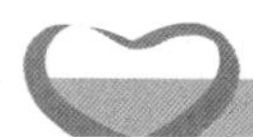

腺肿大的减少，这与 TSH 分泌下降相关。如果患者有可能出现甲状腺功能减退症状，并且通过重复测量证实血清 TSH 处于参考范围的上限或以上，则合理增加剂量。

主要使用的药物是左甲状腺素。使用初始剂量：成人中 T_4 的平均全部替代剂量约为 1.6μg/（kg·d）（70kg 体重的成年人为 112μg/d），但所需剂量的范围很宽，从 50 变化至 ≥ 200μg/d。使用时机：应在空腹服用，最好在早餐前一小时服用。不应与干扰其吸收的其他药物一起服用，如胆汁酸树脂、碳酸钙和硫酸亚铁。药物调整：服用药物后虽然症状可能在 2~3 周后开始消退，但达到稳态 TSH 浓度至少需要 6 周，故基于 TSH 测定的评估，一般 3~6 周左右进行增加药物，增加剂量可为 12~25μg/d，然后 6 周后重新评估。在确定适当的维持剂量后，应定期检查患者，如果出现异常结果或患者状态改变，应每年或更频繁地测量血清 TSH。通常不需要进一步的剂量调整，但有些情况下可能需要不同的剂量，比如同时服用相互作用的药物。采用补充 T_4 一般大部分患者能获益，但极少部分患者对 T_4 单药治疗疗效差如甲状腺切除术后、放射性碘治疗后、血 T_3 水平极低患者，此时可考虑 T_3+T_4 联合治疗，但此并非常规推荐治疗方案。

（2）如果重复血清 TSH 值仍然很高，但血清 FT_4 值在正常范围内，表明亚临床甲状腺功能减退症。亚临床甲状腺功能减退症患者的基本临床问题是，是否应该接受甲状腺激素治疗？仅根据自然病史，大多数专家建议应开始治疗，以防止血清 TSH 值≥ 10mU/L 患者发展为明显的甲状腺功能减退症。TSH 值介于 4.5 和 10mU/L 之间的患者的治疗仍然存在争议，因为 RCT 尚未显示治疗的一致益处。

（3）如果 TSH 正常，但患者有令人信服的甲状腺功能减退症状，应重复测量血清 TSH 和游离 T_4 以评估中枢性甲状腺功能减退症。在所有中枢性甲状腺功能减退症患者开始左甲状腺素治疗前，应评估垂体 - 肾上腺功能，通常通过促肾上腺皮质激素（ACTH）刺激试验。如果存在肾上腺功能不全，应同时给予糖皮质激素治疗。调整药物检测指标应选择 FT_4 而非 TSH。

二、肾上腺疾病与异常子宫出血

（一）肾上腺皮质生理

肾上腺皮质占总腺体的 90%，从外向内分为球状带、束状带、网状带，它们的细胞类型基本相同。肾上腺血供来自肾上腺上、中、下动脉。先在包膜形成毛细血管丛，然后呈向心性分布，经皮质毛细血管丛达髓质毛细血管丛，最后汇成中央静脉，注入下腔静脉及左肾静脉。血流从皮质区流向髓质区，血内甾体激素浓度逐渐升高，抑制特定甾体激素合成的关键酶，从而形成不同的激素合成区带，这就是“梯度假说”（gradient hypothesis）。

肾上腺雄激素主要在网状带合成，主要是脱氢表雄酮（DHEA）、雄烯二酮（A_2）和 11β 雄烯二酮（11βA）。在体内 DHEA 由胆固醇合成，主要与硫酸盐结合成硫酸脂，以硫酸脱氢表雄酮（DHEAS）的形式进入血液循环中，游离的 DHEA 和 DHEAS 间可相互转化。在男性 5% ~30% 的 DHEA 是由性腺产生，而女性几乎所有的 DHEA 是由肾上腺皮质分泌。由于 DHEAS 的半衰期长达 8~11 小时，故在血液循环中浓度最高。肾上腺雄激素不能与雄激素受体结合，必须由外周组织转化成睾酮和双氢睾酮，然后通过靶组织中的雄激素受体发挥其生物效应。大多数 DHEAS 代谢后的最终产物以 17- 酮类衍生物随尿排出。由于 DHEAS 是由 DHEA 转化而来，而肾上腺只有网状带才具有磺基转移酶活性，所以 DHEAS

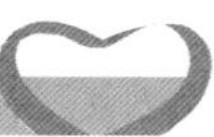

可看做是肾上腺雄激素分泌的标志。其生物合成途径及所需的酶与卵巢激素生物合成途径相同，以细胞色素 P_{450C} 17α（CYP17）酶最重要。P_{450C} 17α 酶是一微粒体酶，包含 17α- 羟化酶和 17，20- 裂解酶活性，分别在皮质醇和 DHEAS 合成中必不可少，但这两种酶活性的调控是不同的，17，20- 裂解酶对生成雄激素作用最直接。

肾上腺功能初现（adrenarche）：青春发育前 2 年，肾上腺重量及皮质厚度增加，肾上腺雄激素合成分泌增多，临床上表现为血 DHEA、DHEAS 水平升高，到 20~30 岁时达峰，称为肾上腺功能初现。

肾上腺功能初现雄激素的调节由多种因子调控：①肾上腺外的调节因子：许多内分泌因子被推测是肾上腺雄激素分泌的刺激因子，其中，外源性的有促肾上腺皮质激素（ACTH）、催乳素、雌激素、表皮生长因子、前列腺素、血管紧张素、生长激素（GH）、促性腺激素、β- 催脂素、β- 内啡肽和促皮质释放因子等。但是到目前为止，上述所有因子中还没有一个因子被完全证实是生物学意义上的肾上腺雄激素分泌的调节因子。②肾上腺内的调节因子：肾上腺功能初现的调控目前研究较多的是 3β- 羟甾脱氢酶（3β-HSD）和 P_{450C} 17α 酶（CYP17）在调控中的作用。Anderson 认为网状带暴露于邻近束状带分泌的高浓度的皮质醇下，网状带内层细胞逐渐发生了形态学和功能上的改变，导致类固醇酶活性也逐渐发生了改变。17，20- 裂解酶、硫激酶、硫酸酯酶活性增加，而 3β-HSD，特别是网状带分泌的 3β-HSD 酶活性降低，最终导致 DHEA、DHEAS 合成增加。目前的研究提示在肾上腺功能初现期间，网状带中的 3β-HSD 减少。

（二）引起异常子宫出血的相关肾上腺疾病及治疗

1. 库欣综合征　此病患者的月经不规律较常见。月经异常与血清皮质醇增加和血清雌二醇浓度降低相关，但与血清雄激素浓度无关。月经不规律可能是由于高皮质醇血症抑制了促性腺激素释放激素的分泌，高剂量的皮质类固醇也有类似的效果。首选手术治疗，药物治疗包括：酮康唑、甲吡酮、米托坦、替代性糖皮质激素治疗等。

2. 肾上腺肿瘤　可导致无排卵，其治疗遵循肾上腺肿瘤治疗原则。

3. 21- 羟化酶缺陷引起的先天性肾上腺皮质增生症　先天性肾上腺皮质增生症（congenital adrenal hyperplasia，CAH）是常染色体隐性遗传病；由 *CYP21A2* 基因突变引起的 21- 羟化酶缺陷占约 95% 的病例。

非典型先天性肾上腺增生症（NCCAH）的女性患者中可表现为月经过少和高雄激素血症［痤疮和（或）多毛症］，常常与多囊卵巢综合征（PCOS）混淆。此病基础 17- 羟孕酮值 >200ng/dl（6nmol/L）强烈提示 NCCAH 的诊断，并可通过 ACTH 刺激试验证实。

NCCAH 的治疗：①对于多毛和痤疮的患者，考虑到糖皮质激素的潜在风险、副作用以及多毛症通常需要长期治疗的事实，建议采用口服避孕药（OC）治疗 NCCAH。②对于月经不调且无生育需求患者，建议月经周期管理使用 OC 药物而非糖皮质激素治疗。虽然糖皮质激素可能恢复排卵和定期周期，但无避孕效果。③对于无排卵性不孕患者：建议将糖皮质激素治疗作为 NCCAH 女性排卵诱导治疗的初始治疗方案。如果单独使用糖皮质激素治疗无效，可以增加克罗米酚枸橼酸盐和其他辅助生殖技术。

具有典型形式（失盐型和单纯化型男性）的 CAH 女性患者出现生殖器模糊，生育力也极低，对于经典型的女性患者建议使用糖皮质激素治疗。

三、肝肾疾病与异常子宫出血

肝脏和肾脏疾病代表了其他罕见的无排卵原因，并通过多种机制引起 AUB。肝脏疾病可影响雌激素代谢、凝血因子的合成并引起血小板减少症，从而潜在地导致不排卵和出血素质。慢性肾病与下丘脑－垂体－性腺及血小板功能障碍有关。典型的引起 AUB 的疾病包括肝硬化、慢性肾病等。

肝硬化导致 AUB：肝硬化病因甚多，如慢性病毒性肝炎、酒精性肝炎、自身免疫性肝炎，药物性、原发性和继发性胆汁性肝硬化等。在女性肝硬化患者中，慢性无排卵很常见，可表现为闭经或月经不规则出血，可能与肝硬化患者睾酮、雌二醇、催乳素和黄体生成素水平降低相关。

慢性肾病导致 AUB：晚期慢性肾病（CKD）女性常见月经紊乱、生育能力和性功能障碍。性腺功能减退可能导致无排卵、不孕或月经过少。在开始维持透析后，某些会恢复正常月经，但大多数月经周期通常不规则，月经量少，也有部分表现为月经过多，甚至需要输血治疗。具有性腺功能减退症的尿毒症妇女的初始治疗目标包括最大限度地提高透析剂量，停止肇事药物（如果可能），纠正 CKD 贫血。成功的肾移植是纠正性腺功能减退症及其所有表现的最佳方法。如果女性患有肾衰竭和慢性无排卵但血清雌二醇水平正常，则每月给予孕激素（如 5mg 醋酸甲羟孕酮）撤退月经。但是，如果雌二醇水平低，应予以雌孕激素序贯治疗撤退月经。

精神心理、运动、饮食、气候等原因所致异常子宫出血

一、病因

一般情况下，因为压力大、精神紧张或激烈运动、营养失调、气候变化等，也可造成卵巢功能失调、性激素分泌失常而出现无规则阴道出血异常子宫出血。

二、预防和治疗

针对此类异常子宫出血，防治不能只依靠药物止血、调整月经周期及纠正贫血等治疗方法，还要依靠积极的日常生活调理。只有通过药物与生活调理的协同作用才能更好减轻症状，减少出血时间和出血量，达到预期防治目的。因此，一旦明确诊断，除在医师指导下实施人工周期疗法及必要的止血措施外，还应从以下几个方面入手加强生活保健环节：

1. 保持规律的生活节奏，做到有张有弛，避免过度劳累。防止因生活无规律、过度劳累而致内分泌紊乱，促使异常子宫出血的发生与发展。

2. 注意情绪调节，避免过度紧张与精神刺激。与别人多沟通，学会释放不良情绪，以使其保持相对稳定的精神心理状态，避免情绪上的大起大落。

3. 加强膳食调节，增加富含蛋白质、铁与维生素的食物，如肉、蛋、奶与新鲜蔬菜、水果等。合理膳食既有利于改善机体代谢，增强体质；又有利于增强血红蛋白含量，减轻贫血程度。

4. 注意随着天气变化加减衣服、被褥，避免过冷过热引起机体内分泌紊乱而致经期延长，出血增多。

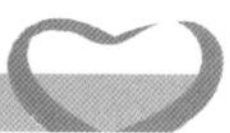

5. 出血期间或月经期要注意外阴清洁，子宫出血时，子宫腔内面与阴道相通，细菌因有很好的生长环境，会迅速繁殖而致病。因此出血时要注意外阴清洁，勤换内裤及月经垫等月经用品；千万不能因有出血而不清洗外阴，相反，行经期一定要每天清洗以去除血污。可用一些外阴清洁剂，也可用温开水清洗，但应避免盆浴。并及时就诊以确定病因，并根据出血量多少、出血规律等进行相应治疗。

6. 如出血急剧，应采用迅速止血的办法，应用其他止血药物以尽快止血。如果贫血，则采取输血以改善一般状况。如出血少，持续时间长，一般可用些维生素 K、卡巴克络、云南白药等止血药物止血。若无效还可用孕激素，做“药物刮宫”以止血。

7. 血止后，患者也要配合医师认真治疗，按时按量用药，不要随意更改或停用。用药中发现问题随时与医师联系解决。

（黄荷凤　朱依敏　李琳　杨冬梓）

参考文献

1. 中华医学会内分泌学分会《中国甲状腺疾病诊治指南》编写组．中国甲状腺疾病诊治指南——甲状腺功能亢进症．中华内科杂志，2007，10：876-882.
2. Stuijver DJ, van Zaane B, Romualdi E, et al. The effect of hyperthyroidism on procoagulant, anticoagulant and fibrinolytic factors: a systematic review and meta-analysis. Thrombosis and haemostasis, 2012, 108(6): 1077-1088.
3. Wakim AN, Polizotto SL, Buffo MJ, et al. Thyroid hormones in human follicular fluid and thyroid hormone receptors in human granulosa cells. Fertility and sterility, 1993, 59(6): 1187-1190.
4. Zhang SS, Carrillo AJ, Darling DS. Expression of multiple thyroid hormone receptor mRNAs in human oocytes, cumulus cells, and granulosa cells. Molecular human reproduction, 1997, 3(7): 555-562.
5. Zheng K, Sulieman FJ, Li J, et al. Nitric oxide and thyroid hormone receptor alpha 1 contribute to ovarian follicular development in immature hyper-and hypo-thyroid rats. Reproductive biology, 2015, 15(1): 27-33.
6. Tomori Y, Takumi K, Iijima N, et al. Kisspeptin expression is decreased in the arcuate nucleus of hypothyroid female rats with irregular estrus cycles. Neuroscience research, 2017, 117: 35-41.
7. Rodriguez-Castelan J, Mendez-Tepepa M, Carrillo-Portillo Y, et al. Hypothyroidism Reduces the Size of Ovarian Follicles and Promotes Hypertrophy of Periovarian Fat with Infiltration of Macrophages in Adult Rabbits. BioMed research international, 2017; 2017: 3795950.
8. Meng L, Rijntjes E, Swarts H, et al. Dietary-Induced Chronic Hypothyroidism Negatively Affects Rat Follicular Development and Ovulation Rate and Is Associated with Oxidative Stress. Biology of reproduction, 2016, 94(4): 90.
9. De Moraes GV, Vera-Avila HR, Lewis AW, et al. Influence of hypo-or hyperthyroidism on ovarian function in Brahman cows. Journal of animal science, 1998, 76(3): 871-879.
10. Dijkstra G, de Rooij DG, de Jong FH, et al. Effect of hypothyroidism on ovarian follicular development, granulosa cell proliferation and peripheral hormone levels in the prepubertal rat. European journal of endocrinology/European Federation of Endocrine Societies, 1996, 134(5): 649-654.
11. Villar HC, Saconato H, Valente O, et al. Thyroid hormone replacement for subclinical hypothyroidism. The Cochrane database of systematic reviews, 2007, 3: CD003419.

第八节　妊娠及病理性妊娠相关疾病

2011 年国际妇产科联盟（International Federation of Gynecology and Obstetrics，FIGO）就常见的导致育龄期非妊娠妇女异常子宫出血（abnormal uterine bleeding，AUB）的原因发表了 PALM-COEIN 分类系统，此种分类不包括妊娠及病理性妊娠相关疾病，对于育龄期女性的 AUB，需要甄别妊娠及病理性妊娠相关疾病。

（一）流产

包括先兆流产、难免流产、不全流产、过期流产，其中以先兆流产最为常见，引起流产相关疾病的常见原因有胚胎染色体异常、黄体功能不全、免疫功能异常、生殖器官异常等。患者临床表现为停经后阴道流血和（或）下腹痛，诊断时应详细询问病史、月经史、避孕状态并进行妇科检查，辅助检查包括血人绒毛膜促性腺激素（human chorionic gonadotropin，hCG）、超声，应根据病史、妇科体检及辅助检查结果进行确诊和恰当处理。

（二）异位妊娠

异位妊娠是指受精卵在子宫腔外着床发育，以输卵管妊娠最常见。病因与输卵管管腔或周围的炎症有关，使受精卵在输卵管内停留、着床、发育。患者常有停经后（也有部分患者无停经史）出现一侧下腹不适和（或）阴道流血，若发生流产或破裂，则可导致急性剧烈腹痛、出血量多时出现晕厥甚至休克。妇科检查可见阴道少量出血、后穹隆饱满、宫颈举痛明显，子宫稍大、质软，内出血多时子宫有漂浮感，子宫后方或一侧附件区可有压痛或触及不规则包块，边界不清。辅助检查有血 β-hCG 检测、经阴道超声检查、后穹隆穿刺可抽出陈旧性不凝血等。治疗原则包括保守性治疗和手术。

（三）妊娠滋养细胞疾病

妊娠滋养细胞疾病（gestational trophoblastic disease，GTD）是一组与妊娠相关的不常见疾病，可以分为良性葡萄胎（hydatidiform mole，HM）及恶性妊娠滋养细胞肿瘤（gestational trophoblastic neoplasm，GTN），前者分为部分性和完全性葡萄胎，后者包括较常见的侵蚀性葡萄胎（invasive mole，IM）、绒毛膜癌（choriocarcinoma，CC），以及较为少见的胎盘部位滋养细胞肿瘤（placental site trophoblastic tumor，PSTT）和上皮样滋养细胞肿瘤（epithelial trophoblastic tumor，ETT）。

GTD 最常见的临床表现为阴道异常流血，由于血 β-hCG 和超声检查的普及，大部分 GTD 患者在早期即可诊断并处理。辅助检查主要包括血 β-hCG、胸部影像学检查（胸片、CT 或 MRI）。但对于非葡萄胎妊娠的患者，通常在妊娠终止后不会进行严格的 β-hCG 监测。因此，当发生 GTN 时，其临床表现较为多样，可以为异常阴道流血或各种转移部位的出血，如肺部转移所致的咯血，脑转移导致的头痛、呕吐、昏迷等颅内高压症状。当育龄妇女出现上述异常表现时应与 GTN 相鉴别，并监测其血清 β-hCG 水平。葡萄胎诊断后应尽快在超声监测下由有经验的妇科医师行清宫术，并在术后严密随访及指导避孕。如确诊为滋养细胞肿瘤，则应对患者进行全面评估以选择合适的治疗方案，临床治疗以化疗为主。所有 GTN 患者在治疗结束后均应定期随访，随访内容包括血 β-hCG 水平测定和影像学检查。

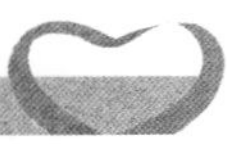

虽然FIGO对育龄期女性AUB在病因分类时将妊娠相关问题排除在外，但临床诊断过程中应注意妊娠及病理性妊娠相关疾病引起的异常阴道流血。

（吕淑兰　王丽）

参考文献

1. Munro MG, Critchley HO, Fraser IS.The FIGO classification of causes of abnormal uterine bleeding in the reproductive years.Fertil Steril, 2011, 95(7): 2201-2208.
2. 向阳，赵峻．妊娠滋养细胞疾病诊治进展．中国实用妇科与产科杂志，2017，33(1): 14-18.

第九节　急性与慢性异常子宫出血的治疗与管理

一、治疗原则

对急性AUB患者，应采取积极有效的止血措施（手术或药物），迅速止血以避免发生更严重的出血；及时补充血容量并纠正急性失血后出现的凝血因子缺乏等状况；尽快明确并控制引起急性失血的病因，并积极处理。对于慢性AUB患者，采取有效的止血措施，纠正贫血；明确病因并针对病因治疗；调整月经周期。

每位AUB患者可能同时存在一个或多个引起AUB的因素。需要通过病史询问、体格检查、必要的实验室检查和影像学检查等综合判断AUB最可能的病因，结合患者的年龄、病程、血红蛋白水平、既往治疗效果、有无生育或避孕要求、文化程度、随诊条件等，选择最适合和有效的个体化治疗方案。

（一）AUB近期与远期风险及长期管理

急性AUB可能造成患者短时间内的严重失血、凝血功能异常，需要尽快止血；阴道出血增加生殖道感染及全身感染风险，注意保持外阴清洁，必要时预防性使用抗生素，避免感染的发生。

慢性AUB易造成慢性贫血、心脏负荷的增加和抵抗力的低下，在止血同时需纠正贫血。并应对患者进行长期管理，主要策略包括控制和消除引起出血的病因，纠正月经周期的紊乱和月经量的异常。对于慢性AUB患者，通过全面、详细的病史采集和仔细的体格检查、辅助检查以排除盆腔脏器和子宫内膜器质性病变。对AUB-O患者，判断排卵障碍的病因，予以纠正或调节，并制订长期管理方案。应密切关注长期无排卵导致的子宫内膜增生甚至子宫内膜癌的风险，长期进行周期调节以避免内膜病变的发生和发展。注意检查有无高雄激素、胰岛素抵抗等内分泌代谢紊乱以及其导致的一系列问题，如肥胖、糖尿病、代谢综合征、心血管疾病等，对这些患者需要长期随诊，进行生活方式干预，纠正内分泌代谢紊乱，调整月经周期，进行长期管理。同时，应对患者进行心理疏导，使其配合共同进行长期的健康管理。

（二）病因治疗

对于慢性AUB，如果患者有器质性病变，如AUB-P、AUB-A、AUB-L、AUB-M等，根据患者年龄、症状、生育愿望选择不同的治疗方式：药物治疗如口服短效复方避孕药

（COC）、单纯孕激素口服、放置左炔诺酮宫内缓释系统（LNG-IUS）、促性腺激素释放激素激动剂（GnRH-a），或手术治疗如刮宫、宫腔镜手术（息肉切除、子宫内膜去除）、腹腔镜手术（子宫肌瘤／腺肌瘤切除、全子宫切除等）。若引起出血的病因为 AUB-C，则需联系血液科及其他相关科室进行多学科的联合治疗，以血液科治疗措施为主、妇科治疗协助控制异常出血。而对于 AUB-O 患者，首选激素药物治疗止血，若患者肥胖、年龄 >45 岁、不规则出血史且有内膜病变高危因素而药物治疗效果不佳时，应进行诊断性刮宫止血并排除内膜恶性病变。对于育龄期有生育要求者，可以在改善生活方式和体重控制的条件下，给予促排卵或人工助孕；对于无生育要求者，可予孕激素调整月经周期，保护子宫内膜。

当急性 AUB 如 AUB-O、AUB-E 患者进行药物紧急止血无效时，或 AUB-M 患者，需进行刮宫止血。而由子宫动静脉瘘（AUB-N）引起的急性大量出血，需进行子宫动脉栓塞术。

（三）对症治疗

在采取积极有效止血措施同时，应注意并维持患者生命体征的平稳和循环的稳定，尤其是急性 AUB 患者。

1. 支持治疗 对急性 AUB 患者，应迅速评估其有无血容量不足及潜在血流动力学不稳定的征象，并快速建立静脉输液通道，用以补充液体、红细胞悬液等。

2. 一般止血药 抗纤溶药物如氨甲环酸 1.0g，口服每天 2~3 次，或注射剂 1g/10ml 以 5% 葡萄糖液稀释后，静脉滴入，每天 1~2 次。酚磺乙胺、维生素 K 也有助于减少出血。

3. 纠正贫血 对中重度贫血患者，在止血同时，需要输注红细胞悬液以矫正贫血。对于轻中度贫血患者，可以补充口服铁剂、叶酸。

4. 改善凝血功能 急性 AUB 患者出血量大时，应适当补充凝血因子，如新鲜冰冻血浆、纤维蛋白原、冷沉淀、血小板等。

5. 促进子宫收缩 当出血较多、宫腔内有凝血块时，可以给予缩宫素加强子宫收缩，促进血块排出，减少出血。

6. 预防感染 出血时间长、出血多、严重贫血的患者，抵抗力下降；或血象升高、已经出现感染征象患者，应及时应用抗生素预防或抗感染治疗。

二、治疗步骤

AUB 的总体治疗包括两个步骤：第一步是止血，第二步是止血后的长期管理，即调整周期和治疗月经过多。同时针对病因进行治疗。

（一）急性 AUB

急性 AUB 出血量大，失血迅速，因此要求在维持患者生命体征平稳的前提下采用手术或药物迅速控制出血。

1. 止血 急性 AUB 的止血手段包括药物治疗和手术治疗。

（1）药物治疗：

1）高效合成孕激素：高效合成孕激素能够使增殖或增生的子宫内膜发生蜕膜化，最终出现分泌耗竭而萎缩，从而达到快速止血的目的。常用方案：①炔诺酮 5mg，每 8 小时 1 次，出血停止 2~3 天后每 3 天减少 1/3 用量，直至维持量 2.5~5mg/d；②左炔诺孕酮

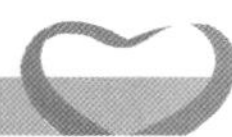

1.5~2.25mg/d，分为 2~3 次服用，出血停止 3 天后开始减量，减量方法同炔诺酮，直至维持量 0.75mg/d；③醋酸甲羟孕酮（MPA）：MPA 止血效果较炔诺酮差，但当炔诺酮和左炔诺孕酮不易获得时也可以选用，10mg 每 8 小时 1 次，出血停止 3 天后逐渐减量，减量方法同前，直至维持量 10mg/d。所有给药方案常规在血止后 20~30 天左右停药，停药后 3~7 天内会出现撤退性出血，对于单纯孕激素止血效果欠佳时，可适量添加小剂量雌激素 1~2mg/d 伴随。若撤退时出血量多，可配用止血药，如氨甲环酸 1.0g，口服每天 2~3 次。因此 Hb 水平尚未恢复可适当延长使用时间。须注意本法适用于育龄期女性或已经近期诊刮排除恶性病变的绝经过渡期患者，不适用于青春期患者。

2）短效复方口服避孕药：也是通过内膜萎缩法达到快速止血的效果。目前使用的 COC 有炔雌醇去氧孕烯、炔雌醇醋酸环丙孕酮、炔雌醇屈螺酮以及炔雌醇屈螺酮Ⅱ等。给药方案为每次 1 片，每 8~12 小时一次，出血停止 3 天后逐渐减量，逐步减至 1 片 /d 的维持量，血止后持续 20~30 天左右可停药等待月经。如因其他原因不宜月经来潮者，可适当延长服药时间（1 片 / d），一般停药后一周内（多为停药 2~4 天）月经来潮。若撤退时出血量多，可配用止血药，如氨甲环酸 1.0g，口服每天 2~3 次。此方法适合无 COC 禁忌证的青春期和育龄期妇女。

3）大剂量雌激素内膜修复法：大剂量雌激素使增殖或增生的子宫内膜在原有的基础上修复内膜创面，从而达到止血目的。常规方案包括：①口服戊酸雌二醇 4~6mg，每 4~6 小时 1 次，出血停止后每 3 天减量 1/3，直至维持量 2~4mg / d，当贫血纠正后，应加用孕激素 10 天，停用雌、孕激素后，内膜脱落止血；②结合雌激素 3.75~7.5mg/d，每 4~6 小时 1 次，待出血停止后每 3 天减量 1/3 直至维持量 0.625~1.25mg，至血止后加用孕激素 10~14 天使内膜脱落。如果单纯雌激素止血效果欠佳，可适量加用孕激素伴随。本法使用大剂量雌激素，同样应当注意血栓风险，适用于青春期 AUB 患者。

（2）手术治疗：刮宫止血迅速有效，并可以进行内膜病理检查，同时对宫腔大小、宫腔状况的了解也可帮助鉴别病因。但刮宫止血并非所有急性 AUB 的首选。采用刮宫治疗的适应证如下：

1）急性大量出血，不适宜用药物止血者。

2）高度怀疑有宫腔或内膜病变者（如 B 超发现内膜回声不均或宫腔内异常回声）。

3）慢性 AUB 病程长，药物治疗效果不好者。

4）绝经过渡期妇女长期月经失调且缺乏规范治疗者。

5）子宫内膜疾病的高危妇女（肥胖、高血压、糖尿病）。

6）对无性生活史的患者，仅在大量出血且药物治疗无效时，或疑有结构性病因时，充分知情同意后进行。术前需行影像学检查、盆腔检查，必要时静脉麻醉下采用宫腔镜诊断。

2. 止血后的长期管理 止血后的长期管理包括调整周期、治疗月经过多及改善月经相关症状。

（1）调节周期：止血后必须继续周期调节至少 4~6 个周期，并依据引起 AUB 的病因进行处理；对无生育要求者，可长期周期调节。目前常用的周期调节药物包括单一孕激素、雌孕激素序贯和 COC。

1）周期孕激素：适用于体内已有一定雌激素水平的患者，主要是 AUB-O，可选择口

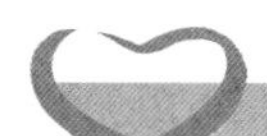

服微粒化黄体酮200~300mg/d，或口服地屈孕酮10~20mg/d，或口服MPA 6~10mg/d，于月经或撤退性出血第15天开始口服，连续用药10~14天，停药后3~7天出现撤退性出血。使用4~6个月后可停药观察月经情况。如不能自动恢复规律月经周期且无生育要求者，应继续周期调节。孕激素调经可用于任何年龄的妇女。特别是微粒化黄体酮和地屈孕酮均具有很好的安全性，可以安全地用于AUB-O的长期调经管理。

对于已完成生育或1年内无生育要求的慢性AUB患者，尤其是高危内膜增生风险者，建议放置左炔诺孕酮缓释系统（LNG-IUS），LNG-IUS在长达5年的时间内，每天定量释放左炔诺孕酮到宫腔局部，抑制子宫内膜生长，从而减少出血，能够充分有效地保护内膜。

2）COC：对于无生育要求的患者，COC是一种很好的周期调节方案。特别是同时有避孕、抗雄、治疗痛经及经前综合征等需求时，在调经同时，可以更多受益。21+7给药方式的COC，可按周期服用。在控制出血后，口服1片/d，连续口服21天，停药7天后发生撤退性出血，于停药第7天开始口服下一周期药物。若24+4给药模式的COC（如屈螺酮/炔雌醇Ⅱ）可每天口服一粒，连续服，无需停药。连续用药3~6个周期后，酌情决定是否停药还是继续服用。使用COC前应注意该类药物的潜在风险，禁用于有血栓性疾病高风险妇女。

（2）治疗月经过多：

1）左炔诺孕酮缓释系统（LNG-IUS）：LNG-IUS几乎适用于所有导致月经过多的AUB。对于已完成生育或1年内无生育要求的慢性AUB患者，尤其是内膜增生高风险者，建议放置LNG-IUS。LNG-IUS在长达5年的时间内，每天定量释放左炔诺孕酮到宫腔局部，抑制子宫内膜生长，从而减少出血，能够充分有效地保护内膜。因是子宫内局部释放药物，极少进入全身，也不抑制卵巢功能，所以长期应用安全性好。

除有效治疗月经过多外，对于AUB-P，LNG-IUS可减少息肉复发的风险；对于AUB-A，LNG-IUS可控制病情发展，有效缓解痛经；对于AUB-M，LNG-IUS可抑制子宫内膜的增生，甚至使病情逆转。对于AUB-O，LNG-IUS能解决长期无排卵对子宫内膜的影响，很好地保护了子宫内膜；LNG-IUS更是AUB-E患者减少出血的合理选择。

2）药物治疗：对于不适合用LNG-IUS进行长期管理的患者，可选用药物治疗。常用治疗月经过多的药物包括COC、抗纤溶药物（氨甲环酸）、非甾体抗炎药、孕激素等。

（3）促排卵治疗：对于有生育要求的无排卵患者应使用合理的促排方案促进卵泡成熟和排出。①氯米芬是传统的一线用药，初始剂量为50mg/d，自周期第5~9天连续口服5天，同时通过BBT、LH试纸、B超等监测卵泡发育及排卵情况，可单独应用或联合促性腺激素（Gn）+hCG促排卵，若无成熟卵泡发育，在孕激素撤退性出血后的下一个周期增加氯米芬剂量至100mg/d，最大剂量为150mg/d，若仍无排卵视为氯米芬抵抗；②芳香化酶抑制剂来曲唑是近期推荐的一线促排卵药，2.5~5.0mg/d，从周期第3~5天开始，共5天，可单独或联合促性腺激素（Gn）+hCG促排卵；③低剂量递增Gn方案促进卵泡发育，应在有激素监测和治疗卵巢过度刺激综合征（OHSS）的医疗单位进行。

（二）慢性AUB

1. 止血 慢性AUB出血常表现为长期少量出血，甚至点滴状出血，患者一般情况较好，因此常用孕激素内膜脱落法。原因包括持续性无排卵（AUB-O）、子宫内膜息肉

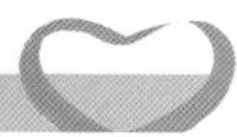

（AUB–P）或黏膜下肌瘤（AUB–M）、子宫内膜增生（AUB–A）等，以及子宫瘢痕憩室（AUB–U）。因根据不同的病因处理。

采用足量孕激素使增殖或增生的子宫内膜转变为分泌期，停止给药后体内孕激素撤退导致内膜脱落，然后内源性激素修复子宫内膜从而达到止血目的。常用方案包括：肌注黄体酮20~40mg/d，连续给药5~7天；或口服地屈孕酮每次10mg，每天2次，连续服用10天；以及口服微粒化黄体酮200~300mg/d，连续用药10~14天；MPA6~10mg/d口服，连续10天。一般停药后3~7天内发生撤退性出血，适合于Hb>90g/L的轻度贫血患者。撤退性出血后及时采取周期调整，预防再次AUB的发生；当撤退性出血量较多时应卧床休息，给予常规止血药物，必要时输血支持治疗；若撤退性出血超过10天未停止，则应警惕器质性疾病，进行相应检查如超声造影或宫腔镜检查排除。

2. 调节周期及促排卵治疗同急性AUB。

（黄薇　刘嘉茵）

参考文献

1. 谢幸，孔北华，段涛. 妇产科学. 第9版. 北京：人民卫生出版社，2018.
2. 田秦杰，葛秦生. 实用女性生殖内分泌学. 第2版. 北京：人民卫生出版社，2018.

月经异常

第六章

痛经的病因与治疗

痛经（dysmenorrhea）为最常见的妇科症状之一，指伴随月经的疼痛，在月经期或行经前后出现下腹疼痛、坠胀，其他症状包括头痛、头晕、乏力、恶心、呕吐、腹泻、腰腿痛等不适。根据有无器质性原因，分为原发性痛经和继发性痛经。

第一节 原发性痛经

原发性痛经（primary dysmenorrhea，PD）病因不明，多发生于月经初潮的几年内，不伴盆腔器质性疾病，即功能性痛经。

一、病因

（一）精神和体质因素

原发性痛经多见于初潮后青春期少女，与对正常月经现象缺乏认识，对周期性阴道出血过度焦虑、紧张，甚至恐惧相关。痛经与个人主观感觉、痛阈和敏感性相关，精神类型不稳定、精神过敏和体质衰弱妇女发生率较高。

（二）前列腺素分泌异常

前列腺素（prostaglandin，PG）分泌异常是原发性痛经的重要因素。人类子宫内膜存在活跃的前列腺素生成和代谢，月经前合成 PGF_{2a} 的能力增强；痛经患者子宫内膜生成 PG 为非痛经妇女的 7 倍。月经期 PG 释放主要在最初 48 小时内，这与痛经症状发生时间一致。分泌期子宫内膜合成的 PG 高于增殖期，无排卵月经周期不出现痛经。目前作为一线药物使用的前列腺素合成酶抑制剂——非甾体抗炎药（NSAID）治疗痛经的有效率达到 30%~80%，是该机制的最有力证据。

（三）白三烯

白三烯（leukotrienes）为花生四烯酸的另一代谢产物，是强有力的缩血管活性物质。子宫平滑肌和内膜均有白三烯受体表达。有研究认为，白三烯介导与痛经有关的炎性过程。

（四）加压素和缩宫素

原发性痛经妇女中血管加压素水平升高，这种激素也能引起子宫肌层及动脉壁平滑肌收缩加强，子宫血流减少。正常情况下，排卵期血浆中血管加压素水平最高，黄体期下降，直至月经期。雌激素能刺激神经垂体释放血管加压素，此作用可被孕激素抵消。原发性痛经妇女，晚黄体期雌激素水平异常升高，所以在月经期第一天血管加压素水平高于正常人 2~5 倍，造成子宫过度收缩及缺血。

另有研究表明，中度和重度的原发性痛经患者体内缩宫素和加压素的浓度是正常人的数倍，子宫肌层缩宫素受体和加压素 V1a 受体密度明显升高，这种受体密度的增加导致子宫肌层对缩宫素受体和加压素 V1a 受体的敏感性增加，而缩宫素本身具有增加非孕人子宫平滑肌缩宫素受体表达的作用，形成正反馈环路，使痛经症状进一步加重。

（五）疼痛神经元假说

该假说认为，子宫内膜缺血、缺氧和无氧代谢产物刺激中枢神经系统 C 型疼痛神经元引起疼痛，凡能引起子宫平滑肌收缩和子宫血管收缩的神经介质，包括胆碱能、肾上腺素

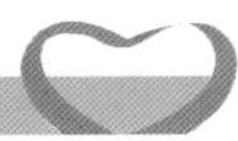

能和肽能神经介质均可引起痛经。

除子宫肌纤维痉挛性收缩直接压迫子宫肌层感觉神经纤维之外，大片脱离的子宫内膜，尤其是子宫内膜管型、退化坏死组织裂解物直接刺激子宫峡部和子宫内口敏感神经丛也引起痛经，当排出子宫内膜管型后，痛经消失。

（六）内分泌因素

痛经多出现于有排卵月经周期，排卵抑制后痛经则消失，这提示痛经与性激素变化相关。一般认为，痛经与黄体期雌激素分泌增高，而孕激素相对不足相关。据此，口服避孕药和孕激素可用于治疗痛经。

二、临床表现

原发性痛经常发生在年轻女性，多在月经初潮后6~12个月内或者规律性排卵后出现，持续时间较短，一般持续1~3天，疼痛常呈痉挛性。严重痛经女性，面色苍白、四肢厥冷，甚至虚脱。除腹痛外，还可伴有其他症状，包括头痛、乏力、恶心和呕吐、腹泻、腰背痛、膀胱直肠刺激症状等。根据疼痛程度，可分为：①轻度：痛经不影响日常生活、学习和工作，无全身症状，不需要药物治疗；②中度：痛经影响日常生活、学习和工作，需要止痛药治疗；③重度：痛经严重影响日常生活、学习和工作，全身症状明显，需要应用镇痛药。

三、诊断和鉴别诊断

诊断原发性痛经，主要是排除盆腔器质性病变的存在，采集完整的病史，进行详细的体格检查（尤其是妇科检查），必要时结合辅助检查，如B超、腹腔镜、宫腔镜等，排除子宫内膜异位症、子宫腺肌病、盆腔炎症等，以区别于继发性痛经。另外，还要与慢性盆腔痛区别，后者的疼痛与月经无关。

四、治疗

（一）一般治疗

加强青春期少女教育，讲解有关的基础生理知识，帮助患者打消顾虑，树立信心。痛经时可以卧床休息或热敷下腹部，注意经期卫生。

（二）药物治疗

原发性痛经应用非甾体抗炎药物（NSAIDs）和复方短效口服避孕药（COC）治疗。其他治疗痛经的方法包括钙离子通道阻滞剂、维生素E、中医中药、脊柱推拿术、经皮电神经刺激疗法。对于严重原发性痛经，以往还采取骶前神经切断术和子宫骶骨神经切除术治疗。

1. 非甾体抗炎药物（nonsteroidal anti-inflammatory drugs，NSAIDs）　NSAIDs是前列腺素合成酶抑制剂。传统的NSAIDs（如布洛芬、吲哚美辛等）即通过抑制环氧化物酶（COX）而减少PGs的生物合成，从而缓解PGs引起的子宫痉挛性收缩，达到治疗痛经的目的，是治疗原发性痛经的一线药物。NSAIDs不仅可以减轻疼痛，还可以减轻相关的症状，如恶心、呕吐、头痛、腹泻等。由于效果好、服用简单（经期用药2~3天），患者耐受性良好，主要不良反应为胃肠道出血、血小板和肾功能损害。禁忌证包括消化道溃

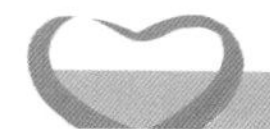

疡、胃炎、肾功能不全及出血倾向。常用的药物有布洛芬、双氯芬酸、吲哚美辛、萘普生等，从月经第一天开始服用。

2. 复方口服避孕药（combined oral contraceptives，COCs）　低剂量复方口服避孕药，包括有炔雌醇去氧孕烯、炔雌醇醋酸环丙孕酮、炔雌醇屈螺酮和炔雌醇屈螺酮Ⅱ等可用于治疗原发性痛经，对有避孕要求或者 NSAIDs 无反应的患者，可作为首选治疗。COCs 具有双重作用，一方面可以减少月经量，另一方面可通过抑制排卵，降低血中雌激素的含量，使血中前列腺素、血管加压素及催产素水平降低，从而起到抑制子宫活动的作用。大量研究表明，低剂量口服避孕药能有效缓解痛经的程度，减少痛经的持续时间。口服避孕药的副作用有头痛、乳房疼痛、疲倦、影响情绪等，也可能干扰代谢。然而，这些副作用发生的频率和严重程度随着应用时间的延长反而减轻。与 NSAIDs 相比，口服避孕药更适合长期使用。

3. 钙离子通道阻滞剂　该类药物干扰钙离子透过细胞膜，并阻止钙离子由细胞内库存中释出，抑制钙离子经子宫平滑肌细胞膜外流入细胞内，从而抑制平滑肌收缩、解除子宫痉挛性收缩、扩张血管、改善子宫供血，故能治疗痛经。硝苯地平安全有效，痛经时舌下含服 10~20mg，可取得较好效果，不良反应为头痛、心悸等。

4. 维生素 E　维生素 E 是蛋白激酶 C 的抑制剂，能够降低花生四烯酸磷脂的释放而降低前列腺素的水平，因此可用于治疗痛经。国外研究表明，月经前两天开始口服维生素 E（200U，一天 2 次）至经期前 3 天，痛经的程度和持续时间以及经量明显降低。

5. 中医中药治疗　中医认为不通则痛，痛经是由于气血运行不畅，治疗原发性痛经则以通调气血为主，包括中草药、方剂、贴剂、针灸和推拿等。应用当归、芍药、川芎、茯苓、白术、泽泻组成的当归芍药散治疗原发性痛经，效果明显。体针和耳针穴位按压均可有效缓解痛经。

6. 脊柱推拿术　脊柱推拿术是治疗痛经的一个安全有效的非药物手段。推拿手法是患者侧卧，下面的腿伸直，上面的腿屈曲，在胸 10 和骶 1 之间，以及骶髂关节处，反复快速地按摩。

7. 经皮电神经刺激　该疗法是一种物理疗法，可迅速缓解疼痛，其作用机制可能与阻断疼痛传导信息和诱导神经细胞释放内啡肽缓解疼痛有关。可用于药物治疗无效、副作用不能耐受或不愿接受药物治疗的患者。

8. 手术治疗　用于对药物等方法治疗无效的顽固性痛经患者，包括骶前神经切断术和子宫骶骨神经切除术，由于手术可能存在输尿管损伤等风险，且有一定的复发率，应谨慎使用。为达微创目的，亦可采用腹腔镜下骶前神经切断术。

（谢梅青　方玲玲）

参考文献

1. Sadeghi N, Paknezhad F, Rashidi Nooshabadi M, et al. Vitamin E and fish oil, separately or in combination, on treatment of primary dysmenorrhea: a double-blind, randomized clinical trial. Gynecological endocrinology: the official journal of the International Society of Gynecological Endocrinology, 2018: 1-5.

2. Ju H, Jones M, Mishra G. The Prevalence and Risk Factors of Dysmenorrhea. Epidemiologic Reviews, 2014,

36(1):104-113.
3. Woo HL, Ji HR, Pak YK, et al.The efficacy and safety of acupuncture in women with primary dysmenorrhea. Medicine, 2018, 97(23): e11007.
4. Bajalan Z, Moafi F, Moradibaglooei M, et al.Mental health and primary dysmenorrhea: a systematic review.Journal of Psychosomatic Obstetrics & Gynecology, 2018 : 1-10.
5. Feng X, Wang X.Comparison of the efficacy and safety of non-steroidal anti-inflammatory drugs for patients with primary dysmenorrhea: A network meta-analysis.Molecular Pain, 2018, 14 : 1940444328.

第二节　继发性痛经

继发性痛经（secondary dysmenorrhea）是指由于盆腔的器质性疾病引起的痛经，常发生于月经初潮的 2 年后，其症状与原发性痛经相似，同时根据病因的不同，可能伴随有其他的妇科相关症状，如月经过多、异常子宫出血、性交痛、不孕等。引起继发性痛经常见的病因包括子宫内膜异位症、子宫腺肌病、子宫肌瘤、盆腔炎性疾病、宫内节育器等。不同疾病引起的继发性痛经的特点略有不同，其治疗主要是针对病因的治疗。

一、子宫内膜异位症

子宫内膜异位症（endometriosis）简称内异症，是指子宫内膜组织（腺体和间质）在子宫腔被覆内膜及子宫以外的部位出现、生长、浸润，反复出血，继而引发疼痛、不孕及结节或包块等。

子宫内膜异位症是继发性痛经的最常见的原因，可以发生于各年龄段，常见于育龄期，约 60%~70% 的内异症患者会发生不同程度痛经，同时由于对内异症的诊断存在诊断延迟现象，造成实际上约有 10% 的被诊断为原发痛经的青少年患有内异症。

内异症患者的痛经呈继发性、进行性加重，可于经前出现，持续整个月经期并可延续至月经后几天，可伴有月经异常、性交痛、盆腔痛、不孕等其他妇科相关症状。典型的内异症患者妇科检查时可发现子宫固定或活动受限、宫骶韧带或子宫直肠陷凹有触痛结节或包块。

内异症是一种雌激素依赖性疾病，病灶常位于盆腔，也可见于其他远处器官，因此根据内异症病灶部位，可分为腹膜型、卵巢型、深部浸润型和其他部位内异症 4 种临床病理类型。

（一）内异症痛经的发病机制

内异症的疼痛的发病机制复杂，目前仍不清楚，主要相关因素可能有：

1. 前列腺素（prostaglandins，PGs）　PGs 是一组结构相似、极微量就可以发挥较强生物学效应的一组不饱和羟基化脂肪酸，在人体组织和体液中广泛存在。与原发性痛经相同，PGs 在内异症引起的继发性痛经中也发挥重要作用，研究发现内异症患者的在位内膜与异位内膜组织中，PGs 浓度均明显增高，异位内膜中浓度升高更明显，并与痛经相关，提示 PGs 在内异症的痛经中亦发挥重要作用。

2. 炎症因子　在内异症的发病机制中，以 Sampson 的经血逆流学说被奉为经典和

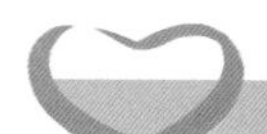

主导理论。内异症患者中，逆流回盆腔的子宫内膜组织可以引起一系列的炎症反应，促进炎症因子释放，如白介素 -1（interleukin-1）、肿瘤坏死因子 -α（tumor necrosis factor-α，TNFα）、单核细胞趋化蛋白 1（monocyte chemoattractant protein 1，MCP1）等因子浓度在内异症患者腹腔液中明显增加，并与痛经相关。炎症因子刺激可能使子宫强烈收缩，亦可能与感觉神经纤维相互作用，使周围神经敏化，导致痛经。非传统的细胞因子也会在内异症的炎症反应中增加，可能在疼痛中发挥作用，如孕激素相关子宫内膜蛋白（progestagen-associated endometrial protein，PAEP），是一种黄体晚期子宫内膜产生的糖蛋白，卵巢型内异症患者腹腔液中的 PAEP 浓度明显增加，与痛经显著相关。

3. 雌激素及其受体 内异症属于雌激素依赖性疾病，体内一定水平雌激素的存在促进疾病的发生发展。在异位内膜中，雌激素合成中的关键酶芳香化酶表达增高，促进异位内膜局部合成雌激素增加，同时异位内膜局部缺乏雌激素灭活的关键酶 17- 羟基甾醇脱氢酶 -2，导致局部雌激素浓度增高，异位内膜生长。此外，异位内膜中的雌激素受体表达亦增高，且与痛经严重程度相关，雌激素与受体结合后，可以促进前列腺素 $F_{2\alpha}$（prostaglandins $F_{2\alpha}$，$PGF_{2\alpha}$）合成或抑制其分解，$PGF_{2\alpha}$ 可随月经周期中的雌激素的变化而产生周期性变化，并可促进芳香化酶的活性，因此内异症患者的周期性疼痛即痛经可能与此相关。内异症患者的腹膜巨噬细胞（peritoneal macrophages，PMs）中雌激素受体表达异常增高，同时与腹腔液中的 IL-1、IL-6、TNFα 浓度成正相关，雌激素及其受体可能在异位子宫内膜的炎症反应中发挥作用，亦可能直接与神经纤维联系而产生疼痛。

4. 神经纤维与神经营养因子 目前大量的研究发现已证实，在子宫异位内膜病灶中广泛存在着神经纤维，且神经纤维的密度异常增高，深部浸润型内异症患者的病灶中的神经纤维密度显著高于腹膜型患者，相对应在临床表现上，深部浸润型患者的疼痛程度较腹膜型更为剧烈。

神经营养因子是一组对中枢神经系统和外周神经系统的神经元的发育、生长和分化都很重要生长因子和分泌蛋白，包括神经生长因子（NGF）、脑源性神经营养因子（BDNF）、神经营养因子 3（NT-3）和神经营养因子 4（NT-4）。NGF mRNA 在卵巢子宫内膜异位症和深浸润性子宫内膜异位症中过表达，明显高于正常子宫内膜和对照。NGF 和 NT-3 在子宫内膜异位症患者腹膜液（PF）中表达明显增加，腹膜病灶中也可以检测到 BDNF。最近，一些研究者发现了神经营养蛋白的细胞来源，他们证明了巨噬细胞以雌二醇依赖性的方式诱导 NT-3 和 BDNF 的上调，促进了子宫内膜异位症病变的神经发生。许多其他的报道也证实了巨噬细胞是 NGF 的重要来源，这对于感觉神经纤维和交感神经纤维的萌发和重组是必要的。这些证据表明，巨噬细胞可能通过在子宫内膜病变中分泌神经营养素参与神经发生过程。

（二）内异症相关痛经的特点及诊断

内异症的典型临床表现痛经、下腹痛、性交痛、不孕、盆腔结节或包块等。约 60%~70% 的内异症患者会发生不同程度痛经，70%~80% 的患者有盆腔疼痛，疼痛多位于下腹部和腰骶部，可放射至会阴、肛门或大腿等部位。痛经常是继发性，进行性加重，可于经前 2~3 天出现，持续整个月经期并可延续至月经后几天，病情逐渐加重后可

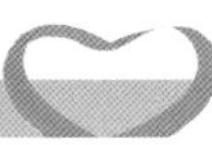

出现持续性盆腔痛。典型的内异症患者妇科检查时可发现子宫固定或活动受限、宫骶韧带或直肠子宫陷凹有触痛结节或附件区粘连性包块。除痛经外 30% 的内异症患者存在深部的性交痛，40% 左右患者合并不孕，约 17%~44% 的内异症患者合并盆腔包块（子宫内膜异位囊肿）。

内异症患者痛经的诊断常根据典型的特点及体征作出临床性诊断。影像学检查可能提供一定帮助：卵巢子宫内膜异位囊肿诊断可借助典型的彩超影像（无回声区内有密集光点）；腔内超声、CT 及 MRI 等检查对深部浸润型内异症的诊断和评估有一定意义。血 CA125 水平检测对早期内异症的诊断意义不大，CA125 水平升高更多见于重度内异症、盆腔有明显炎症反应、合并子宫内膜异位囊肿破裂或子宫腺肌病者。内异症的确诊通常要腹腔镜找到组织病理学的依据（但临床上有一定病例的确诊未能找到组织病理学证据）。

但是内异症是逐渐进展性的疾病，内异症相关的痛经也呈现出继发性进行性加重的特点，在疾病早期除轻微痛经外，体格检查及影像学等检查可无阳性发现，而被诊断为原发性痛经，尤其是青少年患者，存在延迟诊断的问题。

（三）内异症相关痛经的治疗

内异症治疗的总体原则是：减灭和消除病灶，减轻和消除疼痛，改善和促进生育，减少和避免复发。治疗方案的制订需考虑患者的年龄、是否有生育要求、症状的严重程度、既往治疗史、病变范围以及患者的意愿等综合因素，制定个体化的治疗措施。

根据我国指南，内异症和相关痛经的总体治疗原则为“以药物治疗为主，药物和手术的综合治疗”：合并不孕或附件包块者，首选手术治疗；未合并不孕及无附件包块者，首选药物治疗；药物治疗无效可考虑手术治疗。内异症相关疼痛的诊治流程见图 6–1。

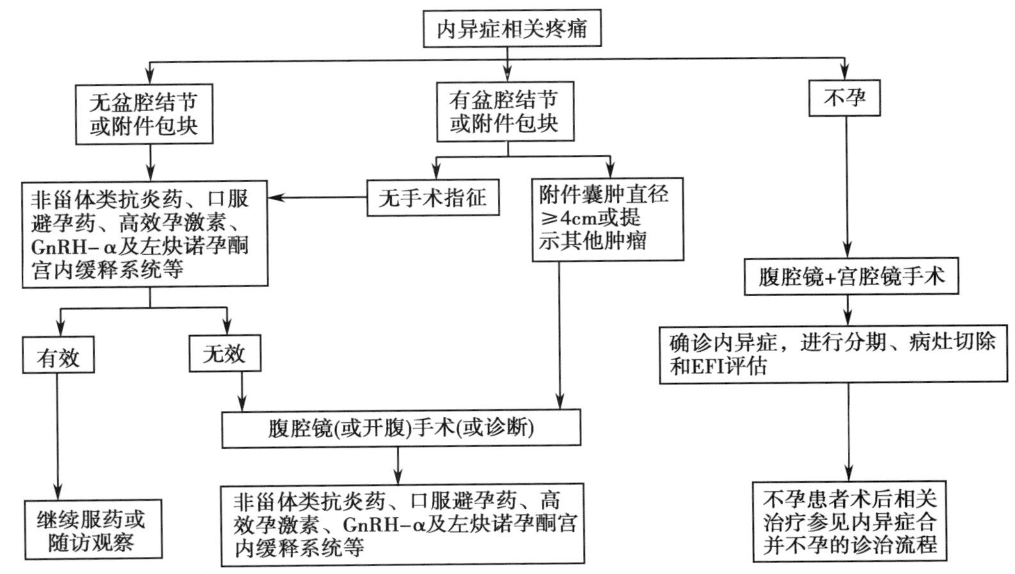

图 6–1 内异症相关疼痛的诊治流程图

注：GnRH–α：促性腺激素释放激素激动剂；EFI：内异症生育指数

1. 药物治疗　药物对于疼痛的治疗主要适用于无阳性体征、病灶轻微、不愿手术、不伴不孕、无生育要求的患者或内异症术前或术后的药物治疗。内异症药物治疗的目标是缓解疼痛症状，改善生育能力，术后长期管理，延缓症状复发。常用药物有：非甾体类抗炎药（NSAIDs）、复方口服避孕药、高效孕激素、雄激素衍生物以及促性腺激素释放激素激动剂（GnRH-a）五大类。

（1）非甾体类抗炎药（NSAIDs）：NSAIDs是治疗内异症相关疼痛的一线药物，无论是通过处方还是非处方用药。其主要作用机制是通过阻断环氧化酶通路，抑制PGs的合成。其他作用包括亦可抑制淋巴细胞活性和分化，减少对传入神经末梢的刺激或直接作用于伤害性感受器，阻止致痛物质的形成和释放。NSAIDs的主要副作用为胃肠道反应，大多数可以耐受，偶有肝肾功能异常，长期应用可能导致胃溃疡发生几率增加。一般在月经来潮前24~48小时前给药，根据需要应用，间隔不少于6小时。

（2）复方口服避孕药（combined oral contraceptives，COCs）：COCs是治疗内异症相关疼痛的一线药物，控制轻～中度痛经的疗效明显，可以明显提高内异症相关疼痛的缓解率。其治疗痛经的作用机制主要是限制子宫内膜生长，使内膜萎缩，此外还可以抑制自身的下丘脑－垂体－卵巢轴，从而抑制排卵，减少内源性雌激素产生；COCs还可以减少子宫内膜局部PGs的产生。COCs的安全性好，副作用较小，可选择连续或周期用药，连续用药效果优于周期用药，但是会出现突破性出血。COCs对于年龄<16岁的青少年患者，同样安全有效，与NSAIDs联用，对于内异症相关疼痛控制效果更好。对于青少年和暂时没有生育要求的育龄期年轻女性，选择COCs治疗较为理想。对于40岁以上的患者或具有相关高危因素（如糖尿病、高血压、血栓史及吸烟）的患者，使用COCs时需要警惕血栓的风险。

（3）高效孕激素：合成的高效孕激素可作用于子宫内膜使其蜕膜化最终导致内膜萎缩，同时也可负反馈抑制下丘脑－垂体－卵巢轴。常用药物有醋酸甲羟孕酮（medroxyprogesterone acetate，MPA）10~30mg/d，炔诺酮（norethindrone）2.5~5mg/d，甲地孕酮4~8mg/d，连续用药。高效孕激素副作用：主要是突破性出血、乳房胀痛、体质量增加、消化道症状及肝功能异常。

近年来新型孕激素也显示了其在内异症疼痛治疗中的优势：①第四代高选择性孕激素地诺孕素（dienogest），具有19-去甲睾酮的药理活性，同时雌激素、雄激素、糖皮质和盐皮质激素活性极低，可直接抑制子宫内膜间质细胞增殖，减少芳香化酶、环氧化酶2及PGs的合成，抑制异位内膜病灶的发生发展，缓解疼痛。②地屈孕酮（dydrogesterone）是一种反转录孕酮，与天然孕酮结构相似，具有单纯孕激素活性，无其他激素活性，对于青春期痛经、有生育要求的育龄期患者以及围绝经期患者的疼痛治疗方面具有一定优势，长期用药安全性较好。

左炔诺孕酮释放宫内系统（LNG-IUS）是高效孕激素治疗子宫内膜异位症的另一种方法，有研究显示LNG-IUS缓解子宫内膜异位疼痛与GnRH-a效果相似，但没有GnRH-a对骨质的不良影响和全身副作用，药物作用时间长达5年，适用于已婚短期内无生育要求的患者。LNG-IUS最常见的副作用为点滴出血和闭经，点滴出血随应用时间的延长可逐渐缓解，其所导致的闭经是可逆的。

（4）雄激素衍生物：①达那唑（danazol），是17α-乙炔睾酮的衍生物，具有轻度雄

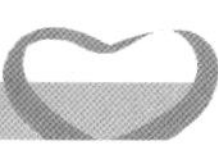

激素活性，可以抑制垂体促性腺激素释放激素，抑制卵泡发育而使体内雌激素水平降低，还可与雌激素受体结合，使内膜萎缩，引起闭经；达那唑可与性激素结合球蛋白结合使血中游离睾酮升高，导致其有男性化的相关副作用。用药剂量一般600~800mg/d，月经周期第1天开始用药，连用6个月。研究表明GnRH-a有类似的镇痛作用，但由于其男性化的相关副作用，如多毛症、痤疮、体重增加和声音变粗等，患者耐受性差，长期用药可能对肝功能、体重等有不良影响。近年来有达那唑阴道环和宫内缓释系统的报道，有一定的应用前景。②孕三烯酮（gestrinone）是合成的19-去甲睾酮衍生物，其作用机制与达那唑相似，但其雄激素活性稍弱。孕三烯酮的半衰期较长，所以一般月经周期第1天开始用药，2.5mg/次，2次/周，一般疗程为6个月，疗效显著，作用稳定。其不良反应与达那唑相似，不利于患者的耐受及长期使用。

（5）促性腺激素释放激素激动剂（GnRH-a）：GnRH-a是人工合成的十肽类化合物，与天然的促性腺激素释放激素（GnRH）的作用相似，因其与垂体GnRH受体的亲和力强，比天然GnRH具有更长的半衰期，且对肽酶分解的感受性低，故其活性较天然的GnRH高数十倍甚至数百倍，长期连续应用后使得垂体的GnRH受体被耗尽，从而导致垂体-卵巢轴的下调和雌激素分泌减少，造成体内极低雌激素的状态，相当于绝经后水平，以往称之为“药物性卵巢切除”。此外，GnRH-a也可在外周与GnRH-a受体结合抑制在位和异位内膜细胞的活性。

目前GnRH-a对于内异症的近期疗效已经得到充分认可，可以有效缓解内异症相关疼痛，尤其是中~重度疼痛，也可以用于延缓术后疼痛以及内异症囊肿的复发。目前临床常用的GnRH-a类药物有亮丙瑞林（leuprorelin）、戈舍瑞林（goserelin）、曲普瑞林（triptorelin）等，剂型多用长效的针剂，28天注射一次（皮下或肌注），亦有3个月一次的长效剂型。其副作用主要与诱导的低雌激素状态有关，包括潮热、阴道干涩、性欲减退、情绪波动、睡眠障碍等，长期使用可导致骨质丢失，骨密度下降。

为减轻药物的副作用，同时又不影响药物疗效，提高患者用药的耐受性和依从性，可以应用“反向添加（add-back）方案”，其理论基础是基于“雌激素窗口剂量理论”学说：由于不同组织对雌激素的敏感性不一样，可以将体内雌激素的水平维持在不刺激异位内膜生长而又不引起围绝经期症状及骨质丢失的范围［血清雌二醇水平在146~183pmol/L（40~50pg/ml）］。常用方案：①雌孕激素连续联合用药：戊酸雌二醇0.5~1.5mg/d、口服，结合雌激素0.3~0.45mg/d、口服，或每天释放25~50μg的雌二醇贴片、每周更换，或雌二醇凝胶1.25g/d、经皮涂抹；孕激素多采用口服地屈孕酮5mg/d或醋酸甲羟孕酮2~4mg/d。亦可选用复方制剂：雌二醇屈螺酮片，1片/d。②单用孕激素方案：醋酸炔诺酮1.25~2.5mg/d，口服。③替勃龙，推荐1.25~2.5mg/d，连续用药。目前何时开始反向添加尚无定论，同时应用反向添加，可以延长GnRH-a药物使用时间。药物剂量需个体化，有条件者应监测雌激素水平。

另外，若3个月内的GnRH-a短期应用，只为缓解症状的需要，可以采用“联合调节”的方案，即在不改变体内雌激素水平的前提下，有效改善绝经症状。可以采用植物药，如黑升麻异丙醇萃取物、升麻乙醇萃取物，1片/d，2次/d。

（6）其他药物：也有一些其他有前景的新药包括米非司酮（mifepristone）、选择性孕激素受体调节剂、选择性雌激素受体调节剂、GnRH拮抗剂、己酮可可碱以及抑制肿瘤坏死因子（TNF）-α、抑制基质金属蛋白酶和抗血管生成的药物。

值得注意的是，内异症的诊断金标准为腹腔镜下获得组织病理学证据，但是临床中存在高度可疑有内异症的痛经患者，但盆腔检查以及影像学检查阴性的痛经患者，是否必须腹腔镜探查手术，或是患者腹腔镜术中并未发现内异症病灶的，此类患者是否可以先用药物治疗。2014 年欧洲人类生殖和胚胎学协会（European Society of Human Reproduction and Embryology，ESHRE）相关内异症诊治指南中提出：有盆腔痛（痛经或慢性盆腔痛）并高度怀疑内异症的患者，事先不须行腹腔镜手术明确诊断，可以使用止痛药及激素类药物治疗。我国 2015 年的《子宫内膜异位症诊治指南》中也提出了对于内异症痛经的经验性治疗，对无明显盆腔包块及不孕的痛经患者，可选择经验性药物治疗。需遵循以下原则：①高度怀疑内异症；②需要尽可能排除其他原因引起的疼痛；③作出内异症明确诊断（以腹腔镜）前使用，特别适用于青少年的盆腔疼痛和（或）痛经；④按疼痛药物治疗原则进行：一线药物包括：NSAID、COC 及高效孕激素，二线药物包括 GnRH-a 和 LNG-IUS，若一线药物治疗无效则改用二线药物治疗，若仍然无效，需考虑手术治疗。需要注意的是：药物治疗可能延误内异症的诊断，是 DIE 的高危因素；药物治疗无效（3~6 个月）需及时行腹腔镜检查；即使药物治疗有效也不能确定是否是内异症。另外，内异症的生物学特性决定了其临床症状的迁延性和反复性，所有的药物治疗都存在停药后疼痛的高复发率。

2. 手术治疗　手术切除内异症病灶特别是 DIE，可有效缓解内异症的症状，手术首选腹腔镜，要求应具备充分术前的评估和准备，良好的手术设备，合理的手术方式，熟练的手术技术，以及合适的术后处理方案。

（1）手术指征：①卵巢子宫内膜异位囊肿直径≥ 4cm；②合并不孕者；③痛经药物治疗无效者。

（2）术前药物治疗：指南不建议术前用药。对于病变较重、预估手术困难的患者，可考虑术前短期应用 GnRH-a 3 个月，使病灶缩小，并可减少盆腔充血，一定程度上可以降低手术难度，提高手术的安全性。

（3）手术方案及相关注意事项：①卵巢子宫内膜异位囊肿患者，首选囊肿剔除术。现有的循证医学证据显示，囊肿剔除术较囊肿穿刺术及囊内壁电凝术者术后复发率更低，妊娠率更高。②腹膜型的病灶应尽量手术切除。③ DIE 的患者，如果手术病灶切除不彻底，术后疼痛复发率较高，但完全切除病灶又可能增加手术损伤的风险，如肠道、膀胱、输尿管等，手术处理要以改善患者生活质量为终极目标，而不可过分追求切净病灶。侵犯至结直肠的 DIE 可行病灶削切术（shaving）、碟形切除（disc excision）及肠段切除加吻合术。④内异症相关疼痛患者手术后建议使用防粘连制剂。⑤内异症痛经的患者，一般不切除子宫，除非合并或怀疑有子宫腺肌病以及难治性内异症相关疼痛。⑥顽固性内异症相关疼痛可考虑骶前神经切除术（PSN），但需注意手术风险。

3. 术后药物治疗　术后辅助药物治疗及长期管理可有效内异症痛经及相关症状的复发，术后可根据患者病情选择一线或二线的药物治疗。对于术后痛经复发的患者，仍首选药物治疗，若药物治疗无效可考虑再次手术，对于无生育要求、年龄较大、症状较重的患者，可考虑行子宫切除或子宫及双侧附件切除术。

二、子宫腺肌病

子宫腺肌病（adenomyosis）是指子宫内膜的腺体和间质侵入子宫肌层并生长，形成弥漫性或局限性的病变，也可形成子宫腺肌瘤（adenomyoma），病灶内部可以出现含咖啡色液体的囊腔，如果囊腔直径 >5mm 可以表现为局限性囊性子宫腺肌病。子宫腺肌病是妇科常见的良性疾病，多以继发性进行性痛经、经量增多、子宫进行性增大为主要临床表现，多见于 40 岁以上已经生育的妇女，但是，也可以发生于年轻妇女，主要表现为局限性囊性子宫腺肌病，其痛经更为严重，疼痛集中在患侧，与成年子宫腺肌病患者表现为中下腹痛明显不同，易被误诊为残角子宫积血或 Robert 子宫，宜尽早行腹腔镜手术治疗。

子宫腺肌病是引起继发性痛经的又一常见原因。子宫腺肌病痛经的发生率为 15%~30%，亦有报道高达 60% 以上，严重危害患者的身心健康。其痛经的发病机制尚不明确，主要认为是由于子宫平滑肌的痉挛性收缩所引起。异位子宫内膜在肌层内生长，发生周期性变化，形成局部出血灶并伴随病灶周围平滑肌细胞增生、肥大，使子宫增大，在此基础之上，异位内膜周期性变化，发生炎性反应，病灶周围神经纤维密度增加，使子宫肌层更容易受到刺激而痉挛性收缩，因而子宫腺肌病患者的痛经症状更突出、更集中于子宫区域且程度更加严重。

目前认为，子宫腺肌病虽然与内异症的病理生理基础可能有所不同，但两者均为子宫内膜异位引起，是雌激素依赖性疾病，只是由于异位病变的位置不同而形成了不同类型。较多的研究表明，子宫腺肌病与内异症的发病机制、临床表现是基本相同的，因此，该病和内异症有密不可分的内在关系，且常合并存在，治疗用药也雷同。

（一）子宫腺肌病痛经的发病机制

子宫腺肌病痛经的产生机制虽然不确定，但与炎症反应、神经纤维密度增加、子宫肌层异常收缩等密切相关。

1. 炎症反应　子宫腺肌病患者异位内膜随雌激素产生周期性的变化常导致周围组织的损伤，诱发炎症因子等细胞因子的释放，其与相应受体结合后产生局部致痛作用，炎症因子也可以活化或敏感化神经纤维末梢导致神经性炎症产生疼痛。其中常见的致痛物质包括缓激肽、NO、PGs 等。

2. 神经纤维的改变、痛觉过敏与神经因子　神经纤维的功能是传导兴奋或神经冲动，分为有髓鞘和无髓鞘两种，其传入纤维将感受器的兴奋传到中枢，而传出纤维将中枢的兴奋传至效应器。子宫腺肌病痛经者的子宫内膜神经纤维增生，且与患者的疼痛症状有关，其神经纤维的分布异常及密度改变可能是其发展的原因之一。但是目前学者们对子宫腺肌病子宫和内膜的神经分布情况存在较大分歧，需要进一步全面深入地研究。

此外，异位内膜周期性的变化会直接激活异位病灶中增生的神经纤维，间接提高伤害性感受器的兴奋性：一方面使传入冲动增加，引起疼痛；另一方面使伤害性感受器阈值降低，外周和中枢神经敏感化，引起痛觉过敏和异常疼痛。

在此过程中，神经营养因子起到重要作用：比如，NGF 在子宫腺肌病患者病灶中异常升高，并与痛经的严重程度显著相关，NGF 能够导致疼痛的产生及某些急慢性疼痛状态下

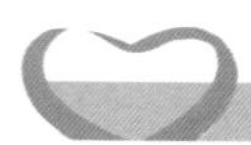

的痛觉过敏，也可以提高初级传入神经的兴奋性，改变离子通道和神经递质的产生，同样在对于 BDNF 的相关研究中也发现了类似结果，说明神经营养因子家族在子宫腺肌病痛经中起关键作用。

3. 缩宫素及其受体　子宫肌层由缩宫素诱导的收缩是通过膜蛋白缩宫素受体介导的。研究显示，子宫内膜细胞的缩宫素受体的表达随月经周期而变化，表明缩宫素可能与内膜功能有关。子宫腺肌病病灶中缩宫素受体表达显著升高，并且与痛经程度成正相关。由此推测，子宫腺肌病中，缩宫素与上调的受体结合，增强子宫肌收缩，引起并加重痛经症状。

（二）子宫腺肌病痛经的特点和诊断

子宫腺肌病的典型临床表现为继发痛经、月经过多、子宫进行性增大等。据报道子宫腺肌病痛经的发生率为 15%~30%，亦有报道高达 60% 以上，子宫腺肌病患者的痛经呈继发性、进行性加重，其较内异症痛经的症状更突出、更集中于子宫区域且程度更加严重。典型子宫腺肌病患者妇科检查时可发现子宫均匀性增大，呈球形，较韧，有压痛，如病灶局限形成腺肌瘤则可触及子宫呈不规则结节样增大。除痛经外 50%~70% 的子宫腺肌病患者存在月经量增多，亦有表现为经期延长者，子宫腺肌病合并不孕比例增高。

根据子宫腺肌病典型的临床症状、盆腔检查及相关的特征性辅助检查结果可作出初步诊断：①超声检查可发现：子宫增大，肌层增厚，后壁更明显，子宫内膜线前移。病变部位为等回声或回声增强，其间可见点状低回声，病灶与周围无明显界限。② MRI 检查显示子宫内存在界线不清、信号强度低的病灶，T_2 加权像可有高信号强度的病灶，子宫内膜－肌层结合带变宽，>12mm。③血清 CA125 水平多数可升高。④子宫腺肌病诊断“金标准”是组织病理检查。

（三）子宫腺肌病痛经的治疗

目前认为，子宫腺肌病与内异症两者均为子宫内膜异位引起，是雌激素依赖性疾病，只是由于异位病变的位置不同而形成了不同类型，应属于同一种疾病。较多的研究表明，子宫腺肌病与内异症的发病机制、临床表现是基本相同的，和内异症有密不可分的内在关系，且常合并存在，治疗用药也雷同。因此，子宫腺肌病的治疗也应遵循“减轻和消除症状，减灭和去除病灶，改善和促进生育，避免和减少复发”这 28 字的内异症治疗的规范化方针，以及根据年龄、症状、病变、生育和既往治疗 5 项个体化指标施行治疗。

子宫腺肌病引起的疼痛更集中于经期，即痛经，更集中于子宫区域，而且比其他部位的内异症，其疼痛更加严重，是患者就医的首发问题和主要原因。应用于内异症治疗的 NSAIDs、COCs、高效孕激素、雄激素衍生物、GnRH-a 五大类药物同样适用于子宫腺肌病痛经的治疗（用法参考内异症痛经治疗），具体药物的选用可以参考郎景和院士提出的子宫腺肌病疼痛的“三阶梯”止痛步骤：

1. 第一阶梯　可先用 NSAIDs、COCs 治疗。NSAIDs 药物使用方便，只用于缓解疼痛。口服避孕药治疗内异症历史悠久，但是对子宫腺肌病痛经的确切效果报道不多。需要注意的是，子宫腺肌病患者的平均患病年龄要明显高于内异症，应用口服避孕药治疗要警惕血栓风险。

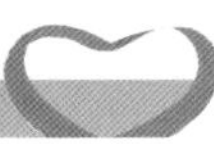

2. 第二阶梯 可选用左炔诺孕酮宫内缓释系统（LNG-IUS）。LNG-IUS 置于子宫局部，更符合“源头治疗”。不少研究报告表明，LNG-IUS 对子宫腺肌病痛经和月经过多均有效，子宫体积也可能缩小，其止痛效果接近注射 GnRH-a。由于子宫腺肌病患者子宫较大，LNG-IUS 的脱落和下移较为常见。放置前使用 GnRH-a 进行预处理，注射 2~3 次后常可使子宫缩小 30%~50%，可能提高 LNG-IUS 的疗效，但尚无确切证据表明可以减少脱落和下移。

3. 第三阶梯即为 GnRH-a GnRH-a 止痛效果最好，甚至是“标准疗法”，应用方法成熟；反向添加可以缓解其副作用，并延长药物使用时间。

4. 手术治疗 上述治疗无效或效果不佳时，可考虑非侵入或侵入式手术治疗。

非侵入性治疗包括：①子宫动脉介入栓塞治疗（uterine arterial embolization，UAE）：UAE 是通过双子宫动脉或双髂内动脉前干超选择插管后，向其内注入适量的栓塞剂（通常为明胶海绵），使腺肌病病灶缺氧缺血坏死、溶解吸收，之后随侧支循环的建立，正常肌层的血运得到恢复，但是缺乏基底膜支持的异位内膜则发生不可逆性坏死。UAE 治疗子宫腺肌病短期效果较为显著，但效果一般持续至 1 年左右，2 年后复发率通常较高。②高强度聚焦超声（high intensity focused ultrasound，HI-FU）：是一种非侵入性肿瘤消融技术，其原理是在机载超声或磁共振的实时监控下，将体外发射的高强度超声波聚焦到体内的病灶，瞬间在靶点产生高温，使病灶凝固性坏死。通过移动治疗头位置，以“点 - 线 - 面”的方式逐步将病灶消融。在实时监控下保证焦点始终处于病灶范围内，不对周围正常组织及超声波通道上的组织产生损伤。术后凝固坏死的腺肌病病灶逐渐吸收，使病灶体积缩小，患者月经周期及月经量基本恢复，痛经得到明显缓解。HIFU 治疗主要的不良反应为术区疼痛、皮肤灼伤、神经损伤等。目前已有大量临床研究表明 HIFU 治疗子宫腺肌病具有相对较高的安全性及有效性，有临床推广的价值，但由于其临床应用时间尚短，远期疗效有待于进一步探讨。

侵入性手术治疗：保守性手术包括病灶切除或子宫楔形切除术，也可合并使用子宫动脉阻断术，适用于年轻、要求保留生育功能的患者。保守性手术都只是使病变减量，难以切除殆尽，创口或创腔缝合困难、愈合欠佳，复发常见，手术对疼痛和生育能力的改善亦有限。根治性手术即子宫切除术：是对于症状严重、上述治疗不佳、年龄较大、已有生育、无生育要求或生育无望者的不得已或者唯一的治疗。

无论何种手术治疗方式都不是子宫腺肌病痛经治疗的首选，是药物治疗无效或者效果不佳时的最后选择，特别是子宫切除术。

三、其他病因

1. 盆腔炎性疾病及盆腔炎性疾病后遗症 下腹痛是盆腔炎性疾病的主要症状，疼痛可能出现在月经期，即痛经，但非月经期也有盆腔痛，月经期可加重疼痛。当急性与亚急性发作时，疼痛与月经周期无关。其治疗以抗菌药物治疗为主，必要时手术治疗。盆腔炎性疾病后遗症的疼痛可考虑对症处理、中药理疗等综合治疗。

2. 子宫肌瘤 子宫肌瘤一般不产生疼痛症状，若出现疼痛症状多因肌瘤本身发生病理性改变或合并其他疾病引起：比如子宫肌瘤红色样变，浆膜下肌瘤蒂扭转，子宫黏膜下肌瘤由宫腔向外排出等，肌瘤伴痛经时常可能合并腺肌病或腺肌瘤。超声检查等辅助检查手段可协助诊断。

3. 宫内节育器（IUD） 痛经是IUD除月经量多之外的常见的副作用，其痛经的主要原因可能是子宫内膜损伤或IUD邻近部位的白细胞浸润可能使PGs的生物合成加强，使得使用IUD的妇女相应的对子宫肌层的活动有反应。PGs抑制剂可以有效缓解其痛经，用药无效可考虑取出或换用含孕激素的IUD。

（史惠蓉 曹媛）

参考文献

1. 谢幸，孔北华，段涛．妇产科学．第9版．北京：人民卫生出版社，2018.
2. Proctor M1，Farquhar C.Diagnosis and management of dysmenorrhoea.BMJ，2006，332（7550）：1134–1138.
3. 中华医学会妇产科学分会子宫内膜异位症协作组．子宫内膜异位症的诊治指南．中华妇产科杂志，2015，50（3）：161–169.
4. McKinnon BD，Bertschi D，Bersinger NA，et al.Inflammation and nerve fiber interaction in endometriotic pain. Trends Endocrinol Metab，2015，26（1）：1–10.
5. Wu J，Xie H，Yao S，et al.Macrophage and nerve interaction in endometriosis.J Neuroinflammation，2017，14（1）：53.
6. 郎景和，崔恒，戴毅，等.2015年子宫内膜异位症的诊治指南专家解读．中华妇产科杂志，2017，52（12）：857–861.
7. Practice Committee of the American Society for Reproductive Medicine.Treatment of pelvic pain associated with endometriosis：a committee opinion.Fertil Steril，2014，101（4）：927–935.
8. 郑德璇，段华，汪沙，等．子宫腺肌病痛经相关神经因素的研究进展．中华妇产科杂志，2017，52（3）：200–203.
9. 郎景和．重视子宫腺肌病的多元化治疗．中华妇产科杂志，2016，51（9）：641–642.
10. 曹泽毅．中华妇产科学．第3版．北京：人民卫生出版社，2014.

第三节 经前期综合征

经前期综合征（premenstrual syndrome，PMS），曾称经前期紧张综合征，是周期性出现的月经黄体期的情感、行为及躯体障碍等的一组综合征状。临床表现多样，月经的卵泡期没有任何症状，而且月经来潮即刻缓解和消退；较严重的PMS又称为经前期焦虑障碍（premenstrual dysphoric disorder，PMDD）。据报道育龄女性中PMS的发病率高达5%以上。

经前期综合征病理机制未完全阐明，已提出的相关可能致病因素包括：黄体功能不足，B族维生素缺乏，低血糖，催乳素过多，前列腺素降低，甲状腺功能障碍，水－盐调节异常，内源性阿片肽异常，5-羟色胺活性下降等，其行为症状可能与脑中相应靶细胞对卵巢甾体激素的反应有关。

一、临床表现

1. 症状与月经的关系 典型的PMS症状常在经前10~14天开始出现，包括乳房胀痛、腹部胀气、下肢水肿、倦怠、抑郁和焦虑、头痛、烦渴、嗜食等；并逐渐加重，至月经前2~3天最为严重，随月经来潮症状迅速消失，下一周期又重复出现；部分患者症状消退时

间较长，一直延续到月经开始后的3~4天才完全消失。另有一种不常见的情况，即月经周期中存在两个不相连接的严重症状期，一是在排卵前，然后经历一段无症状期，于月经前一周再出现症状，为PMS的特殊类型。

2. 症状特点与分组　PMS涉及300余种症状，可分为精神和躯体两大类，每一类又可有一种以上的亚组，且症状严重程度不一（表6-1）。

表6-1　PMS的症状分组

精神症状		躯体症状		
焦虑	抑郁	水潴留	低血糖	疼痛
精神紧张	哭泣	体重增加	头痛	肠痉挛
情绪波动	精神紊乱	肿胀	喜甜食	痛经
易激惹	社交退缩	乳房疼痛	食欲增加	背痛
不安	失眠	腹胀感	疲乏	乳房痛

（1）精神症状：

1）焦虑：表现为精神紧张、情绪波动、易怒、急躁失去耐心，微细琐事可引起感情冲动乃至争吵、哭闹，不能自制。

2）抑郁：没精打采、抑郁不乐、情绪淡漠、爱孤居独处，不愿与人交往和参加社会活动，失眠，注意力不集中，健忘、判断力减弱，害怕失控，有时精神错乱、偏执妄想，产生自杀念头。

（2）身体症状：包括水钠潴留、疼痛和低血糖症状。

1）水钠潴留：常见症状是手足与眼睑水肿，有的感乳房胀痛及腹部胀满，少数患者有体重增加。

2）疼痛：可有头痛、乳房胀痛、盆腔痛、肠痉挛等全身各处疼痛症状。

①经前头痛：为较常见的主诉，多为双侧性，但亦可单侧头痛；疼痛部位不固定，一般位于颞部或枕部。头痛于经前数天即出现，伴有恶心甚至呕吐，呈持续性或时发时愈，出现经血时达高峰，可能与间歇性颅内水肿有关；易与月经期偏头痛混淆，后者往往为单侧，在发作前几分钟或几小时出现头晕、恶心等前驱症状，发作时多伴有眼花（视野内出现闪光暗点）等视力障碍和恶心、呕吐。可根据头痛部位及伴随症状鉴别。

②乳房胀痛：经前感乳房饱满、肿胀及疼痛。以乳房外侧边缘及乳头部位为重；严重者疼痛可放射至腋窝及肩部，可影响睡眠。触诊时乳头敏感，触痛，有弥漫的坚实增厚感，有时可触及颗粒结节，但无局限性肿块感觉，经后症状完全消失。下一周期又重新出现，但症状及体征的严重程度并不固定不变。如发生乳腺小叶增生，则可能在整个月经周期有持续性疼痛，经前加剧。叩诊可触及扁平、颗粒样较致密的区域，边缘不清，经后亦不消退。在月经前后检查对比，可发现肿块大小有较大变化。

③盆腔痛：经前发生盆腔坠胀和腰骶部疼痛，持续至月经来潮后缓解，与前列腺素作用及盆腔组织水肿充血有关。但应与盆腔子宫内膜异位症等器质性病变引起的痛经鉴别。

④肠痉挛痛：偶有肠痉挛性疼痛，可有恶心呕吐；临近经期可出现腹泻、尿频等症状。

3）低血糖症状：疲乏、饥饿、食欲增加，喜甜食。头痛也可能与低血糖有关。

大多数妇女 PMS 有多种症状。PMS 病期持续长短不一，约 40% 患者可持续 1~5 年，10% 可持续 10 年以上。严重的 PMS 均有精神症状，其中焦虑症状居多，占 70%~100%。60% 的 PMS 患者有乳房胀痛或体重增加的主诉；45%~50% 的患者有低血糖症状，约 35% 患者有抑郁症状，该组患者因有自杀意识，故对生命有潜在威胁。

二、诊断与鉴别诊断

1. 诊断标准和方法

（1）诊断标准：PMS 既没有能供诊断的特定病症，也没有特殊的实验室诊断指标。诊断的基本要素是确定经前症状的严重性以及月经来潮后症状缓解的情况，不在经前发生的症状不属于 PMS。严重 PMS 的识别需根据患者工作、社交和日常活动等方面能力受损的程度。有关 PMS 的诊断仍是一个不断发展完善的过程。过去有多个 PMS 诊断标准的版本，包括国际疾病分类（ICD-10）经前期紧张综合征（PMTS）版本（1992），美国精神病协会（American Psychiatric Association，APA）精神障碍诊断和统计手册第 4 版（DSM- Ⅳ）的 PMDD 版本（1994），以及美国妇产科学会（ACOG）推荐的 PMS 诊断标准。

在 ICD-10 的 PMTS 诊断标准中，PMS 被列为躯体疾患，诊断病名为“经前期紧张综合征”，症状包括胃脘胀痛、体重增加、乳房胀痛、肢体水肿、头身疼痛、思想不集中、失眠、食欲改变等。符合上述症状在黄体期出现至少一项，经后消失即可诊断。该诊断标准没有对症状导致的功能性损害程度进行规定，因此在临床应用时诊断结果差异较大。

APA 对经前有精神症状即经前焦虑障碍（premenstrual dysphoric disorder，PMDD）的 PMS 制定了评估标准。DSM- Ⅳ的 PMDD 诊断标准先要排除没有并发的相关精神疾病，着重突出情绪变化是影响 PMS 患者最为严重的症状。PMDD 的诊断标准较为严格，需要在随后连续 2 个月经周期中应用前瞻性等级日记表观测均符合症状要求。以该标准进行流行病学调查的结果显示，该病发病率一般低于 10%。具体诊断 PMDD 的要求是：表 6-2 中所列 11 项症状中必须有 5 项于月经前有严重的表现，而于月经来潮 4 天内缓解。5 项症状中必须至少包括一项精神症状（如易怒、情绪波动、焦虑或抑郁）。

表 6-2　PMDD 诊断标准

对患者 2~3 个月经周期所记录的症状作前瞻性评估。在黄体期的最后一个星期存在 5 个（或更多个）下述症状，并且在经后消失，其中至少有 1 种症状必须是 1、2、3 或 4：
1. 明显的抑郁情绪，自我否定意识，感到失望
2. 明显焦虑、紧张，感到“激动”或“不安”
3. 情感不稳定，如突然伤感、哭泣或对拒绝增加敏感性
4. 持续和明显易怒或发怒或与他人的争吵增加
5. 对平时活动（如工作、学习、友谊、嗜好）的兴趣降低

续表

6. 主观感觉注意力集中困难
7. 嗜睡、易疲劳或能量明显缺乏
8. 食欲明显改变，有过度摄食或产生特殊的嗜食渴望
9. 失眠
10. 主观感觉不安或失控
11. 其他躯体症状，如乳房触痛或肿胀，头痛、关节或肌肉痛、肿胀感，体重增加

ACOG 的诊断标准将 PMS 定义为“严重影响正常生活的一组与月经周期密切相关、可预见的经前症状”。PMS 诊断应该包括以下内容：①症状符合 PMS 临床表现，可预见在后面的连续 2 周内持续出现；②症状出现的时间严格限制在黄体期（月经周期最后 2 周内）；③对妇女的某些生活方面有影响；④排除其他疾患。该标准要求系列症状中必须有一项情绪和躯体症状处于中度或重度以上。同时，ACOG 还推荐 PMS 的诊断，应该结合连续 2~3 个月经周期连续自我报告确诊，经前期症状严重程度至少比卵泡期症状严重程度超过 30%。

（2）诊断方法：体检不可能发现患者有特殊异常情况，也无法通过实验室检查及放射检查协助诊断。我国临床中对 PMS 的诊断，一般基于下面 3 个关键要素，并结合患者病史、家族史等情况进行诊断：①在前 3 个月月经周期中，周期性出现至少一种精神神经症状，如疲劳乏力、急躁、抑郁、焦虑、忧伤、过度敏感、才艺、情绪不稳等，和一种躯体症状，如乳房胀痛、四肢肿胀、腹胀不适、头痛等；②症状在月经周期的黄体期反复出现，在晚卵泡期必须存在一段无症状的间歇期，即症状最晚在月经开始后 4 天内消失，至少在下次周期第 12 天前不再复发；③症状的严重程度足以影响患者的正常生活及工作。上述 3 项要素需同时符合。这种 PMS 的诊断方法，基本上是基于 PMS 者对自觉症状从无到有、再到非常严重的一种自我评价，简单易行，但症状为回顾性，仅限于对该个体患者的诊断。现有研究表明，根据患者回顾性诉述症状而后依据此类症状进行的前瞻性调查，其结果会存在 10%~40% 的差异。实际上，对 PMS 的明确诊断，往往应通过制定特殊量表的方式，列出一组与 PMS 相关的特殊症状，评价每一症状在拟诊断 PMS 者身上的有、无及严重程度，综合各项症状的评价，最终确诊。为此，许多学者设计了不同量表作为测量工具，目前的量表中症状条目最少为 10 个，最多为 95 个。这种通过患者自评随访调查，结合回顾性诊断的 PMS 确诊方式，避免了单凭回顾性量表诊断不确定的问题。由于 ACOG 诊断标准量化特点不很突出，在引进 ACOG 推荐的 PMS 诊断标准同时，引进了症状严重程度日记（DRSP），为 PMS 的诊断提供重要参考。根据病史，建立症状日记表，每天记录症状，至少连续记录 2~3 个周期。对 PMS 的主要症状（不到 20 种）进行评分。表格的纵坐标列症状，横坐标为日期，患者每天对症状的严重性按 0~3 级评分，这是一种患者对自身症状的前瞻性（非回顾性）的主观报告，医师则根据“黄体期评分”和“卵泡期评分”作出诊断（表 6-3）。体格检查有助于鉴别一些有类似症状的器质性病变，黄体期体格检查能发现乳房触痛。

表 6-3　经前症状严重程度日记（DRSP）

姓名		日期		末次月经		

	周一	周二	周三	周四	周五	周六	周日
月经(以 × 表示)							
体重增加	——	——	——	——	——	——	——
臂 / 腿肿胀	——	——	——	——	——	——	——
乳房肿胀	——	——	——	——	——	——	——
乳房触痛	——	——	——	——	——	——	——
腹部肿胀	——	——	——	——	——	——	——
痛性痉挛	——	——	——	——	——	——	——
背痛	——	——	——	——	——	——	——
身体痛	——	——	——	——	——	——	——
神经紧张	——	——	——	——	——	——	——
情绪波动	——	——	——	——	——	——	——
易怒	——	——	——	——	——	——	——
不安	——	——	——	——	——	——	——
失去耐心	——	——	——	——	——	——	——
焦虑	——	——	——	——	——	——	——
紧张	——	——	——	——	——	——	——
头晕	——	——	——	——	——	——	——
抑郁	——	——	——	——	——	——	——
健忘	——	——	——	——	——	——	——
哭闹	——	——	——	——	——	——	——
精神错乱	——	——	——	——	——	——	——
失眠	——	——	——	——	——	——	——
嗜甜食	——	——	——	——	——	——	——
食欲增加	——	——	——	——	——	——	——
头痛	——	——	——	——	——	——	——
疲劳	——	——	——	——	——	——	——
兴奋	——	——	——	——	——	——	——
松弛	——	——	——	——	——	——	——
友好	——	——	——	——	——	——	——
活力	——	——	——	——	——	——	——
每天体重	——	——	——	——	——	——	——
每天基础体温	——	——	——	——	——	——	——

1. 每晚记下你注意到的上述症状　无：空格；轻：记 1；中：记 2(干扰每天生活）；重：记 3（不能耐受）
2. 记录每天清晨的体重（排空膀胱）
3. 起床前测基础体温

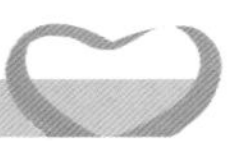

2. 鉴别诊断　鉴别诊断需要识别一些引起类似症状的器质性或精神性疾病。不在经前发生的症状不属 PMS，例如有些经前加重的疾病，如偏头痛、盆腔子宫内膜异位症都不属于 PMS。PMS 与精神病的鉴别十分重要，特别是对那种兼有两种疾病者。国外报道 PMS 患者的精神病发生率约 30%，其中 50% 以上常伴抑郁症，这类患者因经前精神症状加重的住院率明显增加。如果病史提示患者有精神病史或卵泡期的精神症状评分高，应指导患者到精神病专科就诊。

三、治疗

由于 PMS 的临床表现多样化，严重程度不一，因此不可能一种治疗方法解决所有症状。临床医师必须根据该症的病理、生理和精神、社会学特点，设计个体化治疗方案以达到最大疗效；包括调整生活状态及心理治疗，辅以必要的抗焦虑、抗抑郁药物。

1. 支持疗法　包括情感支持、饮食和行为训练及宣教等。

（1）教育和情感支持：PMS 的处理首先是情感支持，帮助患者调整心理状态，认识疾病和建立勇气及自信心，这种精神安慰治疗对相当一部分患者有效。另外，对患者家庭成员作有关疾病保健的宣教也十分重要，让患者的家庭成员了解该疾病周期性发作的规律和预期发病时间，理解和忍受患者经前期的行为过失，并协助调整经前的家庭活动，减少环境刺激，使患者的失控过失减少到最小程度。

（2）饮食：没有证据表明营养缺陷会引起 PMS，但是不良的饮食习惯可以加重症状，近年研究发现合理的饮食结构对缓解症状有帮助。

1）高碳水化合物低蛋白饮食：目前认为 PMS 的低血糖样症状，如食欲增加、易怒、神经过敏和疲劳与雌、孕激素的周期性变化对糖代谢的影响有关。据报道，高碳水化合物和低蛋白饮食，特别是经前有症状时，摄入富含碳水化合物和低蛋白质的饮食，或多饮含碳水化合物的饮料，可以改善 PMS 的精神症状，包括抑郁、紧张、易怒、疲劳等。这种意见与具有权威的限制碳水化合物和高蛋白饮食的意见相反。但近年有关体内 5- 羟色胺水平与碳水化合物嗜好联系的研究以及碳水化合物摄入可增加脑对 5- 羟色胺前体物色氨酸利用的发现，揭示了前一种饮食方案的生物学合理性。

2）限制盐：虽然尚无证据支持摄入盐过多是 PMS 的病因，但由于增加盐摄入会使体重明显增加，因此限制盐摄入以减轻水钠潴留症状应是合理的。

3）限制咖啡：已证明咖啡因与 PMS 症状的严重性有关。咖啡因能增加焦虑、紧张、抑郁及易怒症，因此，PMS 患者应避免或减少咖啡因的摄入。

4）维生素和微量元素：

①维生素 E：曾有报道用维生素 E 治疗纤维囊性乳房病的同时发现维生素 E 能明显改善 PMS 患者经前的焦虑和抑郁症状。据报道维生素 E 高剂量（每天 400mg）可减轻 PMS 的精神症状，低剂量（150~300mg）无效。但其确切有效性目前缺少更多证据。

②维生素 B_6：维生素 B_6 是合成多巴胺和 5- 羟色胺的辅酶，后两者已证明是影响行为和精神的神经递质。但有关维生素 B_6 治疗 PMS 的有效性报道不一致，近年报道饮食中每天添加 50mg 的维生素 B_6 可以减轻 PMS 经前抑郁及疲劳等症状，但必须注意长期或大剂量服用维生素 B_6 对感觉神经有毒性作用。

③镁：镁缺陷可通过各种途径激活经前症状。近年有报道口服镁能有效地减轻经前精神症状，但机制不明。虽然曾有报道PMS患者红细胞中镁有明显缺陷，但以后未见重复性报道，也未发现血液镁与经前症状有关系。

（3）其他：其他非药物的一般治疗还包括运动、认知行为治疗、放松训练、生物反馈（反射学治疗）、光疗、调整睡眠周期法等。这些疗法有许多益处，但需要统计学上适当样本量及对照研究确定其有效性。

2. 药物应用　适用于一般治疗无效的患者，应分析引起症状的病理生理，选择合适的药物。

（1）性激素：

1）孕酮：PMS患者孕酮缺陷和孕酮补充疗法长期应用于PMS的治疗。许多开放性临床试验报道在黄体期补充孕酮治疗PMS有效，但一些设有对照的临床试验均未能证实孕酮治疗确实有效。近年，采用天然孕酮（栓剂或微粒型）或孕激素制剂的较大规模的设对照的临床研究同样未能说明孕酮或孕激素制剂治疗PMS有效。因此，尽管仍有一些临床报道推荐这种补充孕酮或孕激素的治疗方案，但其有效性并未得到确认。随着经临床试验有效药物的出现，孕酮的应用将趋向衰弃。

2）口服避孕药：采用含性激素的口服避孕药（oral contraceptive，OC）期望通过抑制排卵缓解症状，并控制内源性激素的波动。疗效报道不一，总体上有效性未能得到证实。近年，有的报道口服避孕药使PMS症状延迟或反而加重症状，以孕激素为主的OC加重PMS较雌激素为主的OC更为常见。有的报道OC剂型与其对PMS的疗效有关，并认为采用单相OC能改善PMS症状。我们认为由于性激素本身的精神作用，较难预测个体反应，因此至少不应将OC作为PMS的第一线药物；OC中是否有特殊的剂型对治疗PMS有可靠的疗效尚有待证实。

（2）达那唑：是一种人工合成的17α-乙炔睾酮的衍生物，为一种抗促性腺激素制剂，对下丘脑-垂体促性腺激素具有抑制作用。初步临床报道指出达那唑每天100~400mg对消极情绪、疼痛及行为改变比安慰剂效果好；每天200mg能有效减轻乳房疼痛。对某些严重的PMS患者，可采用达那唑200mg，每天2次，通过抑制排卵和卵巢性激素分泌达到治疗作用。但由于达那唑具有雄激素特性和致肝功能损害作用，限制了达那唑在治疗PMS的临床应用，因此只有在其他治疗失败时，且症状十分严重时，才考虑达那唑治疗。

（3）促性腺激素释放激素类似物：促性腺素释放激素类似物（gonadotropin-releasing hormone agonists，GnRH-a）在垂体水平通过降调节抑制垂体促性腺激素分泌，造成低促性腺素低雌激素状态，可达到药物切除卵巢的效果。近年大多数临床对照研究已经证实各种类型的GnRH-a治疗PMS有效；应根据GnRH-a的种类和剂型决定用药方法。但GnRH-a对那些同时存在的重型抑郁精神障碍无效，尽管这些患者有经前症状加重、经后缓解的表现；这些结果表明限于经前发生的"抑郁症"的机制有区别于其他精神障碍。

临床观察表明GnRH-a明显的治疗作用出现在第二个治疗周期，并未见GnRH-a用药一开始的垂体兴奋作用，使PMS症状恶化的报道。然而长期用GnRH-a有低雌激素状态引起的副作用，包括潮热、阴道干涩、骨质疏松等，因此建议单独应用GnRH-a

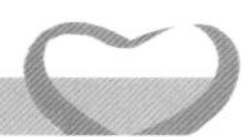

不应超过 6 个月。性激素反向添加（add-back）疗法可以减轻 GnRH-a 低雌激素副作用。

（4）抗抑郁剂：目前 5- 羟色胺类的抗抑郁剂（serotonergic antidepressants）为治疗严重的 PMS 提供了一类新药。迄今的临床研究提示约 60%~70% 经明确诊断的 PMS，用 5- 羟色胺类抗抑郁剂可有效减轻 PMS 的症状。一般于第一或第二个治疗周期就出现症状的改善，副作用经常出现在用药的开始，但具有暂时性，随着用药时间推移或经剂量调整副作用能消失。有 2 类抗抑郁剂，即选择性 5- 羟色胺再摄取抑制剂（selective serotonergic reuptake inhibitors，SSRIs）与三环类抗抑郁剂。

1）选择性 5- 羟色胺再摄取抑制剂（SSRIs）：由于 SSRIs 对 PMS 有明显疗效，且容易耐受，目前认为是治疗 PMS 的第一线药物。

①氟西汀：是用于 PMS 或 PMDD 抗抑郁研究最多的一种。该药对减轻 PMS 的情感症状比减轻身体症状有效，大多数剂量采用每天 20mg，整个月经周期服用，无明显副作用。但若用到每天 60mg，由于副作用明显，许多患者不能坚持服用，提示大剂量不适合 PMS。

②帕罗西汀：该药除了对 PMS 的抑郁和焦虑症状有效外，对一般症状也有效，剂量为每天 10~30mg，平均剂量为每天 20mg。若超过 20mg 方能控制症状者，应于控制症状后逐渐减少剂量。

③舍曲林：近年多中心临床试验已证实其在治疗 PMS 有效，研究剂量为每天 50~150mg，整个月经周期服用。

2）三环类抗抑郁剂：氯丙咪嗪是一种三环类抑制 5- 羟色胺和去甲肾上腺素再摄入的药物，每天 25~75mg 对控制 PMS 有效，最近报道该药仅在有症状的黄体期服用也有明显治疗效果。

5- 羟色胺再摄入的选择性抑制剂与三环类抗抑郁剂相比，无抗胆碱能、低血压或镇静的副作用，并具有无依赖性和无特殊的心血管及其他严重毒性作用的优点。一些头晕、恶心、头痛和失眠的副作用通常是暂时的、轻微的。但值得注意的是，三环类抗抑郁剂与单胺氧化酶制剂和一些其他药物存在相互作用，因此 5- 羟色胺再摄入选择性抑制剂不应与其他抗抑郁药合用。

（5）抗焦虑剂：抗焦虑剂适合于有明显焦虑及易怒的 PMS 患者。阿普唑仑是一种抗焦虑和抗惊厥剂，也具有一些抗抑郁特性，属苯二氮䓬类药物。在一些（不是全部）安慰剂对照双盲研究中发现，黄体期用其治疗 PMS 症状有效。阿普唑仑是仅有的能只在黄体期用药就能有效控制 PMS 的药物。由于该药发挥作用快，剂量需个体化，经前用药，起始剂量为 0.25mg，一天 2~3 次，逐渐递增，每天 4mg 为最大剂量，平均剂量为每天 2.25mg，一直用到月经来潮的第 2~3 天，这种用药方法可消除任何轻微的撤药反应。用药一开始有嗜睡的副作用，通常在短期内消失；该药限于黄体期治疗 PMS，一般不产生依赖性。对那些经后仍持续有轻微焦虑和抑郁症状者，该药无效。

患者对上述控制精神症状制剂均有特异反应性，因此应对患者对所给药物的反应性至少随访 3 个月，当症状减轻不充分时，应考虑换用其他药物和改用其他治疗方法。由于 5- 羟色胺再摄入抑制剂的有效性和可耐受性，正迅速列为严重 PMS 患者的第一线药物，阿普唑仑也是治疗 PMS 的合适选择。

（6）前列腺素抑制剂：前列腺素抑制剂，如氟芬那酸用于黄体期，能减轻 PMS 有关的许多身体症状，对改善情感症状的报道不一致。应用于有明显经前和经期疼痛不适，包括乳房胀痛、头痛、痛经及全身不适，于经前 12 天用药，250mg 每天 3 次；为减少胃刺激应餐中服，有胃疡病史者禁用。

（7）溴隐亭：大多数（不是全部）研究报道催乳素的抑制剂——溴隐亭主要对经前乳房疼痛有效，也有报道溴隐亭对 PMS 的情感症状也有效。1/5 患者有恶心、头痛、呕吐、头晕、疲乏和阵发性心动过速等副作用，餐中服药可减少副作用。

（8）醛固酮受体拮抗剂——螺内酯：不仅具有利尿作用，而且对血管紧张素功能有直接抑制作用，从而影响中枢的肾上腺素能活性。据报道螺内酯 25mg 每天 2~3 次不仅对减轻水钠潴留症状有效，而且对精神症状也有效。在随机对照的临床试验中已证明螺内酯对消极心境和身体症状有效；但在交叉研究中，当服螺内酯药物组转到安慰剂组症状并未见恶化，因此对螺内酯的有效性还有待进一步研究。

目前经双盲对照的临床研究已证实，治疗严重 PMS 的有效药物有三类，即 5- 羟色胺能抗抑郁剂、促性腺激素释放激素类似物和抗焦虑剂。选择性 5- 羟色胺再摄取抑制剂（SSRIs）为治疗严重 PMS 患者的第一线药物。

3. 中医中药治疗　中医疗法主要有主方加减治疗、中药周期治疗以及针灸治疗等。乔明琦等首次采用多中心随机双盲双模拟试验评价中药对 PMS 的临床疗效。但总体目前尚缺少系统基础研究，证型混乱，各种治疗方药的确切疗效无法评定，仍需要多中心，大样本的临床研究客观评价中医药对 PMS 的疗效。

4. 手术或放射治疗　有建议采用手术切除卵巢或放射破坏卵巢功能治疗严重的 PMS。虽然已确定这种根治性治疗方法在顽固 PMS 能获成功，但卵巢切除的手术疗法应在其他方法均无效时，特别是已采用药物消除卵巢功能也无效时最后选用的一种手段，对中年及较年轻的妇女施用不妥。

四、预后

轻 ~ 中度的 PMS 患者的症状经恰当的治疗均应得到改善。对严重的 PMS，SSRIs 有效且无大的副作用，已成为治疗 PMS 的一线药物，其次是三环类抗抑郁剂、抗焦虑剂和 GnRH 类似物；大多数严重 PMS 患者可经上述药物的应用明显改善症状和提高生活质量。

（徐丛剑　李昕　周坚红）

参考文献

1. 滕秀香 . 经前期综合征的临床表现及诊断 . 中国临床医师杂志，2010，38（11）：17-19.
2. 陈科亮，陈炜 . 经前期综合征影响因素研究进展 . 中国实用妇科与产科杂志，2014，9 ：729-732.
3. 徐丛剑，华克勤 . 实用妇产科学 . 第 4 版 . 北京：人民卫生出版社，2018.
4. 李燕琴 . 经前期综合征的治疗 . 中国妇幼健康研究，2000，2 ：70-75.
5. 于晶，乔明琦，张惠云 . 经前期综合征治疗概况 . 中国煤炭工业医学杂志，2005，8（5）：433-435.
6. Hoyer J，Burmann I，Kieseler ML，et al.Menstrual cycle phase modulates emotional conflict processing in women with and without premenstrual syndrome（PMS）—a pilot study..Plos One，2013，8（4）：e59780.

7. Baker LJ, O'Brien PMS.Premenstrual syndrome (PMS): A peri-menopausal perspective.Maturitas, 2012, 72(2): 121-125.
8. Gunn AD.Vitamin B6 and the premenstrual syndrome (PMS).Int J Vitam Nutr Res Suppl, 1985, 27(1): 213-224.
9. 乔明琦，徐旭杰．经前期综合征证候分布规律的流行病学调查研究．中国中医基础医学杂志，1997，3：31-33.
10. Andersch B, Wendestram C, Huhn L, et al.Premenstrual complaints, i.Prevalence of premenstrual symptoms in Swedish urban population.J Psychosom Obstet Gynecol, 1986, 5 : 39.
11. 于传鑫，李诵絃．实用妇科内分泌学．第 2 版．上海：复旦大学出版社，2004：237-240.

中英文名词索引

F

G

H

J

K

L

M

Q

R

S

T

W

X

Y

Z

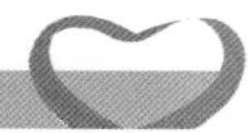